Koordinative Kräftigung –
Mit Vielseitigkeit zu mehr
Kraft und Beweglichkeit

Danksagung

Ein herzliches Dankeschön geht an die „Zirkelgruppe" des Vereins „Beerbach-in-Bewegung e. V.", die mit sichtlicher Freude geholfen hat, das Manual mit Leben zu füllen. Ein weiterer Dank geht an Sarah Geppert, die mit viel Geduld als Model zum Gelingen des Buches beigetragen hat.

Anmerkung

Aus Gründen der besseren Lesbarkeit haben wir uns entschlossen, durchgängig die männliche (neutrale) Anredeform zu nutzen, die selbstverständlich die weibliche mit einschließt.

Kursmanual

Daniela Ludwig und Walter Brehm

KOORDINATIVE KRÄFTIGUNG

Mit Vielseitigkeit zu mehr Kraft und Beweglichkeit

DTB DEUTSCHER TURNER-BUND

Meyer & Meyer Verlag

Koordinative Kräftigung – Mit Vielseitgkeit zu mehr Kraft und Beweglichkeit

Bibliografische Information der Deutschen Nationalbibliothek
Die Deutsche Nationalbibliothek verzeichnet diese Publikation in der Deutschen Nationalbibliografie; detaillierte bibliografische Daten sind im Internet über http://dnb.d-nb.de abrufbar.

Auckland, Beirut, Budapest, Cairo, Cape Town, Dubai, Hägendorf,
Indianapolis, Maidenhead, Singapore, Sydney, Tehran, Wien

Member of the World Sport Publishers' Association (WSPA)
Gesamtherstellung: Print Consult GmbH, München

MIX
Paper from responsible sources
FSC® C084279

ISBN 978-3-8403-7597-2
E-Mail: verlag@m-m-sports.com
www.dersportverlag.de

Inhalt

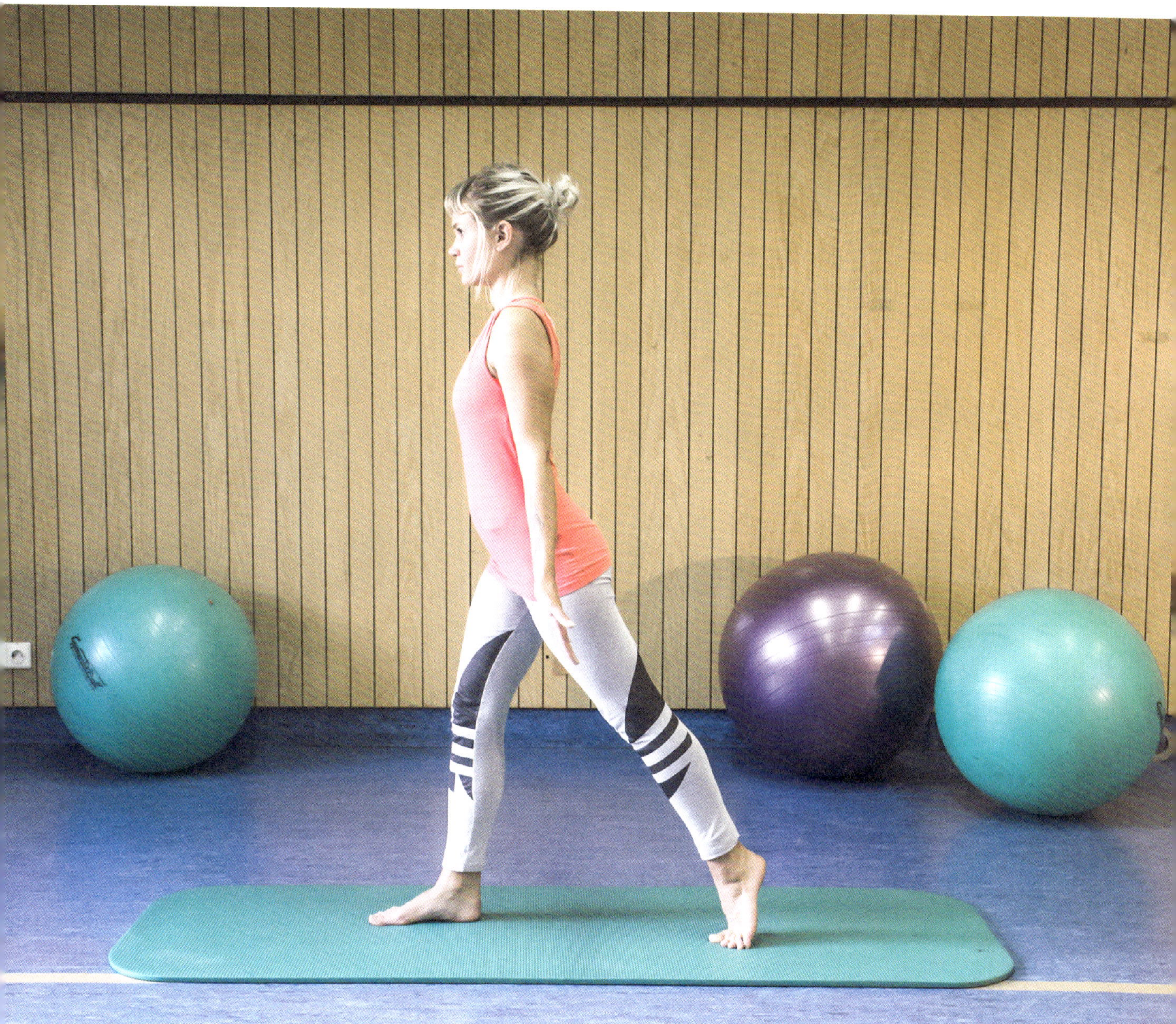

1 Einführung

In den letzten Jahren hat sich eine Reihe von Bewegungsprogrammen etabliert, deren gemeinsames Kennzeichen ein komplexerer Umgang mit dem Körper ist. *Core Training, Functional Training, Body-Mind-Konzepte, sensomotorisches Training, Spiraldynamik* und Programme, die spezielle Impulse für die *Faszien* beinhalten, sind Beispiele. Alle diese Trainingsformen setzen stabilisierende und gleichzeitig auch beweglichkeitsfördernde Akzente auf den Bewegungsapparat. Auch koordinative Aspekte werden immer bewusster schwerpunktmäßig in solche Konzepte integriert.

Wie seit Langem bekannt, ist für eine aufrechte Haltung nicht nur die Kraft, sondern auch das neuromuskuläre Zusammenspiel wesentlich. Nur durch ein koordiniertes Zusammenspiel von Nervensystem, Muskulatur und Fasziengewebe erfolgt eine mühelose Aufrichtung gegen die Schwerkraft. Dies wiederum ist Voraussetzung für geschmeidige und effiziente Bewegungen, das Vermeiden von Fehlhaltungen sowie von muskulären Verspannungen und Dysbalancen.

Auch für einen gesunden Rücken spielen diese Faktoren eine große Rolle. Nach wie vor sorgen Rückenbeschwerden für hohe Fehlzeiten in der Arbeitswelt. Laut dem jährlich erscheinenden Gesundheitsreport der Techniker Krankenkasse entfielen 9 % der Krankschreibungen im Jahr 2016 auf Rückenbeschwerden, an erster Stelle der Diagnosen wurde unspezifischer Rückenschmerz genannt (Techniker Krankenkasse, 2017). Als Auslöser gelten ungesunde, meist einseitige körperliche Belastungen, psychosoziale Faktoren und Bewegungsmangel. Schonende Verhaltensweisen sind nur bei akuten Rückenschmerzen hilfreich. Sowohl zur Prävention als auch zur Therapie von chronischen, unspezifischen Rückenschmerzen gelten Aktivierung und Bewegung neben Patientenedukation und Verhaltenstherapie als Goldstandard.

Die Einstellung dem Rücken gegenüber hat sich in den letzten Jahren deutlich entspannt. Innerhalb weniger Jahre entwickelte sich ein Paradigmenwechsel, weg vom empfindlichen, wenig belastbaren Rücken hin zu einem Rücken, der es liebt, bewegt zu werden. Während die „alte" Rückenschule Bewegungen eher limitierte, gute Bewegungen von falschen unterschied, propagiert die „neue" Rückenschule präventiv bei rückengesunden Personen das Credo „falsches Bewegen gibt es nicht, nicht bewegen ist falsch".

Insofern ist auch in Bezug auf den Rücken ein bewegtes Leben von entscheidender Bedeutung. Hier setzen gezielte gesundheitssportliche Aktivitäten und Maßnahmen bzw. Programme an, da sie in umfassender Weise auf eine Stärkung wichtiger Gesundheitsressourcen angelegt sind. Nach dem gegenwärtigen Kenntnisstand zählen die individuellen Gesundheitsressourcen als zentrale Schutzfaktoren vor gesundheitlichen Risiken, die durch Bewegungsmangel begünstigt werden.

Vor diesem Hintergrund zielt das vorliegende Programm *Koordinative Kräftigung – mit Vielseitigkeit zu mehr Kraft und Beweglichkeit* vorrangig auf die Stärkung relevanter physischer Ressourcen sowie auf die Vermittlung eines gesunden Lebensstils. Um eine Bindung an gesundheitssportliche Aktivität aufzubauen, müssen weitergehend insbesondere auch psychosoziale Gesundheitsressourcen aktiviert werden.

Dabei wird mit diesem vorliegenden Manual zweigleisig verfahren. Es beinhaltet sowohl Grundlagen für Kurse, die dem ersten Präventionsprinzip „Reduzierung von Bewegungsmangel durch gesundheitssportliche Aktivität" des Präventionsleitfadens der gesetzlichen Krankenkassen zugeordnet werden können, als auch Grundlagen für Kurse, die das zweite Präventionsprinzip „Vorbeugung und Reduzierung spezieller gesundheitlicher Risiken durch geeignete verhaltens- und gesundheitsorientierte Bewegungsprogramme" verfolgen. Hier rückt insbesondere das Risiko unspezifischer chronischer Rückenschmerzen in den Fokus.

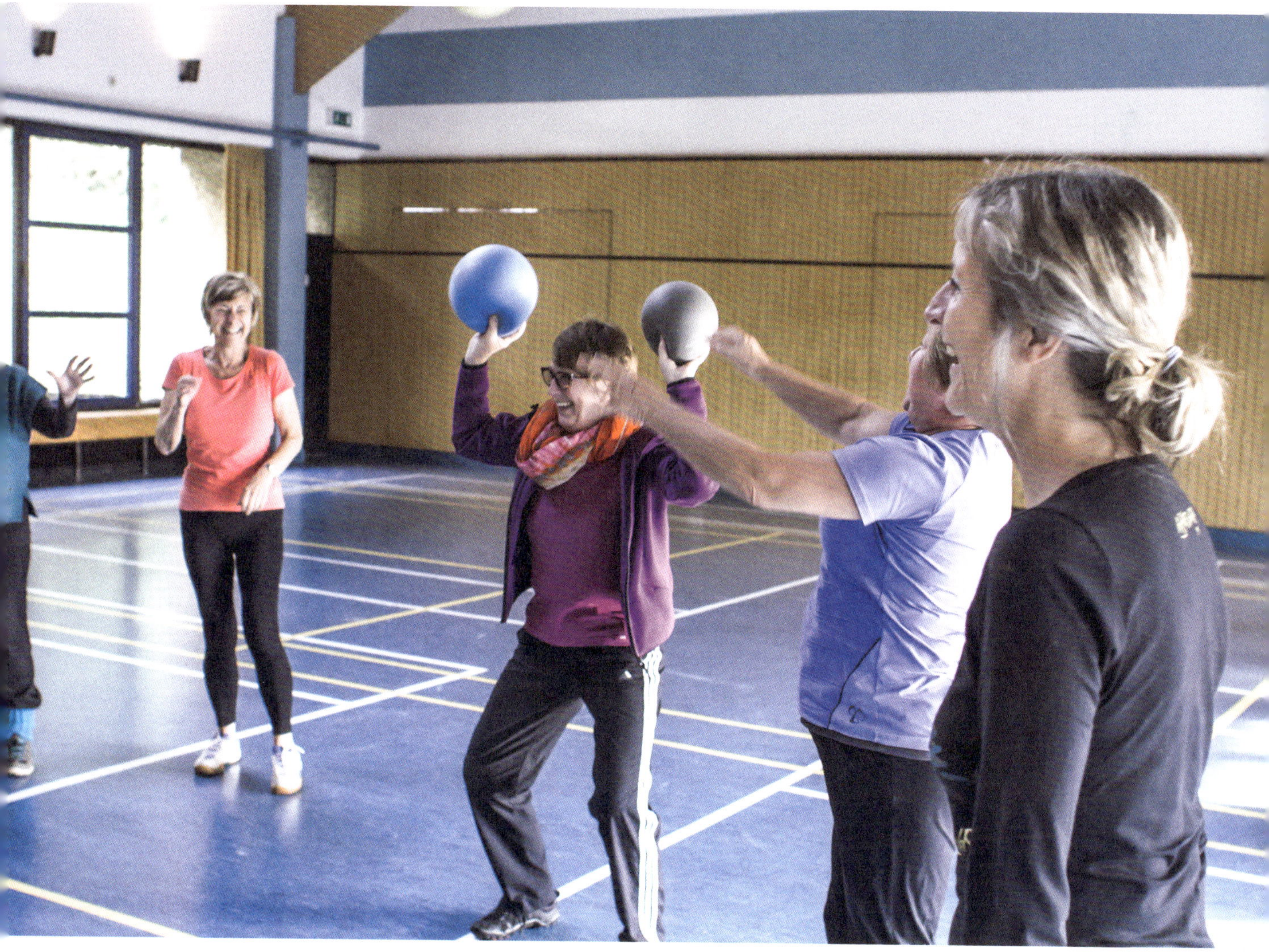

2 Zielsetzung

Das vorliegende Kursprogramm wurde als Gesundheitssportprogramm konzipiert. Dieses lässt sich von anderen Sportbereichen und Konzepten durch seine Zielsetzung abgrenzen. Gesundheitssport zielt zunächst darauf ab, Personen, die bisher ein bewegungsarmes Leben geführt haben, nachhaltig an sportliche Aktivität heranzuführen. Eine Verhaltensänderung hin zu einem aktiveren Lebensstil ist das erklärte Ziel, denn erst dann können sich die ebenfalls systematisch angesteuerten gesundheitlichen Wirkungen von Sport und Bewegung entfalten.

Um sowohl Verhaltens- als auch Gesundheitswirkungen zu erzielen, wurden die sechs Kernziele des Gesundheitssports formuliert, die u. a. auch dem „Leitfaden Prävention" der Spitzenverbände der Krankenkassen zugrunde liegen.

2.1 Kernziel 1: Stärkung physischer Gesundheitsressourcen

Die Stärkung der physischen Gesundheitsressourcen ist ein zentrales Ziel aller Gesundheitssportprogramme. Durch die Reizsetzung von Sport und Bewegung auf den Bewegungsapparat und die inneren Organe kommt es zu den gewünschten körperlichen Anpassungen, die nach heutiger Studienlage wesentlich für die Gesundheit sind.

Im vorliegenden Kursprogramm setzen dynamische Aktivitäten während des Aufwärmens Reize an das Herz-Kreislauf-System. Da der Kräftigungsabschnitt im Wesentlichen aus Übungsverbindungen besteht, wird hier neben der Kraft die Ausdauer mittrainiert. Dehnende und mobilisierende Übungen schaffen einen Ausgleich zu Belastungen und ungünstigen Haltungen im Alltag, endgradige Bewegungen mobilisieren und geben Impulse für die Faszien, dies hält den Körper geschmeidig.

Koordinative Übungen während des Aufwärmens, aber auch der sich allmählich steigernde Komplexitätsgrad der Kräftigungsübungen, verbessern sowohl die Bewegungssicherheit als auch die Bewegungskompetenz. Die Kräftigung steht dabei klar im Fokus des vorliegenden Programms, durch komplexe Übungen und das Trainieren von Bewegungsmustern wird der Körper entsprechend den Erfordernissen des täglichen Lebens gestärkt.

2.2 Kernziel 2: Stärkung psychosozialer Gesundheitsressourcen

Die Stärkung psychosozialer Gesundheitsressourcen betrifft kognitive, emotionale und soziale Potenziale des Menschen, die einerseits zur Erhaltung oder Wiederherstellung seiner Gesundheit bzw. Lebensqualität beitragen und andererseits die Bereitschaft fördern, regelmäßig körperlich aktiv zu sein. Sie spielen aber auch für die Bewältigung von physischen oder psychischen Belastungen eine große Rolle. Je nach Ausprägungsgrad können die psychosozialen Potenziale den Menschen in die Lage versetzen, seine körperliche Leistungsfähigkeit, das Wohlbefinden und gesundheitliche Belastungen selbst aktiv zu beeinflussen. Es gilt als gesichert, dass dies in Bezug auf den Schmerz- und Krankheitsprozess eine wichtige Rolle spielt.

Im Rahmen des Programms *Koordinative Kräftigung* werden folgende psychosozialen Ressourcen gezielt gestärkt.

2.2.1 Stimmungsmanagement

Werden die Inhalte der Übungseinheiten als freudvoll erlebt, hat sich die Stimmung des Teilnehmers nach der Stunde verbessert und es stellt sich ein Wohlbefinden ein, wird das Sporttreiben mit positiven Gefühlen verknüpft. Dies kann entscheidend dazu beitragen, dass das Sportprogramm nicht frühzeitig abgebrochen und im besten Fall auch nach Ende des Kurses fortgesetzt wird.

Bei der Auswahl der Übungen innerhalb der einzelnen Kurseinheiten des Kursprogramms war der „Wohlfühl- und Erlebnisaspekt" leitend. Deutlich wird dies z. B. während der Aufwärmphase. Durch Gruppenbezug und den spielerischen, aber auch herausfordernden Charakter der Übungen wird bewusst mit der Stimmung gearbeitet. Der hohe Grad an Vielfalt und koordinativer Anforderung während der Kräftigungsphase setzt ebenfalls Akzente, die als positiv und abwechslungsreich erlebt werden.

Da die Basisübungen des Kräftigungsabschnitts in jeder Kurseinheit variiert werden, erzeugt dies bei den Teilnehmern eine gewisse Spannung, was die nächste Stunde wohl für sie bereithält. Die Aneinanderreihung der Übungen während der Kräftigungsphase ist fließend, eine Bewegung geht nahezu nahtlos in die nächste über. Dies führt zu einem als angenehm empfundenen Bewegungsfluss. Ebenso spielt die Rhythmisierung der Übungen in den verschiedenen Kursphasen eine große Rolle, um positive Stimmungen zu erzeugen.

Letztlich hängt es natürlich auch sehr stark von der Persönlichkeit und dem Geschick des Kursleiters ab, wie sehr sich Stimmungen transportieren lassen. Die Kursleitung sollte in der Lage sein, eine positive emotionale Beziehung zur Gruppe bzw. zu den einzelnen Teilnehmern aufzubauen. Der Übungsleiter sollte sich im Klaren darüber sein, dass sich die eigene Stimmung immer auch auf die Gruppe auswirkt und dass Teilnehmer, die sich persönlich angenommen fühlen, gerne und mit Freude an den Stunden teilnehmen werden.

2.2.2 Selbstwirksamkeit

Dies betrifft das Vertrauen, eine Situation bewältigen zu können bzw. Kontrolle über die Gesundheit zu haben. Fehlt dieses Vertrauen, können Barrieren ein erwünschtes Verhalten verhindern. Dann überwiegen eventuell Gründe, warum doch lieber kein Sport getrieben wird. Zudem gibt es eine klare Korrelation zwischen hoher Selbstwirksamkeit, emotionalem Befinden und psychischer Gesundheit.

Die Anbahnung von Selbstwirksamkeit bei den Teilnehmern ist in einem hohen Grad von der Kompetenz und der situativen Aufmerksamkeit der Kursleitung abhängig. Das Vermitteln von Erfolgserlebnissen und positiven Rückmeldungen ist immens wichtig, gerade für die Gruppe der Sporteinsteiger. Denn vor allem diese Gruppe hat häufig in der Vergangenheit eher negative Erfahrungen mit Sport gemacht. Das Reflektieren von positiven Veränderungen und körperlichen Vorgängen in Bezug auf Körperwahrnehmung, Übungsausführung und Fitness lässt den Teilnehmern bewusst werden, dass es letztlich sie selbst waren, die diese Veränderungen bewirken konnten.

2.2.3 Konsequenzerwartungen

Personen, die nach langer Sportabstinenz einen Gesundheitssportkurs besuchen, verknüpfen damit Erwartungen. Sind diese nicht realistisch und werden die erwarteten Ziele daher nicht erreicht, kann dies zu einem Abbruch der sportlichen Aktivität führen. Hier gilt es, realistische Ziele zu formulieren.

Im Rahmen eines 12-stündigen Kurses kann nur auf kurzfristig umsetzbare Ziele und Erwartungen gesetzt werden. Es ist sinnvoll, die Aufmerksamkeit der Teilnehmer auf Ziele zu lenken, die sich leicht umsetzen und erreichen lassen können, wie z. B. „sich hinterher wohlfühlen", „während des Trainings Spaß haben" oder „andere Menschen kennenlernen". So werden beispielsweise zu Beginn der Entspannungssequenz der ersten Stunde diese Aspekte in das Zentrum der Aufmerksamkeit der Teilnehmer gerückt und kurz reflektiert.

Langfristige Ziele, die unter Umständen Grund für die Teilnahme am Kurs waren, wie z. B. „körperlich leistungsfähiger zu werden" oder „keine Rückenbeschwerden mehr zu haben", können innerhalb der 12 Kurseinheiten kaum erreicht werden. Deshalb ist es umso wichtiger, Erwartungen, die in diese Richtung gehen, auf kurzfristig erreichbare Erwartungen „herunterzubrechen". So wäre ein Ziel, innerhalb der drei Monate die Treppe wieder flotter hinaufsteigen zu können, ein Beispiel für eine realistische Erwartung. In der letzten Kurseinheit werden die Erwartungen und Ziele noch einmal bewusst aufgegriffen und thematisiert, um den Teilnehmern die positiven Veränderungen deutlich zu machen.

2.2.4 Selbst- und Körperkonzept

Die Einstellung sich selbst und dem eigenen Körper gegenüber wirkt sich unmittelbar auf Gesundheit und Wohlbefinden aus. Je positiver die emotionale Beziehung zum eigenen Körper aufgebaut ist, desto achtsamer wird der Mensch mit sich umgehen. Da das Selbst- und Körperkonzept von den jeweils gemachten Erfahrungen und deren Interpretation abhängt, gilt es, im Rahmen des Gesundheitssports den Teilnehmern positiv besetzte Körpererfahrungen zu vermitteln und diese auch zu reflektieren. Die hierfür notwendigen häufigen Wahrnehmungslenkungen und Rückmeldungen durch den Übungsleiter sind überaus wichtig, damit die Teilnehmer ein Selbst- und Körperkonzept entwickeln können. Insofern ist auch hier wieder der Erfolg der Maßnahme mit der Kompetenz der Kursleitung verbunden.

Die Phase „Alltagstraining" enthält viele Impulse für die Körperwahrnehmung, da für eine aufgerichtete Haltung nicht nur die muskuläre Kraft eine Rolle spielt, sondern auch das Empfinden von Lage und Position der einzelnen Körperteile zueinander. Das Fühlen und Spüren des muskulären Spannungsgrades ist wesentlich für einen ausgeglichenen muskulären und faszialen Grundtonus. Hinweise darauf sollten vom Kursleiter immer wieder während der Kräftigung, Mobilisierung und Dehnung gegeben werden.

In der Entspannungsphase wird versucht, den Teilnehmern durch achtsames Hinwenden sich selbst und dem Körper gegenüber und durch atementspannende Übungen ein „Wohlgefühl" zu verschaffen. Viele Personen haben es verlernt, sich „Gutes" zu tun, sie können und dürfen nun die Erfahrung machen, dass es zu einem guten Teil an einem selbst liegt, sich wohl in seinem Körper zu fühlen.

2.2.5 Soziale Ressourcen

Das Erleben von Gruppenzugehörigkeit, die gegenseitige Akzeptanz und Unterstützung, das gemeinsame Erleben von Freude und Bewegung stärken die soziale Kompetenz und das Wohlbefinden. Ein positives Gruppengefüge darf im Hinblick auf weiteres Sporttreiben nicht unterschätzt werden.

Im vorliegenden Kurs wird die soziale Kompetenz insbesondere während der Aufwärmphase und des Alltagstrainings durch gruppenbezogene Übungen gefördert.

2.2.6 Vermittlung von Handlungs- und Effektwissen

Gesundes Verhalten wird wesentlich darüber bestimmt, welches Wissen eine Person über ihre Gesundheit hat, und ob sie einordnen kann, welche Faktoren gesundheitswirksam sind. Ob eine Aktivität, die aufgenommen wurde, um „etwas für seine Gesundheit zu tun", auch weiter fortgeführt wird, hängt entscheidend davon ab, inwieweit die Person davon überzeugt ist, dass diese Aktivität tatsächlich zur Gesundheit beitragen kann. Hier setzen *Handlungs- und Effektwissen* an, dessen Vermittlung in allen Gesundheitssportprogrammen eine große Rolle spielt.

Effektwissen bezieht sich auf potenzielle Wirkungen von Sport und Bewegung. Hier steht die Vermittlung des gesundheitlichen Einflusses von sportlicher Aktivität auf den Bewegungsapparat, den Organismus, die kognitiven Fähigkeiten und die Psyche im Vordergrund.

Effektwissen wird im Rahmen des Programms *Koordinative Kräftigung* mithilfe der Wissensbausteine und Teilnehmerunterlagen, die auf den jeweiligen Stundenschwerpunkt abgestimmt sind, vermittelt. Es werden Kenntnisse über den Zusammenhang von Bewegung und Gesundheit, von Haltung und Beschwerdefreiheit und im Gegenzug von Fehlhaltungen und Beeinträchtigungen vermittelt. Es soll ein Bewusstsein dafür geschaffen werden, dass das eigene Verhalten maßgeblich für die eigene Gesundheit ist.

Die Wissensvermittlung erfolgt dabei weniger in Form von „Vorträgen", sondern wird stets in die Aktivitäten einzelner Einheiten integriert und dort jeweils so platziert, dass die vermittelten Informationen direkt mit praktischen Erfahrungen und konkretem Erleben verbunden werden können.

Handlungswissen vermittelt Kenntnisse darüber, wie Sport und Bewegung durchgeführt werden, damit gesundheitlich relevante Wirkungen erzielt werden können. Während der Phase „Alltagstraining" werden gesundheitsfördernde Alltagsaktivitäten vorgestellt und es werden Wege gezeigt, wie der Alltag bewegter gelebt werden kann. In der Kräftigungsphase fördern die Anleitungen zum korrekten Ausführen der Übungen und das unmittelbare Spüren ihrer Auswirkungen die Akzeptanz des Sportprogramms.

Die Kenntnisse über die richtige Ausführung der Mobilisierungs-, Kräftigungs- und Dehnübungen ermöglicht den Teilnehmern das Fortführen von Übungen in Eigenregie. Das Kennenlernen von Maßnahmen, um Stress und körperlichen Spannungszuständen besser begegnen zu können, kann im Rahmen der Entspannungsphase einen Beitrag zu einem stressfreieren Alltag leisten. Über den Zugang zum eigenen Atem lernen die Teilnehmer eine leicht durchzuführende und immer verfügbare Entspannungsmethode kennen.

2.3 Kernziel 3: Verminderung von Risikofaktoren

Der Organismus arbeitet nach einem sehr ökonomischen Prinzip: Es werden nur Funktionen erhalten, die regelmäßig abgerufen werden. Insofern können die oben genannten physischen Gesundheitsressourcen auf Dauer nur dann erhalten bleiben, wenn sie regelmäßig gefordert werden. Alle Fähigkeiten und Funktionen, die nicht aktiviert werden, werden abgebaut. In der Folge degeneriert die Funktions- und Leistungsfähigkeit des Organismus und des Bewegungsapparats.

Bewegungsmangel entwickelt sich so zu einem Risikofaktor für die Gesundheit. Um dem allgemeinen Bewegungsmangel zu begegnen, setzt die Konzeption dieses Kursprogramms auf Akzente, die Freude an der Bewegung und Wohlbefinden durch die Bewegung vermitteln. Wenn die Teilnehmer die Erfahrung gemacht haben, dass ihnen der Kurs gut getan hat, werden sie viel eher bereit sein, ihr eigenes Verhalten zu ändern.

Alle Phasen des Kurses zielen durch die Aktivierung der Teilnehmer auf den Risikofaktor Bewegungsmangel mit seinen Folgen auf den Bewegungsapparat ab. Die Aufwärmphase bringt die Teilnehmer generell in Bewegung, durch die motorisch komplexen Aufgaben sollen vor allem mangelnder Kurzzeitausdauer sowie mangelnder Beweglichkeit und Gewandtheit begegnet werden.

Die Phase „Alltagstraining" zielt insbesondere auf den Risikofaktor Fehlhaltungen, Überlastungen und muskuläre Dysbalancen ab. In der Kräftigungsphase sollen durch die komplexen Übungsformen und durch die Verzahnung von Kräftigung, Mobilisierung und Dehnung die Risikofaktoren muskuläre Insuffizienzen, muskuläre und fasziale Spannungszustände sowie mangelnde Beweglichkeit verringert werden. Zudem wird durch die vermehrte muskuläre Aktivität der Stoffwechsel angeregt.

Überlastungen und Fehlhaltungen können als Risikofaktoren vor allem im Hinblick auf Gelenk- und Rückenschmerzen gelten. Zum Beispiel nehmen Personen, die noch berufstätig sind, häufig Haltungen ein, die auf Dauer negative Anpassungen des Bewegungsapparates nach sich ziehen. Hier setzt das Alltagstraining dieses Kursprogramms an: Mittels Wahrnehmungsschulung wird versucht, den Zusammenhang zwischen ungünstiger Haltung oder Überlastung und späteren Beschwerden aufzubrechen.

Wenn den Teilnehmern bewusst wird, welche Fehlhaltungen sie während Alltag und Beruf einnehmen, und sie in die Lage versetzt werden, diese ungünstigen Haltungen und Verhaltensweisen durch günstigere zu ersetzen, dann ist bereits ein entscheidender Schritt in die richtige Richtung unternommen worden. Während der Kräftigungsphase werden diese neu angebahnten Haltungen und Bewegungen durch Integration in die Übungsreihe gefestigt. Die wöchentlichen Aktiv-Aufgaben erinnern die Teilnehmer daran, auch im Alltag die neu erlernten Verhaltensweisen anzuwenden.

Eine „Beseitigung" der Risikofaktoren kann allerdings nur bei einer langfristigen Verhaltensänderung in Bezug auf Sport und Bewegung gelingen. Im Rahmen des vorliegenden Kursprogramms kann jedoch der Prozess der Verhaltensänderung angestoßen werden. Wünschenswert wäre eine Fortführung des Programms, wie in Kap. 6, „Überführung des Kurses in ein Dauerangebot", beschrieben.

2.4 Kernziel 4: Bewältigung von Beschwerden und Missempfinden

Gesundheitssportkurse wenden sich zwar an Personen, die keine behandlungsbedürftigen Beschwerden aufweisen, dennoch sind viele Menschen nicht frei von Beeinträchtigungen. Verspannungen, immer wieder auftauchende unspezifische Rückenbeschwerden oder Gelenkprobleme im beginnenden Stadium, machen auch vielen gesunden Menschen das Leben schwer. Zwei sich ergänzende Ansätze können im Rahmen eines Gesundheitssportprogramms zur Bewältigung von Beschwerden beitragen. Bei beiden handelt es sich um wirkungsvolle Strategien, mit Beschwerden umzugehen.

Durch Förderung problembezogener Kompetenz wird es dem Teilnehmer im Rahmen dieses Programms zum Beispiel möglich, innerhalb der Phase „Alltagstraining" ungünstige Haltungen zu identifizieren und diese durch günstigere Bewegungen zu modifizieren. Die anschließende Kräftigungsphase kann die durch Fehlhaltung abgeschwächte Muskulatur kräftigen und durch eine gezielte Dehnung und Mobilisierung die betroffenen Muskeln und das fasziale Gewebe in eine harmonische Grundspannung zurückführen. Die Entspannungsphase am Ende der Kurseinheit lenkt noch einmal die Aufmerksamkeit auf die verspannten Strukturen und versucht, durch ein achtsames Hinwenden eine Entspannung der betroffenen Körperpartien einzuleiten. Dies kann einen Beitrag leisten, Gelenk- und Rückenbeschwerden zu reduzieren.

Die Förderung emotionsbezogener Bewältigungskompetenz möchte beim Teilnehmer einen veränderten Umgang mit belastenden Emotionen erreichen. Ziel ist es, Situationen zu erkennen, die negative Emotionen auslösen, und problemlösende Strategien zu entwickeln. So weist die Studienlage in Bezug auf chronischen Rückenschmerz auf eindeutige Zusammenhänge zwischen Emotionen und Schmerzgeschehen hin. Im Rahmen des Kurses kann diese Thematik allerdings nur indirekt angerissen werden, doch ist ein erster Schritt getan, wenn die Teilnehmer für dieses Thema sensibilisiert werden. Dies geschieht maßgeblich durch das Verhalten des Übungsleiters. Ergeben sich im Lauf des Kurses Situationen, die deutlich machen, dass Teilnehmer Schmerzen durch wenig konstruktives Verhalten, wie Vermeidungsstrategien oder durch Katastrophisieren, begegnen, wäre dies Anlass, diese Thematik der Schmerzbewältigung anzusprechen (s. Kap. 3.2.1, „Psychosoziale Faktoren").

2.5 Kernziel 5: Bindung an sportliche Aktivität

Um die gewünschten gesundheitlichen Wirkungen eines Gesundheitssportprogramms auch nachhaltig zu gewährleisten, sollten die Teilnehmer nach Beenden des Einstiegskurses Bewegung als Teil ihres Lebensstils fest verankern. Aus diesem Grund sieht sich *Koordinative Kräftigung* nur als Einstieg in ein bewegteres Leben. Es wäre sehr wünschenswert, wenn der Kurs fortgesetzt werden würde. Aus diesem Grund enthält Kap. 6, „Überführung des Kursprogramms in ein Dauerangebot", Vorschläge für ein weiteres Vorgehen.

Der methodische Aufbau des Kurses ist darauf ausgelegt, durch das bewusste Anbahnen einer Gruppenzugehörigkeit, das Fördern von positiven Emotionen und durch die spürbaren Wirkungen der Übungen den Wunsch der Teilnehmer zu stärken, weiterhin aktiv zu bleiben, im Idealfall zusammen mit den anderen Gruppenmitgliedern bei einer Fortsetzung des Kurses.

2.6 Kernziel 6: Verbesserung der Bewegungsverhältnisse

Dieses Kernziel bezieht sich auf das Setting, innerhalb dessen das Sporttreiben stattfinden kann. Es müssen Strukturen geschaffen werden, die die sportliche Aktivität auch konkret geschehen lassen können. Möchte der Teilnehmer weiterhin sportlich aktiv sein, hat aber keine Möglichkeit, an einem geeigneten Angebot teilzunehmen, läuft er ins Leere. So ist es empfehlenswert, sich bereits vor Beginn des Kurses Gedanken zu machen, welche Netzwerke, Kooperationen etc. eingegangen werden können, um eine Nachhaltigkeit zu erzielen. Um eine neue Zielgruppe von Teilnehmern zu erreichen, kann es z. B. von Vorteil sein, den Kurs im Rahmen der betrieblichen Gesundheitsförderung anzubieten.

Besteht der Wunsch, den Kurs fortzusetzen, müssen die entsprechenden Angebote, Räumlichkeiten, Übungsleiter etc. auch zur Verfügung stehen.

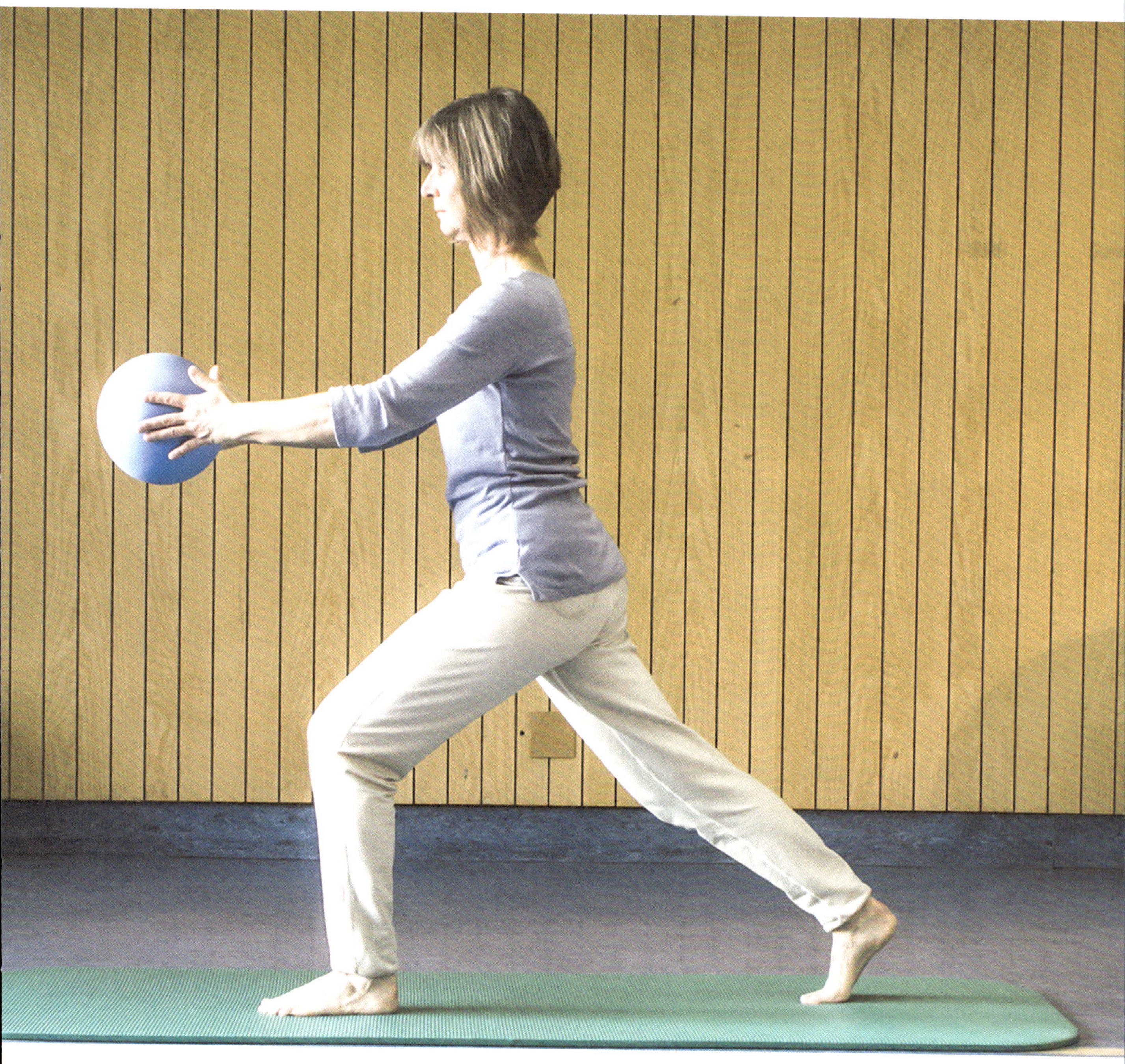

3 Interventionskonzept für einen gesunden Rücken

3.1 Prävention von Rückenbeschwerden

Rückenbeschwerden gehören zu den häufigsten körperlichen Beeinträchtigungen der deutschen Bevölkerung, als Anlass für Arbeitsunfähigkeit und medizinische Rehabilitation stehen sie seit Jahren an der Spitze der Statistiken.

Lange Zeit war die Erklärung von Rückenbeschwerden stark defizitorientiert. Die Wirbelsäule wurde als Schwachstelle im menschlichen Bauplan angesehen. Als Folge dessen lag der Ansatz zur Vermeidung und Bewältigung von Rückenschmerzen darin, der Wirbelsäule Belastungen – vor allem „falsche" – möglichst zu ersparen.

Rückenschulen waren ins Leben gerufen worden, die den „richtigen" Umgang mit dem Rücken weitergeben wollten. Es wurden gute von schlechten Bewegungen unterschieden, den Teilnehmern an Rückenkursen wurde suggeriert, ihre Wirbelsäule sei sehr verletzlich und nur ein schonender Umgang mit ihr könne sie vor Schlimmerem bewahren. Als Ursache der Beschwerden galt fast ausnahmslos die Degeneration von Bandscheiben und Wirbelkörpern, oft wurde in diesem Zusammenhang das Wort „verschlissen" gebraucht. Ein Wort mit fatalen Folgen für die Selbstwahrnehmung der Betroffenen.

Verschiedene Faktoren führten zu einem Umdenken und schließlich zu einem Paradigmenwechsel. Zum einen konnte sich das bisherige Bild des Zusammenhangs zwischen Wirbelsäulendegeneration und Beschwerden nicht länger aufrechterhalten lassen. Es gab zu viele Befunde mit widersprüchlichen Ergebnissen. Manche Personen hatten sehr starke Beschwerden ohne entsprechende Befunde, Personen mit massiven degenerativen Veränderungen an der Wirbelsäule wiesen kaum Beschwerden auf.

Es zeigte sich des Weiteren, dass sich psychische Belastungen am Arbeitsplatz häufig gravierender als physische Belastungen auswirken können und dass individuelle Einstellungen und individuelles Verhalten in Bezug auf Schmerzen einen starken Einfluss auf Verlauf und Chronifizierung von Rückenschmerzen haben.

Die Vorgehensweise, den Rücken zu schonen, stellte sich als kontraproduktiv heraus. Anstatt die Beschwerden zu vermeiden oder zu beseitigen, verstärkte sich die Problematik häufig. Das Bild der Verletzlichkeit des eigenen Rückens fördert schonendes und bewegungsarmes Verhalten. Durch eingeschränkte und eindimensionale Bewegungen fehlen dem Rücken und seinen Strukturen wichtige Reize: Es kommt zur Drosselung des Stoffwechsels und als Folge davon zu einer Unterversorgung des Gewebes. Bei Muskeln und Fasziengewebe geht dies auf Kosten der Dehnfähigkeit und Geschmeidigkeit, die Gelenke verlieren zunehmend an Beweglichkeit.

Eine Einschränkung von Aktivitäten zeigt die typischen Folgen von Bewegungsmangel. Alle beteiligten Strukturen des Rückens benötigen die belebende Wirkung von Bewegung: Bewegung regt den Stoffwechsel an, Bewegung hält die Strukturen kraftvoll, dehnfähig, geschmeidig und beweglich.

Während in früheren Jahren „Kreuzschmerzen" einheitlich diagnostiziert und behandelt wurden, kam es nun zu zwei verschiedenen Klassifizierungen: zur Einteilung in *spezifische und unspezifische Rückenbeschwerden* und zur Abgrenzung entsprechend dem zeitlichen Verlauf des Schmerzprozesses.

Während für *spezifische* Rückenbeschwerden klare Ursachen mit einer daraus abgeleiteten Therapie identifiziert werden können (Bandscheibenvorfall, Spinalkanalstenose, Osteoporose etc.), gibt es für *unspezifische* Rückenbeschwerden keine eindeutigen Hinweise auf Ursachen, die den Schmerz hinreichend erklären könnten.

Entsprechend der Dauer von Rückenbeschwerden wird nun zwischen *akuten* (neu aufgetretene Schmerzepisoden), *subakuten* (Schmerzen, die zwischen sechs und 12 Wochen anhalten) und *chronischen* Schmerzen (bestehen länger als 12 Wochen) unterschieden. Das Behandlungsvorgehen sieht für die jeweiligen Klassifizierungen gesonderte Verfahren vor.

Dass akute Rückenschmerzen hin und wieder auftreten können, wird nicht mehr als dramatisch angesehen, ähnlich dem Kopfschmerz können diese aus bisher nicht ganz geklärten Gründen immer wieder auftreten. Die eigentliche Problematik entsteht, wenn sich aus akutem Rückenschmerz ein chronischer entwickelt. Deshalb wird in der nationalen Versorgungsleitlinie *Nichtspezifischer Kreuzschmerz* von 2017 als primäres Ziel neben der Prävention das Vermeiden einer Chronifizierung der Schmerzen formuliert (Ärztliches Zentrum für Qualität in der Medizin, 2017).

Da viele Faktoren an der Entstehung von chronischen unspezifischen Kreuzschmerzen beteiligt sein können, müssen Prävention und Therapie entsprechend multimodal erfolgen. Nur eine Strategie wird nie den Erfolg haben, wie ein Behandlungsplan, der das multifaktorielle Geschehen berücksichtigt. Neben den therapeutischen Bemühungen des Arztes in Bezug auf Rückenschmerzen (medikamentöse und nicht medikamentöse Therapie zur Unterstützung aktivierender Maßnahmen, frühzeitige Entwicklung multi- und interdisziplinärer Behandlungspläne) wird in der aktuellen Versorgungsleitlinie explizit die Aktivierung der Patienten gefordert, da körperliche Bewegung keine Schäden verursacht, sondern die Linderung der Beschwerden fördert.

Ein weiterer Baustein sollte die Vermittlung von Kompetenzen zu gesundheitsbewusstem Verhalten sein. Für den positiven Einfluss von körperlicher Aktivität und gesunder Lebensführung zeigt die Datenlage den höchsten Evidenzgrad. Beide Aspekte beinhaltet das vorliegende Programm: Die Aktivierung wird in der praktischen Umsetzung der einzelnen Kurseinheiten gewährleistet, die Vermittlung von Kompetenzen und relevantem Wissen erfolgt innerhalb der Wissensbausteine.

Das vorliegende Kursprogramm wendet sich an Personen, die Rückenbeschwerden vorbeugen möchten oder bereits an chronischen, unspezifischen Rückenschmerzen leiden. In diesem Fall kann der Kurs alternativ unter der Bezeichnung *Koordinative Kräftigung - mit Vielseitigkeit zu einem gesunden Rücken* angeboten werden. Die nationale Versorgungsleitlinie und die in ihr formulierten Empfehlungen dienen dem Kursprogramm im Rahmen der Durchführung für das zweite Präventionsprinzip „Vorbeugung und Reduzierung spezieller gesundheitlicher Risiken durch geeignete verhaltens- und gesundheitsorientierte Bewegungsprogramme" als Grundlage.

3.2 Risikofaktoren für die Chronifizierung akuter Rückenschmerzen

3.2.1 Psychosoziale Faktoren

Psychosoziale Faktoren weisen eine sehr hohe Evidenz für die Chronifizierung von Rückenschmerzen auf.
Depressive Menschen sowie Personen, die am Arbeitsplatz sehr stark negativem Stress ausgesetzt sind, wie hoher oder eintöniger Arbeitsbelastung, Unzufriedenheit mit der Arbeit, Arbeitsplätze mit wenig Entscheidungsfreiheit oder Mobbing, entwickeln überdurchschnittlich oft chronischen, unspezifischen Rückenschmerz. Dies gilt auch für andere psychisch belastende Situationen oder Ereignisse. In der Vergangenheit liegende traumatische Erlebnisse und aktuelle Probleme in Familie oder Partnerschaft sind ebenfalls häufiger mit chronischem Rückenschmerz assoziiert.
Einstellungen und Erwartungshaltungen dem Rückenschmerz gegenüber stehen in enger Beziehung dazu, wie das Schmerzgeschehen verlaufen wird. So hat die Einstellung, wie sich die Schmerzen entwickeln werden, einen überaus großen Einfluss auf den weiteren Verlauf. Es hat sich gezeigt, dass bei einer negativen Erwartungshaltung gegenüber der Genesung, die Wahrscheinlichkeit, 12 Wochen nach Schmerzbeginn weiterhin nicht arbeiten zu gehen, wesentlich höher ist als bei einer positiven Erwartungshaltung.
Die Einstellung dem Schmerz gegenüber wirkt sich auch auf das Verhalten der Person aus. Personen, die dazu neigen, die Situation als Katastrophe zu sehen, die sich hilflos dieser Situation ausgeliefert empfinden oder die die Überzeugung haben, den Rückenschmerzen nur noch durch Vermeidungs- bzw. schonendes Verhalten begegnen zu können, geraten in wesentlich höherem Maße in die Chronifizierung als Menschen mit einer gelasseneren und aktiveren Grundhaltung. Aber auch genau das gegenteilige Verhalten wirkt sich negativ aus: Wenn der Schmerz unterdrückt und ignoriert wird und der Betroffene mit seinen Aktivitäten keinerlei Rücksicht auf die momentane Situation nimmt oder sie sogar intensiviert, kann auch dies in die Chronifizierung führen.

3.2.2 Arbeitsplatzbezogene Risikofaktoren

Neben den psychosozialen Faktoren am Arbeitsplatz spielen auch *körperliche Belastungen* eine große Rolle. Ständiges schweres Heben und Ganzkörpervibrationen haben sich als besonders schwerwiegende Risikofaktoren herausgestellt, da sie zu einer Überlastung des Bewegungsapparats führen. Überwiegend monotone Tätigkeiten, wie ständiges Sitzen oder langes Stehen, führen eher zu einer Unterforderung und Unterversorgung der körperlichen Strukturen.

3.2.3 Weitere Risikofaktoren

Wie bei vielen Erkrankungen spielen auch beim chronischen, unspezifischen Kreuzschmerz die Risikofaktoren bewegungsarmer Lebensstil, Rauchen und Übergewicht eine Rolle.

3.2.4 Überzeugungen und Einstellung des Übungsleiters

In Bezug auf das Kursprogramm muss auch darauf hingewiesen werden, dass die Überzeugungen und Einstellungen der behandelnden Personen zum Thema Kreuzschmerz das Verhalten der Betroffenen entscheidend mit beeinflussen können. Insbesondere eine biomechanische Orientierung, wie sie in der „alten" Rückenschule propagiert wurde, kann bei den Betroffenen die Angst vor Schmerzen vergrößern und die oben genannten ungünstigen Verhaltensweisen auslösen. Die Kursleiter müssen die Zusammenhänge zwischen diesen Faktoren und Verhaltensweisen verinnerlicht haben, um sie kompetent an ihre Teilnehmer weitergeben zu können und den Chronifizierungskreislauf zu unterbrechen.

3.3 Umsetzung der nationalen Versorgungsleitlinie im Kursprogramm für das zweite Präventionsprinzip

Die Schwerpunktsetzung des vorliegenden Kursprogramms auf Kräftigung und Stabilisierung entspricht der aktuellen Datenlage, dass Programme, die die Kräftigung der Muskulatur und Stabilisierung fördern, für die Linderung von Rückenschmerzen bessere Ergebnisse erzielen als Programme mit Schwerpunkt Herz-Kreislauf-Training. Da die aktuelle Studienlage im Hinblick auf Schmerzlinderung keine klaren Empfehlungen zugunsten eines bestimmten Bewegungskonzepts geben kann, scheint eine möglichst vielseitige Aktivierung sinnvoll, wie sie im konzeptionellen Rahmen dieses Programms berücksichtigt und bereits beschrieben wurde.

Gerade bei Teilnehmern mit chronischen, unspezifischen Rückenschmerzen ist die Rolle des Übungsleiters als Coach und gesundheitlicher Moderator immens wichtig. Es gilt, die individuellen Risikofaktoren für chronischen, unspezifischen Rückenschmerz der jeweiligen Teilnehmer zu erkennen und eine Einsicht in die entsprechenden, die Chronifizierung des Schmerzes fördernden Prozesse zu etablieren. Entsprechend dem multimodalen Ansatz sollten die Teilnehmer dann ermuntert werden, entsprechende zusätzliche Hilfe einzuholen.

Die Teilnehmerunterlagen beziehen sich sowohl auf das erste als auch auf das zweite Präventionsprinzip. Insbesondere die Unterlagen der Stunde 11 greifen die Empfehlungen der nationalen Versorgungsleitlinie auf (Ärztliches Zentrum für Qualität in der Medizin, 2017) und enthalten folgende Inhalte:

- Aufklärung und Förderung der Motivation der Betroffenen zu einer gesunden Lebensführung, die regelmäßige körperliche Bewegung einschließt.
- Aufklärung über die grundsätzliche Unbedenklichkeit von körperlicher Aktivität.
- Aufklärung über die leistungsangepasste Dosierung körperlicher Aktivität und Regeln für die Dosissteigerung.
- Aufklärung über die Verbesserung der Kraft sowie der Ausdauer.
- Bedeutung der regelmäßigen Aktivität (mindestens zweimal/Woche mehr als 15 Minuten) für den Trainingseffekt.
- Hinweis auf die Berücksichtigung persönlicher Präferenzen bei der Wahl der Aktivitäten.
- Bedeutung regelmäßiger, kurzer Erholungspausen im Alltag.
- Bedeutung einer ausgewogenen Balance zwischen Be- und Entlastung.
- Förderung eines biopsychosozialen Krankheitsverständnisses.
- Zieldefinition: Leistungssteigerung ohne Schmerzsteigerung, nicht Beseitigung der Schmerzen.

4 Rahmenbedingungen

4.1 Zielgruppe

Das vorliegende Kursprogramm ist für beide im Leitfaden Prävention der gesetzlichen Krankenkassen formulierten Präventionsprinzipien konzipiert.

Unter der Kursbezeichnung *Koordinative Kräftigung – mit Vielseitigkeit zu mehr Kraft und Beweglichkeit* wird das Präventionsprinzip 1 „Reduzierung von Bewegungsmangel durch gesundheitssportliche Aktivität" verfolgt. Der Kurs richtet sich hierbei an erwachsene Menschen jeden Alters, die keine behandlungsbedürftigen Beschwerden aufweisen. Aufgrund ihres bewegungsarmen Lebensstils oder belastender Tätigkeiten im Beruf ist die Wahrscheinlichkeit allerdings hoch, dass sie im Lauf der Zeit Beeinträchtigungen entwickeln würden. Ihre Leistungsfähigkeit ist eher als gering einzustufen.

Unter der Kursbezeichnung *Koordinative Kräftigung - mit Vielseitigkeit zu einem gesunden Rücken* wird das Präventionsprinzip 2 „Vorbeugung und Reduzierung spezieller gesundheitlicher Risiken durch geeignete verhaltens- und gesundheitsorientierte Bewegungsprogramme" verfolgt. Der Kurs richtet sich damit an erwachsene Personen, die bereits Beschwerden entwickelt haben. Personen mit unspezifischen Rückenschmerzen, die nach Rücksprache oder auf Empfehlung des Arztes ihre Beschwerden positiv beeinflussen wollen, stehen dabei im Mittelpunkt. Die Leistungsfähigkeit in dieser Gruppe kann unter Umständen relativ heterogen sein, da nicht der Bewegungsmangel im Vordergrund steht, sondern die Rückenbeschwerden.

Gesundheitskurse, deren Teilnahme von den gesetzlichen Krankenkassen bezuschusst wird, wenden sich primär an Sporteinsteiger oder Personen, die länger sportabstinent waren. Demnach ist das Kursprogramm so konzipiert, dass „Anfänger" nicht überfordert werden. Dennoch ist es auch denkbar, dass das Kursprogramm für Sportgruppen verwendet wird, die schon länger bestehen.

Durch den systematischen Aufbau und die Konzeption anhand der Kernziele des Gesundheitssports bietet sich auch für bestehende Gruppen die Chance, Themen aufzugreifen, die mit einem gesünderen Lebensstil und dem Vermeiden von chronischem Rückenschmerz assoziiert sind. Für diese Zielgruppe müsste die Kursleitung Belastung und Intensität des Kurses an das Niveau der Teilnehmer anpassen, wie in Kap. 4.4 erläutert.

4.2 Aufbau des Kurses

Der Kurs besteht aus 10 oder 12 Kursstunden von jeweils 60 Minuten Dauer. Wird der Kurs mit nur 10 Kursstunden durchgeführt, empfiehlt es sich, auf die Stunden 4 und 11 zu verzichten. Die Teilnehmerunterlagen der Stunde 11 werden dann in Stunde 12 verteilt.

Um eine systematische Umsetzung der in Kap. 2 genannten Ziele zu ermöglichen, erfolgt eine Einteilung der Kursstunden in jeweils sechs Phasen.

Tab. 1: Kurseinteilung in verschiedene Phasen

KURSPHASE	DAUER IN MINUTEN
Begrüßung und Schwerpunktthema	5
Aufwärmen	10
Alltagstraining	10
Ganzkörperkräftigung	20
Entspannung	10
Ausklang und Abschluss	5
Wissensvermittlung	Wird in die Phasen integriert

Die einzelnen Phasen erfolgen stets in der gleichen Reihenfolge, da sie systematisch aufeinander aufgebaut sind und aufeinander Bezug nehmen. Das Schwerpunktthema wird während der Begrüßung vorgestellt und im weiteren Verlauf erneut thematisiert oder im Rahmen der Übungen praktisch umgesetzt. Bei der zeitlichen Gestaltung der verschiedenen Phasen stehen die einzelnen Teilnehmer im Vordergrund. Je nach situativen Erwägungen kann und muss der Übungsleiter Entscheidungen treffen, die unter Umständen eine andere zeitliche Strukturierung erforderlich machen.

Die einzelnen Phasen werden in Kap. 5 detailliert beschrieben.

4.3 Methodische Aspekte des Kursprogramms

Das Ermuntern der Teilnehmer zu mehr Bewegung, das Vermitteln von Freude an der Bewegung und das Gefühl, dass es sich „lohnt", am Kurs teilzunehmen, sind wichtige Aspekte der Kursdurchführung. Der inhaltliche Aufbau des Kurses leitet einen Prozess ein, der über das Kennenlernen und Einüben von zunächst einfachen, kräftigenden und beweglichkeitsfördernden Bewegungsmustern zum sicheren Meistern von komplexeren Übungen führt. Durch die Vernetzung der Schwerpunktthemen mit den Übungen sollen die Teilnehmer zunehmend die Aktivitäten in den Alltag übernehmen. Dabei spielt die Verbindung der Kenntnisvermittlung und der praktischen Erfahrung während Training und Alltag eine wichtige Rolle.

4.3.1 Methodische Aspekte der einzelnen Kursphasen

Übergreifende methodische Aspekte zu den einzelnen Kursphasen werden in Kap. 5 erläutert.

Um der Kursleitung die Arbeit mit dem Programm zusätzlich zu erleichtern, erfolgen im *Manual* zu jeder Kurseinheit methodische Hinweise, die sich speziell auf die jeweilige Stunde beziehen.

Die Teilnehmerunterlagen wurden so konzipiert, dass sie für Laien nachvollziehbar sind. Die Kursleiter sollten kompetent über dieses Wissen verfügen, um den Teilnehmern den jeweiligen thematischen Stundenschwerpunkt schlüssig und leicht nachvollziehbar erklären zu können.

4.4 Kursgröße

Um individuell auf die Teilnehmer eingehen und die Kursziele optimal umsetzen zu können, sollte der Kurs mit höchstens 15 Teilnehmern durchgeführt werden.

4.5 Organisatorischer Rahmen

- Räumlichkeiten: Der Raum sollte mindestens eine Größe von 10 qm pro Teilnehmer aufweisen.
- Geräte und Material: Der Kurs ist bewusst schlicht gehalten, was das Material betrifft. Es werden Handgeräte und Materialien verwendet, die üblicherweise in Sportstätten vorhanden sind. Sind für Übungen Handgeräte oder Materialien nötig, werden auch Alternativen aufgeführt, falls die genannten Materialien nicht vorrätig sein sollten.

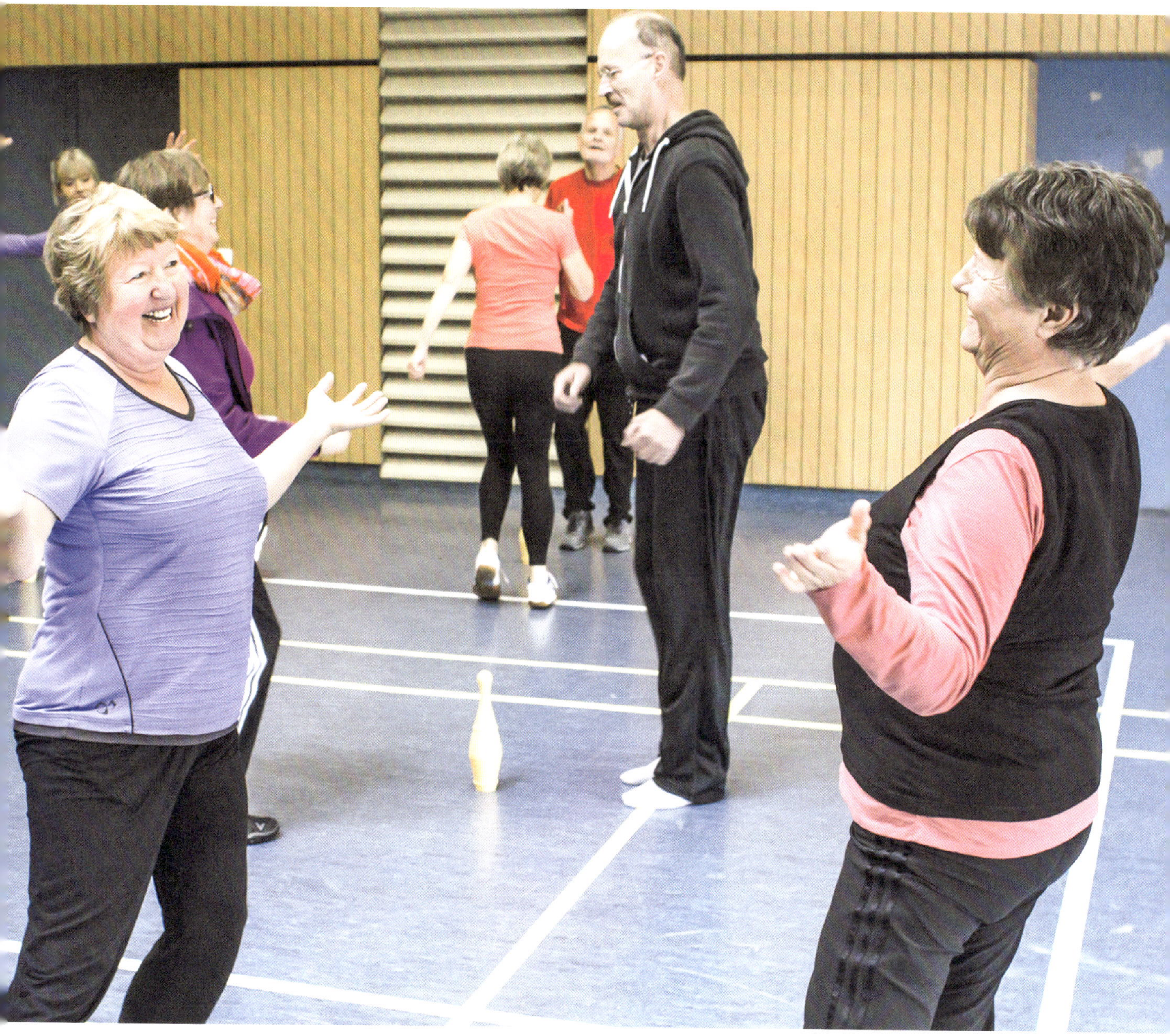

5 Inhaltlicher Aufbau: Kursphasen

5.1 Begrüßung und Schwerpunktthema

Zu Beginn der Stunde versammelt sich die Gruppe und der Kursleiter geht nach der Begrüßung kurz auf die vorige Stunde und die Aktiv-Aufgaben ein. Das Schwerpunktthema wird vorgestellt, ohne bereits näher darauf einzugehen. Der Kurs ist so konzipiert, dass sich das Schwerpunktthema wie ein roter Faden durch die Kursstunde zieht. Es wird in nahezu jeder Phase erneut aufgegriffen.

5.2 Aufwärmen

Hier geht es um ein physisches und soziales Aufwärmen. Alle Übungen dieser Phase stellen einen Gruppenbezug her und verfolgen psychosoziale Ziele. Die Übungen sind durchgehend spaß- und erlebnisbetont, häufig angereichert durch Mehrfachaufgaben, die im Laufe des Kurses immer anspruchsvoller werden. Um auch Ausdauerreize zu setzen, sind diese Aufgaben bewusst bewegungsintensiv.

In einigen Stunden wird bereits beim Aufwärmen das Schwerpunktthema spielerisch aufgegriffen und eingeführt, manchmal dient es auch als Wiederholung des Schwerpunktes der letzten Stunde.

5.3 Alltagstraining

Das Alltagstraining bezieht sich stets auf den jeweiligen Stundenschwerpunkt. Das Training von günstigen Verhaltensweisen für einen bewegten und gelassenen Lebensstil steht hier im Vordergrund. Übungen zur Körperwahrnehmung lassen ein Gefühl für eine mühelose Aufrichtung entstehen. Häufig sind sich die Menschen ihrer Fehlhaltungen und Verspannungen nicht bewusst, hier gilt es, Zusammenhänge von körperlichen Fehlansteuerungen und Beschwerden herzustellen. Dabei wird stets der Bezug zum Alltag thematisiert, um zwischen den Kursstunden achtsam die angesprochenen Punkte reflektieren zu können. Dies soll für die Teilnehmer den Transfer in den Alltag erleichtern.

5.4 Ganzkörperkräftigung (koordinative Übungsreihe)

Beschwerden von Gelenken und unterem Rücken sind häufig nicht nur auf mangelnde Kraft, sondern auch auf Instabilität, muskuläre Dysbalancen, Verspannungen und mangelnde Beweglichkeit zurückzuführen. Dies wird in der Übungsauswahl und Übungszusammenstellung berücksichtigt und den Teilnehmern vermittelt.

Aus diesem Grund werden die Basisübungen in eine koordinative Reihe mit motivierenden Bewegungsverbindungen eingebettet, in der ein konstanter Wechsel zwischen Kräftigung (Basisübungen in zunehmender Komplexität), Mobilisation und Dehnung erfolgt, um Gelenke, Muskeln und Faszien möglichst vielseitig zu stimulieren.

Dies ermöglicht einen kontinuierlichen Bewegungsfluss und lockert die ungewohnte muskuläre Anspannung zwischen den Basisübungen auf. Die Teilnehmer bleiben permanent in Bewegung, wodurch zusätzlich ein moderater Ausdauerreiz gesetzt wird. Die Verbindung von endgradigen Kräftigungsübungen, Mobilisation und Dehnen innerhalb einer Bewegungssequenz fördert zudem die Beweglichkeit.

Anhand von Wahrnehmungslenkung durch die Kursleitung werden die während des Alltagstrainings gemachten Erfahrungen innerhalb der Übungsreihe umgesetzt. Dadurch erfolgt in jeder Kursstunde ein jeweils verschieden ausgerichteter Schwerpunkt innerhalb der Übungsreihe.

Der Ablauf der einzelnen Übungen erfolgt weitgehend standardisiert. Dies erleichtert der Übungsleitung den Umgang mit den jeweiligen Stundeninhalten. Da der Ablauf der Übungen bald vertraut ist, können die Variationen und Modifikationen der Übungen gut gemerkt und angewendet werden.

5.4.1 Basisübungen

Als zentraler Bestandteil dieser Phase werden sieben Basisübungen eingeübt, die grundlegenden Bewegungsformen des Menschen entsprechen. Es handelt sich überwiegend um mehrdimensionale Ganzkörperbewegungen mit dem eigenen Körpergewicht. Dies hat den Vorteil, dass der Körper so trainiert wird, wie es seiner Funktion entspricht, unter Einbeziehung funktioneller Muskelketten und mit Impulsen auf das Fasziengewebe.

In den ersten Stunden werden die sieben Basisübungen vorgestellt, erprobt und trainiert. Im weiteren Verlauf werden sie zunehmend komplexer, indem weitere koordinative Elemente mit einbezogen werden: Armbewegungen und Schrittfolgen müssen gemerkt, verschiedene Bewegungen miteinander kombiniert und koordiniert werden. Die Hinzunahme von verschiedenen Handgeräten stellt eine weitere Herausforderung dar.

Der Aufbau der Übungen hat den Vorteil, dass die Basisübungen in jeder Kurseinheit trainiert und schließlich automatisiert werden. Durch die Variationsbreite und kontinuierliche Steigerung der Komplexität wird das Training als zunehmend anspruchsvoll und sehr abwechslungsreich empfunden und macht den Teilnehmern sichtlich Spaß. Die Basisübungen 1 und 2 trainieren die gesamte Beinmuskulatur, sowie die Muskulatur von Gesäß, unterem Rücken und Bauch, als Muskelkette wird die Streckerschlinge angesprochen.

Die Basisübungen 3, 4 und 5 kräftigen die Schulter- und Armmuskulatur, die Bauch- und die Rückenmuskulatur. Sie fördern die Stabilität von Schultergürtel, Rücken und Hüfte.

Die Basisübung 6 hat den Fokus deutlich auf der Bauchmuskulatur, die Übung 7 auf der Muskulatur der Körperrückseite.

Tab. 2: Die sieben Basisübungen

BASISÜBUNG	ALLTAGSBEZUG	MUSKULATUR
1. Kniebeuge	Hinsetzen, aufstehen, bücken, etwas aufheben	Kräftigung der gesamten Bein- und Gesäßmuskulatur sowie der Muskulatur von Bauch und unterem Rücken (Streckerschlinge als Muskelkette)
2. Ausfallschritt	Jeder größere Schritt, Treppe hoch- und hinabsteigen, Schutzschritt nach Stolpern	S. o., vermehrter Anspruch an das Gleichgewicht
3. Vorbeuge	Etwas hochheben, etwas aus dem Kofferraum nehmen	Kräftigung der Bein-, Gesäß- und Rückenmuskulatur (Streckerschlinge), Stabilisation des Rückens. Hinzunahme von Gewichten: Zusätzlich oberer Rücken, Schultern und Arme
4. Übungen im Vierfüßlerstand	Arbeiten im Vierfüßlerstand, sich auf Untergrund abstützen	Kräftigung und Stabilisierung der Schulter-, Rumpf-, Hüft- und Gesäßmuskulatur
5. Liegestütz	Sich abstützen, etwas wegdrücken	Kräftigung und Stabilisierung des gesamten Körpers, v. a. Rumpf-, Hüft-, Gesäß- und Schultermuskulatur
6. Bauchmuskeln im Sitzen	Im freien Sitz nach hinten greifen, sich nach hinten lehnen und sich dabei umdrehen	Bauch-, Rücken- und Beckenbodenmuskulatur, Trainingsreize für Hüftbeuger und Beinmuskulatur
7. Beckenlift		Kräftigung und Stabilisation der gesamten Körperrückseite, Beweglichkeit der Wirbelsäule

Es folgt eine detaillierte Beschreibung der Basisübungen. Jede Übungsbeschreibung enthält die Ausgangsstellung, die Bewegungsausführung und die einzelnen Punkte, auf die die Wahrnehmung während der Übungsausführung gelenkt werden soll („Wahrnehmungslenkung"). Alle genannten Punkte der Wahrnehmungslenkung sollten während des Kurses angesprochen werden. Es empfiehlt sich, immer nur einzelne Punkte pro Stunde in den Fokus zu nehmen. Unter „Cave" werden Variationen erwähnt, die bei bestimmten Beschwerdebildern berücksichtigt werden sollten. Abschließend wird jeweils ein „Alltagstransfer" aufgeführt, mit dem die Teilnehmer die Basisübung im Alltag festigen können.
Alle Ausgangsstellungen aus dem Stand sowie die Brücke werden ab Kursstunde 4 aus dem kurzen Fuß aufgebaut.

Kniebeuge

Die Kniebeuge ist eine der alltäglichsten Bewegungen. Beim Hinsetzen und Aufstehen, ins Auto ein- und aussteigen, bei Toilettengängen und sich gemütlich auf das Sofa setzen: Jedes Mal erfolgt eine Kniebeuge, wenn der Körperschwerpunkt mit aufrechtem Rumpf abgesenkt oder gestreckt wird.

Ausgangsstellung

Anfangs hüftbreiter Stand, die Füße sind nach vorne ausgerichtet. Ist der Bewegungsablauf gefestigt, kann die Spurbreite immer wieder variiert werden, da im Alltag die Kniebeuge auch nicht stets aus dem hüftbreiten Stand erfolgt.

Ausführung

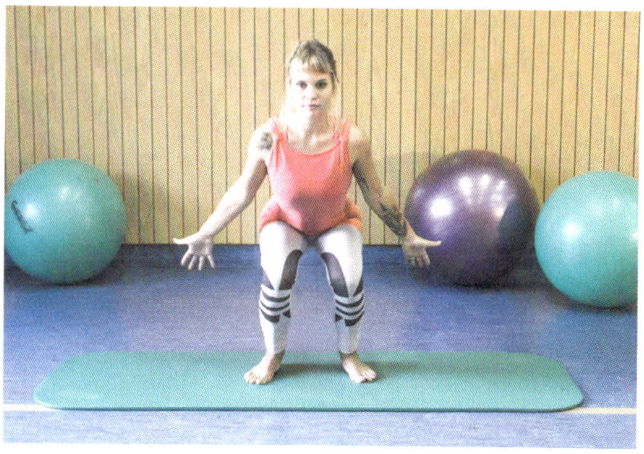

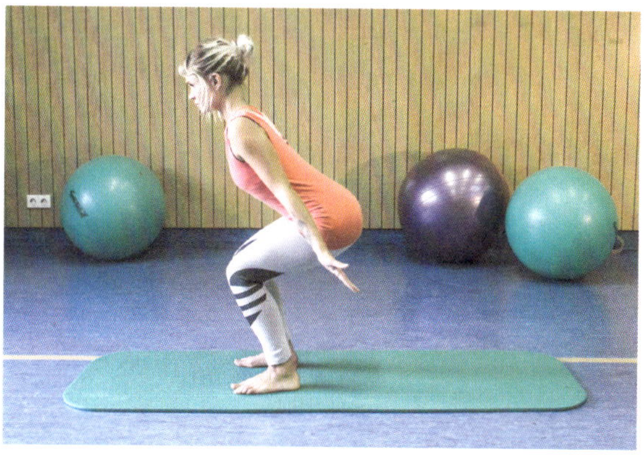

- Das Becken nach hinten verlagern („Hintern nach hinten").
- Den Oberkörper mit langem Rücken aus den Hüftgelenken leicht nach vorne verlagern, die Arme sind schräg nach hinten gestreckt.
- Beide Knie beugen.
- Den Umkehrpunkt bestimmen die Teilnehmer selbst, je nach Beschwerdefreiheit ihrer Knie und Beweglichkeit von Hüft- und Sprunggelenken.
- Die Knie strecken, den Rumpf aufrichten.
- Sind die Teilnehmer in der Lage, den Rumpf ruhig zu halten, können beide Arme nach vorne oben angehoben werden.

- Gegen Ende des Kurses kann bei genügender Beweglichkeit der Sprung- und Hüftgelenke sowie Beschwerdefreiheit der Knie die tiefe Kniebeuge eingeführt werden.

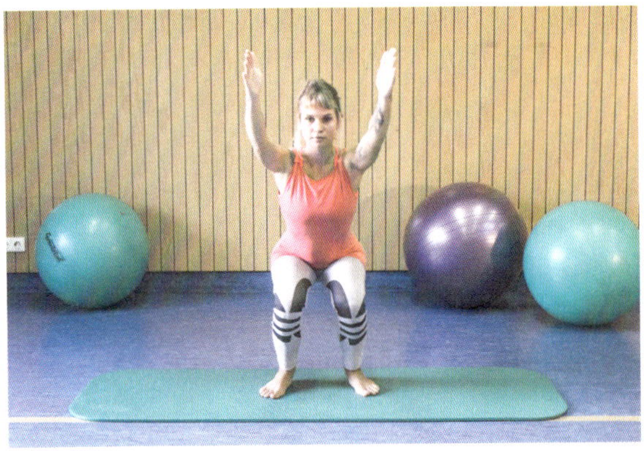

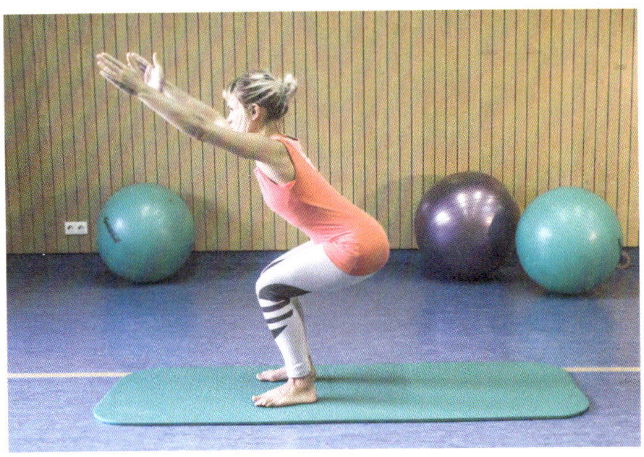

Wahrnehmungslenkung

- Die Fersen sind fest im Untergrund verankert und stehen senkrecht zum Boden.
- Die Fußballen saugen sich wie Saugnäpfe am Boden fest, die Großzehen haben festen Kontakt zum Boden *(kurzer Fuß)*. Sanfte Außenrotation im Oberschenkel, die Knie schauen gerade nach vorne.
- Der Rumpf bleibt stets ruhig, der Rücken befindet sich in Längsspannung.
- Spüren, wie sich der Schwerpunkt senkt und hebt und über den Füßen ausbalanciert ist.

Cave

- Kniebeschwerden: Sich nur so weit absenken, wie es schmerzfrei möglich ist und die Knie nicht über die Fußspitzen bewegen.
- Bandscheibenproblematiken: Ein leichtes Hohlkreuz beibehalten.
- Spinalkanalstenose: Das Steißbein in Richtung Fersen schieben, sodass jegliche Hohlkreuzhaltung aufgegeben wird.
- Schulterbeschwerden: Bei Variationen mit Armbewegungen und/oder Handgeräten die Arme nur so weit anheben, wie es ohne Schmerzen möglich ist.

Alltagstransfer

Bei jedem Hinsetzen und Aufstehen die Kniebeuge bewusst ausführen.

Ausfallschritt

Der Ausfallschritt trainiert Kraft, Beweglichkeit und Gleichgewicht in einem. Im Alltag entspricht jeder größere Schritt letztendlich einem Ausfallschritt. Beim Stolpern ist ein reflexartig ausgeführter und stabil gehaltener Ausfallschritt die Rettung. Beim Treppensteigen werden die gleichen Muskeln aktiv wie beim Ausfallschritt.

Ausgangsstellung

Einen Fuß so weit nach vorne setzen, dass der Stand stabil gehalten werden kann. Die vordere Ferse und der Unterschenkel sind senkrecht aufgerichtet, das Knie befindet sich über dem Sprunggelenk. Die hintere Ferse heben, der Fuß kommt in den Ballenstand. Der Oberkörper ist aufgerichtet, der Rücken ist in

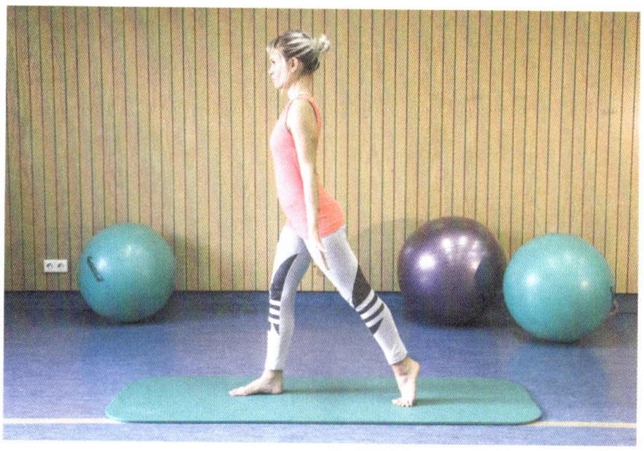

Längsspannung, die Schultern sind locker, das Becken ist aufgerichtet.

Ausführung

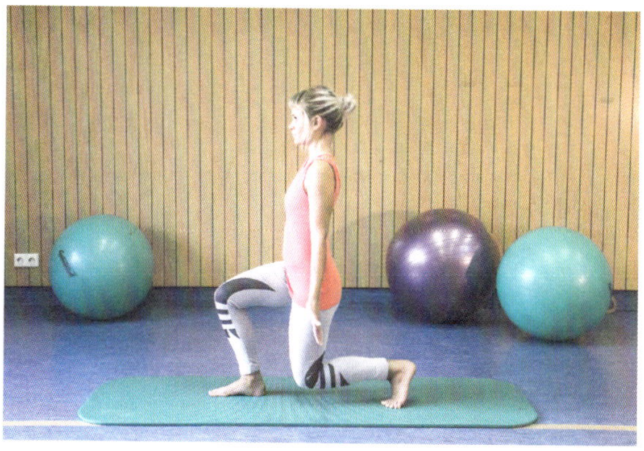

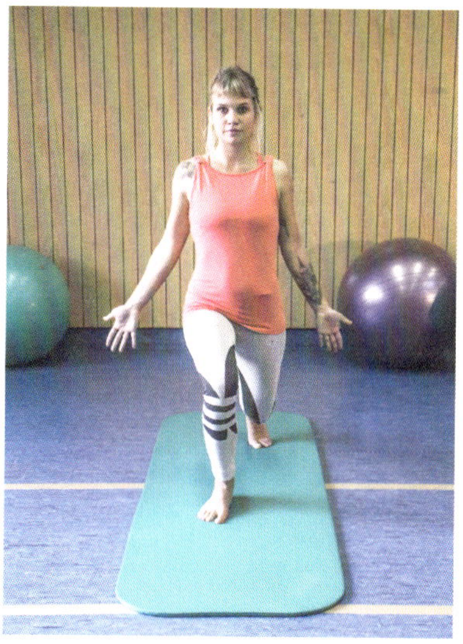

- Das Becken absenken, die Bewegung geht senkrecht nach unten („wie in einem Fahrstuhl").
- Den Umkehrpunkt bestimmen die Teilnehmer selbst, je nach Beschwerdefreiheit ihrer Knie.
- Der Endpunkt entspricht der Ausgangsposition.

Wahrnehmungslenkung

- Das Becken bleibt stets aufgerichtet.
- Das Becken wird nicht verdreht, sondern ist nach vorne ausgerichtet.
- Beibehalten der Körperlängsspannung während der Bewegung.
- Stabile Beinachsen, die Kniescheiben sind stets nach vorne ausgerichtet, das vordere Knie bleibt ruhig über dem Sprunggelenk ausgerichtet. Der Dehnung des Hüftbeugers nachspüren.
- Langer unterer Rücken, die Lendenwirbelsäule wird nicht im Hohlkreuz gestaucht.

Cave

- Hüft- und Kniebeschwerden: Den Schwerpunkt nur so weit absenken, wie es schmerzfrei möglich ist. Bei starken Beeinträchtigungen genügt die Stabilisation in der Ausgangsstellung. Wird diese mit dem kurzen Fuß aufgebaut, stellt dies bereits einen Trainingsreiz dar.

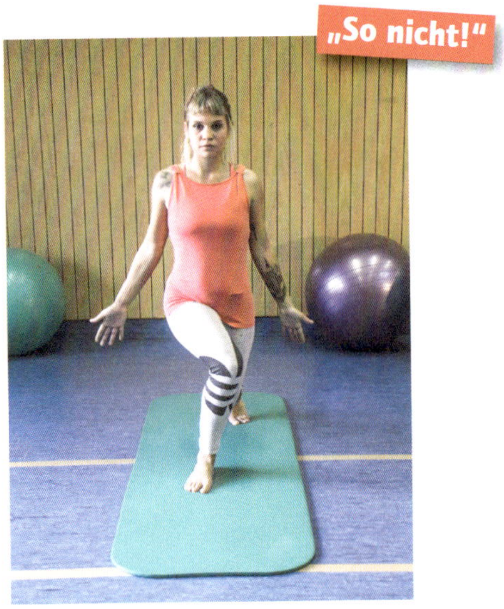

- Sich nur so weit absenken, wie die Beinachsen gehalten werden können.

Alltagstransfer

Bei jedem Treppensteigen die Schritte bewusst setzen und auf Beinachsen und Körperlängsspannung achten. Sukzessive auf zwei Treppenstufen auf einmal steigern.

Vorbeuge

Gegenstände können vom Boden auf zweierlei Art aufgehoben werden: Indem in die Hocke gegangen wird (tiefe Kniebeuge) oder indem man sich nach vorne beugt. Die Vorbeuge ist neben der Kniebeuge das ideale Bück- und Hebetraining.

Ausgangsstellung

Hüftbreiter Stand, die Füße sind nach vorne ausgerichtet, die Knie sind leicht gebeugt.

Ausführung

- Aus den Hüftgelenken heraus den Oberkörper mit langem Rücken nach vorne beugen, die natürliche Lordose wird beibehalten.
- Das Gesäß gleichzeitig weit nach hinten schieben.
- Sanfte Außenrotation der Oberschenkel, die Kniescheiben sind nach vorne über den Sprunggelenken ausgerichtet.
- Die Schienbeine bleiben senkrecht über den Sprunggelenken.
- Der Umkehrpunkt ist dann erreicht, wenn der Rücken nicht mehr in seiner Längsspannung gehalten werden kann und der Teilnehmer beginnt, den Rücken zu runden oder eine verstärkte Hohlkreuzposition einzunehmen.

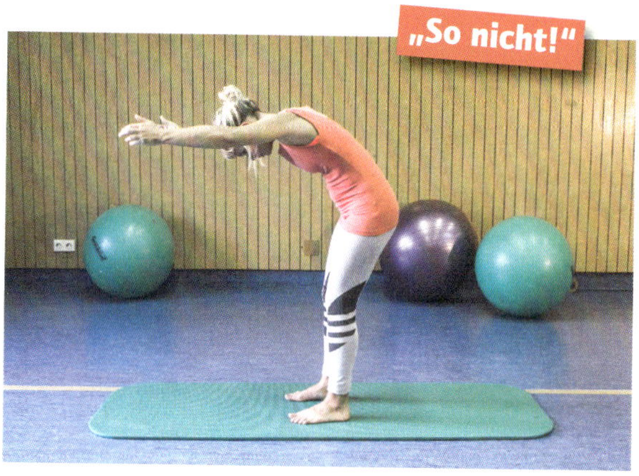

Wahrnehmungslenkung

- Der Schwerpunkt wird stets über den Füßen ausbalanciert. Das Gewicht verlagert sich weder auf den Vorfuß noch auf die Ferse.
- Der Rücken bleibt in Längsspannung (keine Rundung der Brustwirbelsäule, kein „Abknicken im Rücken").
- Die neutrale Position der Lendenwirbelsäule wird aufrechterhalten (kein Hohlkreuz).

Cave

- Beschwerden im unteren Rücken: Sich nur so weit nach vorne beugen, wie es beschwerdefrei möglich ist. Vorbeuge ohne zusätzliche Lasten.
- Bandscheibenvorfälle oder ausstrahlender Schmerz ins Bein: Keine Vorbeugen unter Last!

Alltagstransfer

Bei jedem Bücken, Heben und Ablegen von Gegenständen eine korrekte Vorbeuge aufbauen.

Übungen im Vierfüßlerstand

Übungen im Vierfüßlerstand ähneln der „Urbewegung" des Kriechens und Krabbelns. Kinder durchlaufen diesen Entwicklungsschritt, um sich für das aufrechte Bewegen auf zwei Beinen vorzubereiten. Der Körper erhält alle dafür nötigen Reize. Zudem schult der Vierfüßlerstand, wie die Liegestütze auch, die Stütz- und Stemmkraft. Das Heben von Beinen und Armen trainiert zusätzlich die rückwärtige Muskulatur und erhöht die Grundspannung im Körper. Insofern ist es nahe liegend, dass der Vierfüßlerstand als Basisübung auch für Erwachsene wichtige Aufbau- und Erhaltungsreize für die Rumpfkraft und -stabilität bereithält.

Ausgangsstellung

Die Knie sind unter den Hüftgelenken, die Hände sind senkrecht unter den Schultern. Längsspannung zwischen Kopf und Becken: Kopf und Becken schieben sich in entgegengesetzte Richtungen. Kopf und Nacken sind in Verlängerung des Rückens, die Schultern sind breit aufgespannt. Ein Bein gleitet auf der Matte bis in die Streckung nach hinten.

Bewegungsausführung

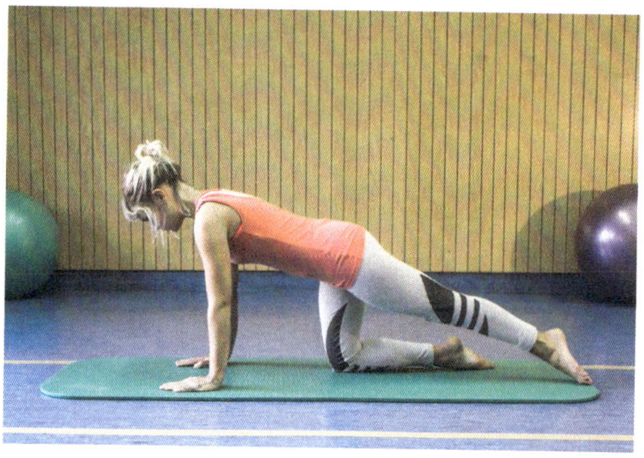

- Den Druck von Knien und Händen auf den Boden erhöhen.
- Die Längsspannung beibehalten.
- Das nach hinten gestreckte Bein anheben, es bleibt weiterhin gestreckt.

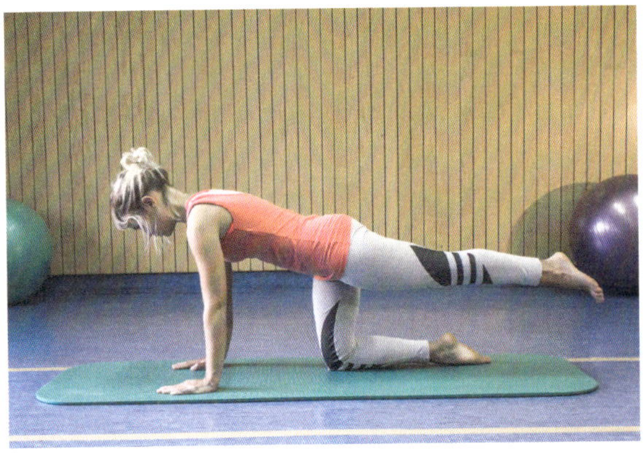

- Erst wenn das Beinstrecken stabil (ohne Ausgleichsbewegungen) ausgeführt werden kann, wird der Gegenarm mit angehoben.
- Bein, Rücken und Arm befinden sich auf einer Linie, die Längsspannung wird beibehalten.
- Das Becken bleibt parallel zum Boden, es dreht nicht seitlich auf.

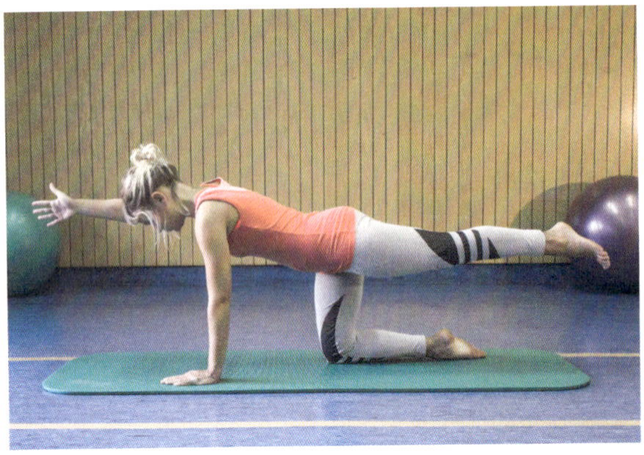

Wahrnehmungslenkung

- Ist beim Aufbauen des Drucks der Hände und Knie in Richtung Boden ein Zunehmen der Rumpfspannung spürbar?
- Wird die Längsspannung korrekt aufgebaut (Kopf und Becken schieben in entgegengesetzte Richtungen), ist dies deutlich im Bauch zu spüren: Die Bauchdecke wandert leicht nach innen und strafft sich.
- Wird die Übung langsam ausgeführt, lässt sich die Rumpfstabilisation besonders gut spüren.
- Die Schultern breit aufspannen, ein Gefühl von Weite im Schultergürtel spüren.
- Breiter, flacher Rücken, die Schulterblätter liegen eher außen unten flächig an den Rippen an.
- Spüren der Schulterstabilität bei nach außen „verschraubten" Schultern.

Cave

- Kopfschmerzen, verspannter Nacken und verspannte Schultern: Im Stütz sollte nicht zu viel Körpergewicht getragen werden. In diesem Fall bleiben Knie und Hände auf der Matte, die Übung wird nur durch Druck von Händen und Knien auf die Matte ausgeführt.

Alltagstransfer

Immer, wenn etwas unter den Tisch fällt, darf in den Vierfüßlerstand gegangen werden. Und warum nicht einmal wie früher als Kind durch die Wohnung krabbeln?

Liegestütz

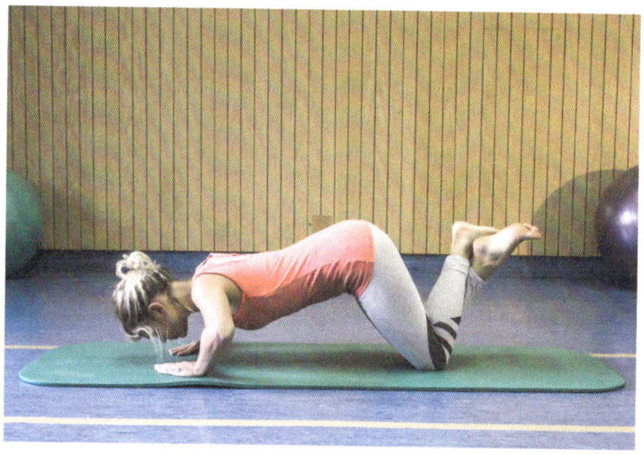

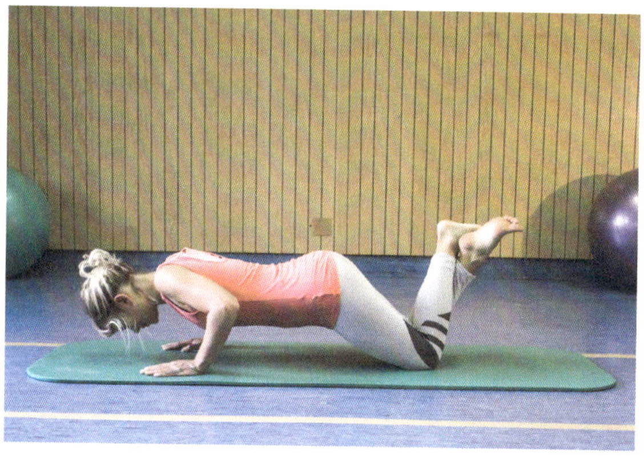

Beim Liegestütz wird noch intensiver als im Vierfüßlerstand die Stütz- und Stemmkraft trainiert. Beim Sich-Abstützen oder wenn Lasten vom Körper weggedrückt bzw. weitergereicht werden, braucht es nicht nur Kraft in Armen und Schultergürtel, sondern stabilisierende Kräfte müssen sowohl den Rumpf ruhig als auch den Schultergürtel in der optimalen Position halten. Der Liegestütz mit gestreckten Beinen gilt als eine der effektivsten Ganzkörperübungen. Weniger geübte Personen sollten allerdings zunächst mit dem „Gesundheitsliegestütz" beginnen, bei dem die Knie Kontakt zur Matte haben und einen guten Teil des Körpergewichts abnehmen.

Ausgangsposition

Vierfüßlerstand, wie oben beschrieben, die Hände werden etwas weiter als schulterbreit aufgestützt. Die Knie werden je nach Fitnessstand nach hinten aufgesetzt, die Unterschenkel werden überkreuzt („Gesundheitsliegestütz"). Je weiter die Knie von den Händen entfernt sind, desto anspruchsvoller wird die Übung. Dabei sollte darauf geachtet werden, dass die Schultern weiterhin senkrecht über den Händen stehen. Fortgeschrittene können den Liegestütz gestreckt ausführen, dann bildet die gesamte Körperrückseite eine Linie, ohne nach unten durchzuhängen.

Bewegungsausführung

Die Arme beugen, bis der Ellbogen einen 90°-Winkel aufweist. Rücken und Nacken behalten ihre Länge, die Brust nähert sich bis auf wenige Zentimeter der Matte. Das Absenken und Abheben des Körpers bzw. Oberkörpers beim Liegestütz sollte jeweils mehrere Sekunden dauern. Am höchsten Punkt sind die Arme fast, aber nicht ganz, durchgestreckt.

Cave

- Schmerzen im Handgelenk: Statt sich mit der Hand aufzustützen, kann diese zur Faust geschlossen werden. Dann tragen die Knöchel das Körpergewicht.
- Kopfschmerzen sowie verspannter Nacken und verspannte Schultern: Im Stütz sollte nicht zu viel Körpergewicht getragen werden. In diesem Fall bleiben Knie und Hände auf der Matte, die Übung wird nur durch Druck von Händen und Knien auf die Matte ausgeführt (s. Vierfüßlerstand).

Alltagstransfer

Liegestütze können „zwischendurch" schnell und unkompliziert an Tischen ausgeführt werden. Die Hände werden senkrecht unter den Schultern auf der Tischkante abgestützt. Die Füße stehen hüftbreit, je nach Fitnessstand näher (einfacher) oder weiter weg vom Tisch. Die Ellbogen werden gebeugt, der Körper nähert sich dabei der Tischkante an. Dann werden die Arme langsam wieder gestreckt. Die Fersen dürfen beim Beugen der Arme abgehoben werden, Beine, Gesäß und Rücken bilden eine Linie.

Bauchmuskeln im Sitzen

Das Training der Bauchmuskeln im Sitzen auf dem Boden ist eine sehr funktionelle Übung, da Bauch-, Beckenboden- und Rückenmuskulatur als Synergisten gemeinsam trainiert werden. Dies entspricht ihrer Aufgabe bei alltäglichen Bewegungen. So lange der Körper sich frei im Raum bewegt, treten immer Bauch- und Rückenmuskeln gemeinsam in Aktion.

Durch die verstärkte Aktivierung des M. transversus abdominis bei der Übung im Sitzen erhält auch der Beckenboden wichtige Impulse, da es zu einer Kokontraktion vor allem der inneren Schicht der Beckenbodenmuskeln kommt. Wird die Übung noch zusätzlich durch eine Zugspannung des Steißbeins in Richtung aufgestellter Fersen intensiviert, wird der oben genannte Effekt verstärkt.

Ausgangsposition

Sitz auf der Matte, die Beine sind etwas weiter als hüftbreit aufgestellt, der Vorfuß ist flektiert. Der Rücken ist aufrecht und in Längsspannung.

Ausführung

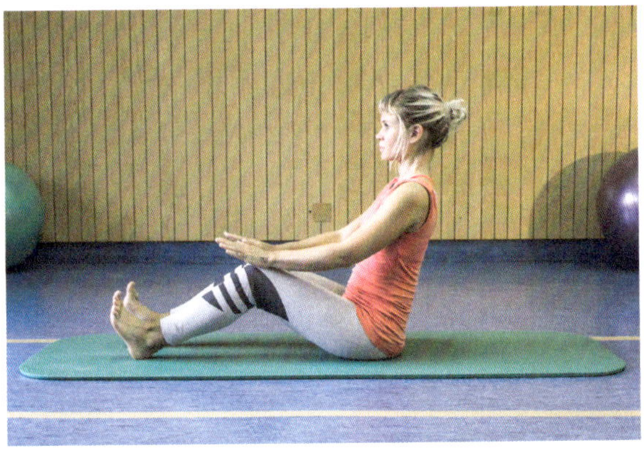

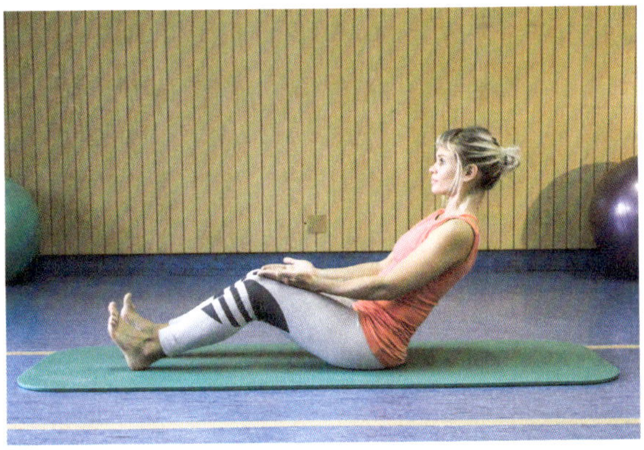

Das Becken wird leicht nach hinten gerollt, der Oberköper erhält Rücklage, das Steißbein zieht Richtung Fersen. Der untere Rücken ist leicht gerundet, der obere Rücken wird gerade gehalten. Je mehr Rücklage eingenommen wird, desto intensiver wird die Übung. Die Hände werden auf den Knien abgelegt, mit ihrer Hilfe wird der Rücken in Längsspannung ausgerichtet. Aus dieser Position heraus können Bewegungen mit dem Oberkörper und den Armen gemacht werden. Diese werden in den einzelnen Stundenbildern variiert und erklärt.

Wahrnehmungslenkung

- Es sollte deutlich gespürt werden, dass Bauch- und Rückenmuskeln gleichermaßen trainiert werden.
- Die Längsspannung wird beibehalten.
- Zusammenhang zwischen Beckenposition und Ausrichtung des Rückens: Je weiter das Becken nach hinten gerollt wird, desto mehr muss der Rücken zurückgelehnt werden, um die Längsspannung aufrechtzuerhalten. Wird das Becken weit zurückgerollt und der Rücken folgt dieser Bewegung nicht genügend, muss der obere Rücken zwangsläufig gerundet werden.
- Beim Zug des Steißbeins in Richtung Fersen sollte dies deutlich in der Bauchmuskulatur gespürt werden: Die Bauchspannung nimmt zu, die Bauchdecke zieht sich nach innen zurück und die Haltung fühlt sich deutlich stabiler an.

Cave

- Beschwerden im unteren Rücken: Ein weicher Ball, der hinter dem unteren Rücken zwischen Becken und Matte festgeklemmt wird, nimmt Druck aus dem unteren Rücken.
- Hüftbeschwerden: Der Hüftwinkel sollte so groß gewählt werden, dass Beschwerdefreiheit während der Übung besteht. Ansonsten sollte auf einen Stuhl oder auf eine Bauchmuskelübung in Rückenlage ausgewichen werden.

Beckenlift

Der Beckenlift gilt als eine der besten Übungen für die Gesäß- und Hüftmuskulatur sowie für die Muskulatur der Beinrückseite. Zugleich dehnt er effektiv den vorderen Oberkörper und den Nacken. Im Yoga gehört er als Schulterbrücke zu den Basishaltungen und gilt als Ausgleichsübung zu Vorbeugen. Wird beim Beckenlift Wirbel für Wirbel auf- und abgerollt, fördert dies zusätzlich die Beweglichkeit der Wirbelsäule.

Ausgangsstellung

Rückenlage, beide Beine sind hüftbreit angestellt. Den Nacken Richtung Mattenende verlängern, die Schulterblätter breit in die Matte sinken lassen. Die Wirbelsäule verlängern, indem Becken und Hinterkopf in entgegengesetzte Richtungen schieben. Die Füße sind fest auf der Matte verankert, die Fersen stehen senkrecht, der Großzehenballen hat Kontakt zur Matte.

Ausführung

Den Druck der Füße auf die Matte erhöhen. Das Becken heben, bis es in der Leiste zu einer deutlichen Streckung kommt. Der Rücken bleibt lang, das Steiß-

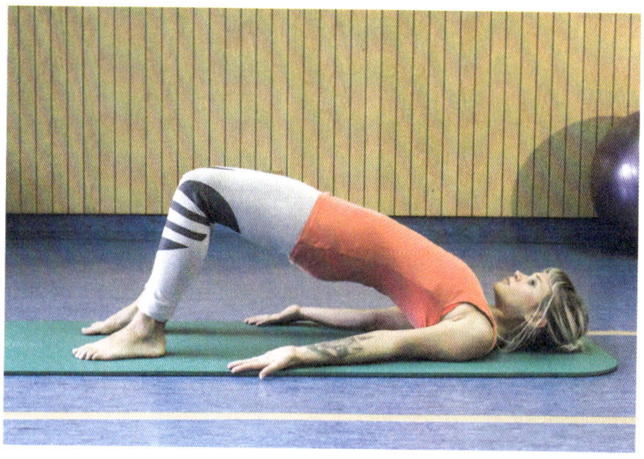

bein zieht Richtung Schambein. Das Becken wieder senken.

Variation: Das Schambein in Richtung Bauchnabel einrollen, beim Steißbein beginnend, den Rücken Wirbel für Wirbel auf- und wieder abrollen. Während die erste Übung den Fokus auf die Stabilität des Rumpfs legt, wird in der Variation die Bewegung geschmeidig ausgeführt, die Beweglichkeit der Wirbelsäule wird hier gefördert.

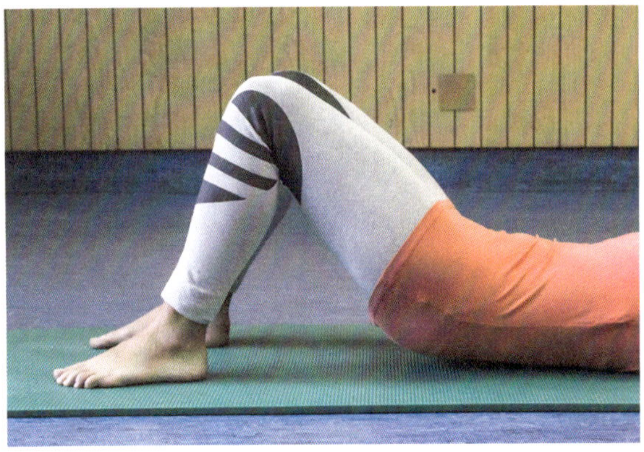

Wahrnehmungslenkung

- Die Schultern liegen breit und entspannt auf der Matte.
- Der Nacken bleibt locker und entspannt.
- Die Länge des Rückens spüren.
- Die Streckung des Hüftbeugers sollte deutlich wahrgenommen werden.
- Bei der Variation die Aufmerksamkeit darauf lenken, dass jeder Wirbel einzeln wahrgenommen wird. Beim Abrollen sollten die Wirbel bewusst nacheinander abgelegt werden. Werden Stellen wahrgenommen, die nur „en bloc" abgelegt werden können, sollten diese besonders viel Aufmerksamkeit erhalten.

Cave

- Bei Nackenverspannungen und Schulterbeschwerden die Arme immer längs neben dem Körper ablegen.
- Akute Beschwerden der Halswirbelsäule.

Alltagstransfer

Aus der Rückenlage (Sofa, Bett) den Beckenlift durchführen.

5.4.1.1 Belastung und Intensität der Basisübungen

Da schwerpunktmäßig die Kraftausdauer trainiert wird, sollte jede Basisübung innerhalb der koordinativen Reihe – je nach Belastungsfähigkeit der einzelnen Teilnehmer - zwischen 15- und 20-mal wiederholt werden. Als Orientierung für die Beanspruchung sollte die Einschätzung „etwas anstrengend" bis „anstrengend" gelten.

5.4.2 Mobilisation

Die Mobilisation erfolgt für einige Wiederholungen in beide Bewegungsrichtungen. Ziel ist eine geschmeidige und runde Bewegung. Alle wesentlichen Gelenke sollten während einer Übungsreihe einmal mobilisiert werden. Da den Übungsleitern die in der Übungsreihe verwendete Mobilisation bekannt sein müsste, wird auf eine genauere Beschreibung verzichtet. Um die Anschaulichkeit zu erhöhen, ist die Mobilisation in der bildlichen Darstellung der Übungsreihen enthalten, wenn es durch einen höheren Komplexitätsgrad Erklärungsbedarf gibt.

5.4.3 Dehnung

Die Übungsauswahl enthält Übungen, die durchweg über mehrere Gelenke laufen und somit Muskelschlingen und Faszienzugbahnen ansprechen. Dabei wurden hauptsächlich Bereiche ausgewählt, die für die Aufrichtung maßgeblich sind: die Muskulatur der Körpervorder- und Körperrückseite, Hüftbeuger sowie Brust- und Rückenmuskulatur. Dysbalancen, Verspannungen und mangelnde Beweglichkeit in diesen Strukturen bewirken einen ungünstigen Zug auf das Becken, eine mangelnde Beckenbeweglichkeit und behindern die harmonische Aufrichtung der Wirbelsäule.
Die Dehnungen können entweder sanft-dynamisch oder entspannt-lösend im Sinne von Stretching ausgeführt werden.

Dehnung der Wade, Hüftextension, Dehnung der gesamten Vorderseite

Ausgangsstellung

Aus dem Ausfallschritt wird die hintere Ferse aufgesetzt. Das hintere Bein befindet sich in einer Streckung, die bis in die Leiste zu spüren ist, das vordere Bein ist gebeugt. Die Arme werden vor dem Brustbein verschränkt und führen den Oberkörper in eine Vorlage. Ab Stunde 6 werden beide Arme nach oben über den Kopf genommen (zusätzliche Dehnung der Körpervorderseite).

Bewegungsausführung

Der Körperschwerpunkt verlagert sich nach vorn, die Ellbogen schieben nach vorne. Es erfolgt eine komplette Strecke der Körperrückseite, von der Ferse bis zum Hinterkopf. Ab Stunde 3 läuft die Streckung über eine leichte Extension der Brustwirbelsäule bis in die Fingerspitzen.

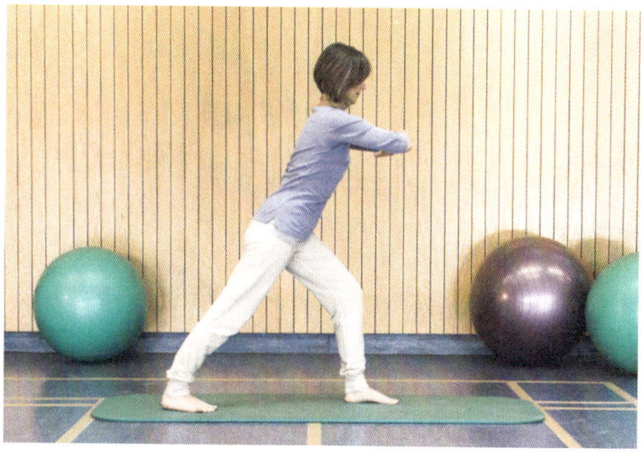

Wahrnehmungslenkung

- Das vordere Bein steht stabil, das Knie steht über dem Sprunggelenk.
- Beide Füße zeigen nach vorne, die hintere Ferse kann leicht dynamisch in verschiedene Richtungen aufgesetzt werden.
- Das Becken sinkt nach unten, langer unterer Rücken (ab Stunde 4).
- Die Leiste des hinteren Beins öffnet sich.
- Die Dehnung der Körpervorderseite ist spürbar (ab Stunde 6)

Rutschhalte

Ausgangsstellung

Aus dem Vierfüßlerstand das Gesäß nach hinten in Richtung Fersen verlagern oder auf den Fersen ablegen.

Bewegungsausführung

Die Arme, so weit es geht, nach vorne schieben.

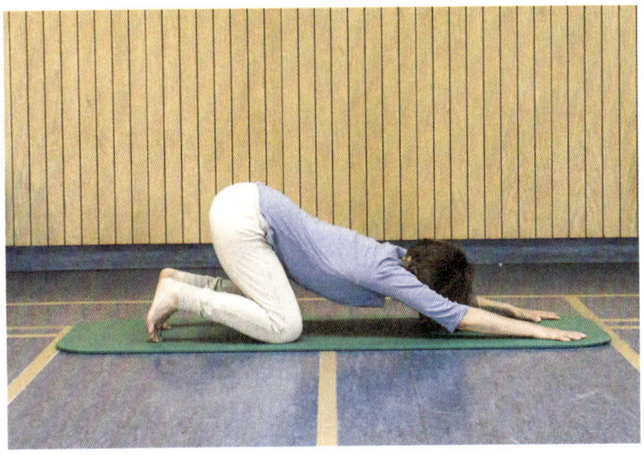

Wahrnehmungslenkung

- Spürbarer muskulärer Zug sowie Dehnung und Streckung der Oberkörperrückseite.
- Spürbarer muskulärer Zug sowie Dehnung und Streckung der Brust und der Achseln.

Grätschsitz

Ausgangsstellung

Im Sitz die Beine grätschen. Die Hände hinten aufstützen, um Becken und Rücken besser aufrichten zu können.

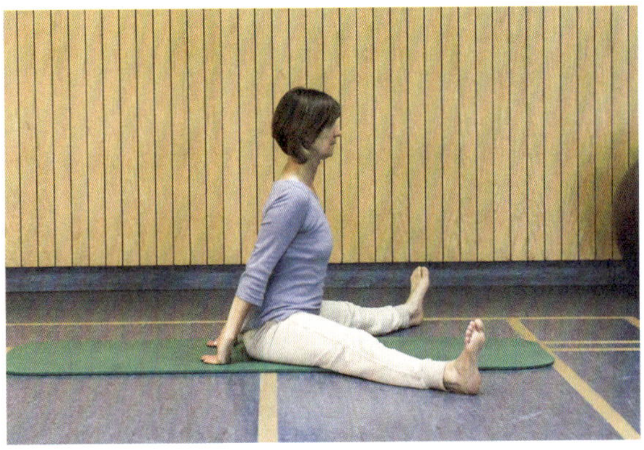

Bewegungsausführung

Die Oberschenkel anspannen, die Kniekehlen in den Boden schmiegen. Die Fersen nach vorne dehnen, die Fußspitzen zeigen zur Decke. Den Rücken aufrichten, die Oberschenkel entspannen, die Position beibehalten. Das Becken rollt sanft nach vorne, der Rücken bleibt lang.

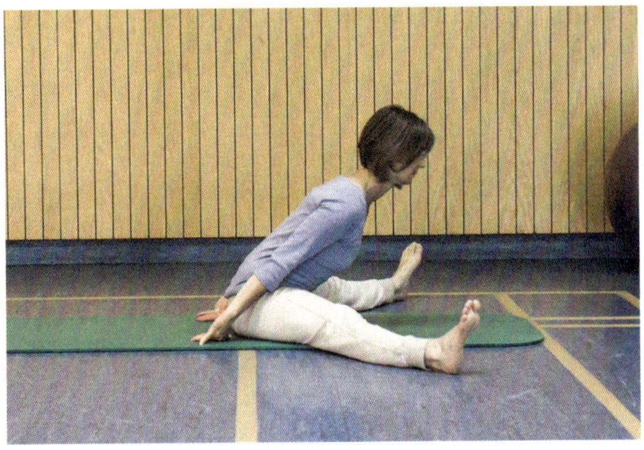

Wahrnehmungslenkung

- Die Sitzbeinhöcker spüren und sich darüber aufrichten.
- Die Länge in Beinen und Rücken spüren.

Cave

- Bandscheibenprobleme der Lendenwirbelsäule: Den Grätschsitz nicht ausführen.
- Hüftarthrose: Die mangelnde Beweglichkeit respektieren, das höhere Sitzen kann die Übungen erleichtern.

Vorbeuge im Langsitz

Ausgangsstellung

Aufrechter Sitz mit ausgestreckten Beinen. Gelingt die vollständige Aufrichtung nicht mit gestreckten Beinen, werden diese so weit angewinkelt, bis das Becken auf den Sitzbeinhöckern aufgerichtet werden kann. Die Hände neben den Beinen auf der Matte auflegen.

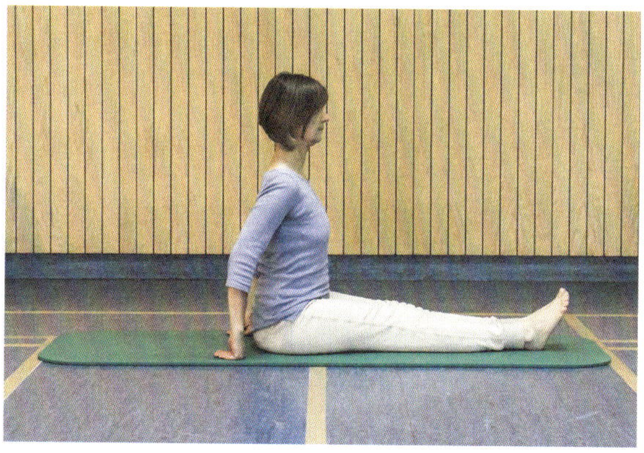

Bewegungsausführung

Der Oberkörper wird etwas vorgeneigt, indem das Becken über die Sitzbeinhöcker nach vorne rollt, ein leichtes Hohlkreuz ist hier erwünscht. Wieder in den aufrechten Sitz kommen. Sich jedes Mal etwas weiter mit dem Becken nach vorne neigen (nicht mit dem Kopf), der Rücken bleibt lang und aufrecht. Ist die maximale Vorbeuge erreicht, die mit aufrechtem Rücken erlangt werden kann, wird der Rücken langsam und wohlig gerundet. Das Runden beginnt vom unteren Rücken aus. Der Rücken bildet einen runden Bogen, ohne Knick.

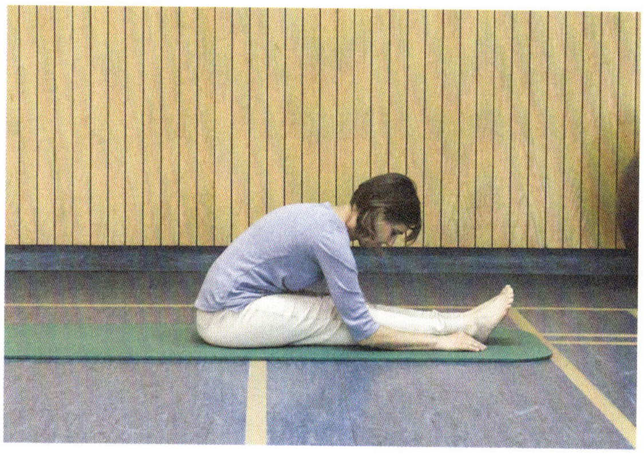

Wahrnehmungslenkung

- Die Sitzbeinhöcker im Langsitz spüren.
- Spüren, wie sich die Taille nach oben in die Aufrichtung verlängert.
- Die Schulterblätter sinken entspannt nach unten außen.
- Das Loslassen des Rückens beim Vorbeugen genießen.

Dehnung der Gesäß- und Hüftmuskulatur, Förderung der Außenrotation im Hüftgelenk

Ausgangsposition

Rückenlage, ein Bein über das andere überschlagen. Das übergeschlagene Knie weit nach außen dehnen, es kommt zu einer Außenrotation im Hüftgelenk.

Bewegungsausführung

Beide Beine in Richtung Oberkörper heranziehen, das übergeschlagene Knie zeigt weiterhin nach außen. Mit beiden Händen hinter den unteren Oberschenkel greifen, um ihn besser heranziehen zu können. Soll die Hüftaußenrotation verstärkt werden, greift nur eine Hand um den Oberschenkel, die andere schiebt das übergeschlagene Knie sanft nach außen.

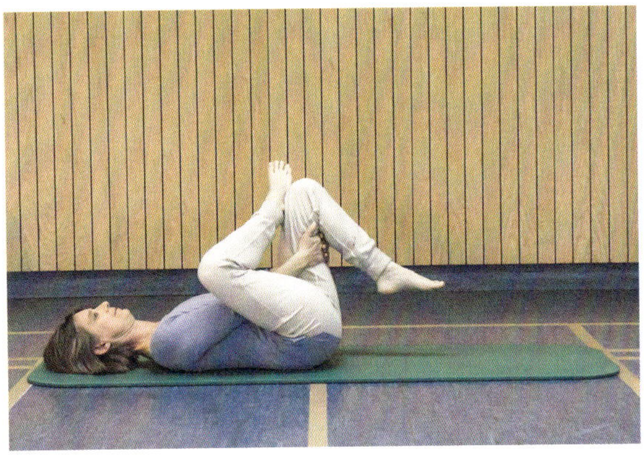

Dehnung der hinteren Oberschenkel-, Gesäß- und Hüftmuskulatur

Ausgangsposition

Rückenlage, die Schultern sinken breit und entspannt in die Matte, der Hinterkopf schiebt sanft Richtung Mattenende, das Becken in die entgegengesetzte Richtung. Der untere Rücken ist lang und entspannt.

Bewegungsausführung

Ein Knie in Richtung gleichseitige Schulter ziehen und mit beiden Händen umfassen. Das andere Bein bleibt gestreckt liegen, die Ferse schiebt Richtung Mattenrand. Mit den Händen die Rückseite des herangezogenen Beins umgreifen, das Bein nach oben sanft strecken.

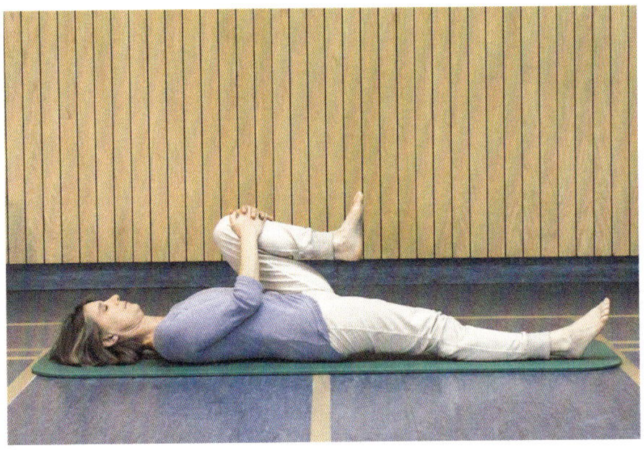

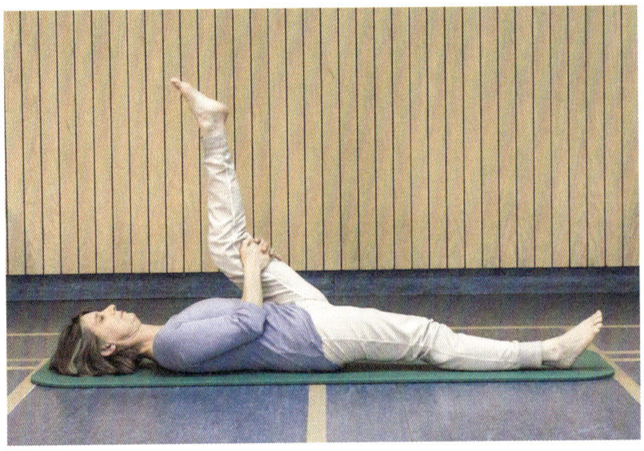

Wahrnehmungslenkung

- Entspannung im zu dehnenden Bein spüren. Nicht am Bein zerren oder reißen, sondern es entspannt in die Hände sinken lassen.
- Länge auf der Körperrückseite spüren.

Cave

Vorsicht bei akuten Bandscheibenproblemen.

5.5 Entspannung

Der Kräftigungsabschnitt endet stets in Rückenlage mit einer lockernden Übung. Dadurch erfolgt der Übergang in die Entspannungsphase fließend.
Ziel der Entspannungsphase ist es, den Teilnehmern Hilfestellungen für einen kompetenten Umgang mit alltäglichen Spannungssituationen zu geben. Dies ist insofern wichtig, da insbesondere Rückenbeschwerden neben einem Zuwenig an körperlichen Belastungen häufig auch auf ein Zuviel an psychischen Belastungen zurückzuführen sind.
Der Ablauf der Entspannungsphase ist in den jeweiligen Kursstunden weitgehend identisch: Um den Übergang von der Kräftigungsphase zur Entspannung zu erleichtern, erfolgt stets ein „Sich-Sammeln", das die Aufmerksamkeit der Teilnehmer auf sich selbst richtet. Sie beinhaltet stets eine kurze Reflexion der jeweiligen Stunde und den Aufbau einer sich selbst zugewandten Achtsamkeit.
Den Kern der Entspannung bildet die Atementspannung. Durch die Hinwendung zum eigenen Atem und das Einüben einer sanften und entspannten Atmung stellt sich meist schnell eine Beruhigung des Organismus ein. Das Ende der Entspannungsphase erfolgt mittels der „Rücknahme", um den Übergang zwischen Entspannung und Ausklang der Stunde nicht zu abrupt erfolgen zu lassen.
Inhaltlich werden in den ersten Stunden einfache Atemübungen vorgestellt, mit denen sich auch ohne Erfahrung leicht ein entspannter Zustand herstellen lässt. Sukzessive werden weitere Elemente aus dem Achtsamkeitstraining in Verbindung mit der Atementspannung eingeführt. Beide Elemente, Achtsamkeit und Atementspannung, können universell in jeder Situation angewendet werden.
Das Ziel besteht dabei jeweils darin, den Kursteilnehmern ein einfach anwendbares „Handwerkszeug" mitzugeben, das sie dann über die Kursdauer hinaus selbstständig anwenden können.

Methodische Hinweise

- Teilnehmer, die leicht frieren, sollten sich schon vorher etwas zum Anziehen bereitgelegt haben.
- Gemeinsam ist allen Entspannungsmethoden, dass die Aufmerksamkeit nach innen gelenkt wird. Für Personen, die damit keinerlei Erfahrung haben, sind deshalb zunächst einfache Übungen zum Erlernen der körperbezogenen Aufmerksamkeit sinnvoll. Dies wird in den einzelnen Kurseinheiten berücksichtigt.
- Es sollte jeglicher Zeitdruck vermieden werden. Kam es innerhalb der Stunde zu Zeitabweichungen, sodass nur noch weniger als 10 Minuten für die Entspannung zur Verfügung stehen, sollten statt der Entspannung ruhige und entspannende „Wohlfühlübungen" an die Kräftigung angeschlossen werden. Für einen Effekt der Entspannungsphase ist ein Zeitraum von etwa 10 Minuten nötig.

- Suggestionen sollten in diesem Rahmen nicht verwendet werden. Die Formulierungen der Atementspannung sollten offen bleiben und den Teilnehmern nicht nahelegen, was sie als innere Bilder entwickeln oder was sie fühlen sollen, da dies individuell sehr verschieden sein kann.
- Die Ansprache an die Teilnehmer erfolgt in den eigenen Worten des Kursleiters, um authentisch zu wirken. Es sollten keine vorformulierten Texte abgelesen werden.
- Erfolgen Fragen durch den Kursleiter, um Reflexion zu ermöglichen, sollte zwischen den Fragen den Teilnehmern genügend Zeit zum Spüren gelassen werden.

5.6 Ausklang und Aktiv-Aufgaben

Da das Aktivitätsniveau nach der Entspannung niedrig ist und die Teilnehmer durch die Achtsamkeit auf sich selbst eher in sich gekehrt sind, hat es sich bewährt, das Aktivitätsniveau vor Abschluss der Stunde wieder anzuheben. Gemeinsam wird im Anschluss an die Entspannung eine kurze Schüttelung oder Mobilisierung durchgeführt, dann bringt der Kursleiter die Gruppe noch einmal zusammen.

Es erfolgt ein kurzes Feedback über die Stunde und ein Ausblick auf die kommende Stunde. Die Teilnehmerunterlagen und Aktiv-Aufgaben werden verteilt, Letztere werden – sofern dies nicht bereits im Rahmen des Alltagstrainings geschehen ist – noch kurz besprochen. Es erfolgt eine gemeinsame Verabschiedung.

5.7 Methodisches Vorgehen bei bereits bestehenden Trainingsgruppen

Wird der Kurs im Rahmen der Gesundheitsförderung in einer schon länger bestehenden Trainingsgruppe durchgeführt, kann aufgrund der höheren Belastungsfähigkeit bereits von Anfang an eine höhere Wiederholungszahl bei den Basisübungen realisiert werden, die Übungsfolge darf durchaus als „anstrengend" empfunden werden. Aus Zeitgründen müsste dann in der Aufwärmphase etwas gekürzt werden. Spiele, die in erster Linie auf Kennenlernen und Gruppenzusammenhalt ausgerichtet sind, können übersprungen und Informationen, die den Teilnehmern bereits bekannt sind, vernachlässigt werden.

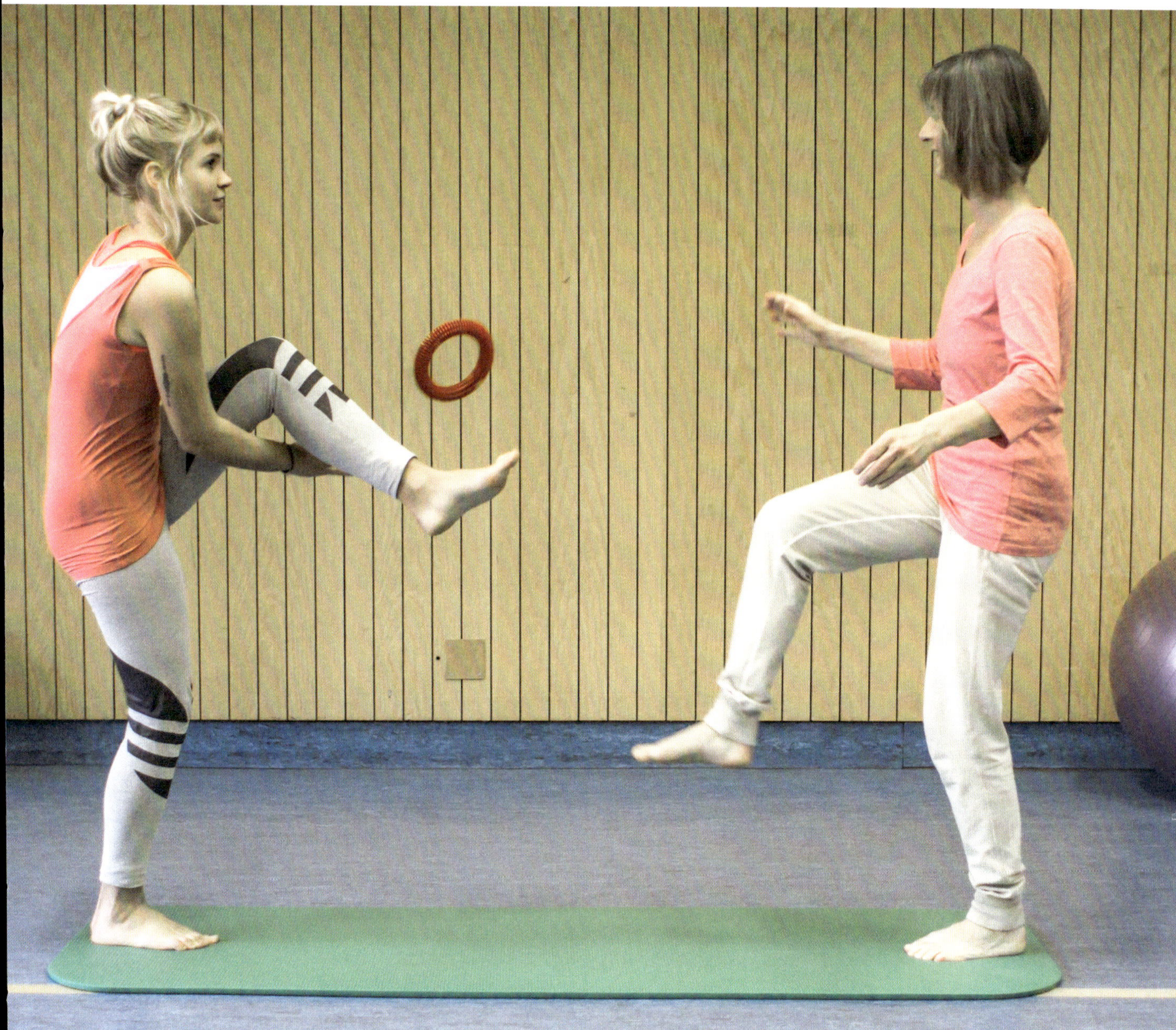

6 Überführung des Kursprogramms in ein Dauerangebot

Wie bereits in Kap. 2.5 beschrieben, ist eines der erklärten Ziele des Programms *Koordinative Kräftigung – mit Vielseitigkeit zu mehr Kraft und Beweglichkeit* der Aufbau von Bindung an sportliche Aktivität. Den Teilnehmern sollte sportliche Aktivität „schmackhaft" gemacht werden, nach Ende des Kurses sollten sie den Wunsch äußern, weiterhin sportlich bleiben zu wollen. Letztlich erhält auch die Kursleitung eine Rückmeldung auf das eigene Lehrverhalten: Je mehr Teilnehmer weiterhin sportlich aktiv bleiben wollen, desto besser konnte der Übungsleiter den Kurs umsetzen, desto erfolgreicher konnten die gesetzten Ziele erreicht werden.

Ein auf 10 bzw. 12 Stunden befristetes Kursprogramm kann nur einen Einstieg in sportliche Aktivität ermöglichen und eine Verhaltensänderung zugunsten von mehr Bewegung und einem aktiveren Lebensstil initiieren.

Vielleicht sind die Teilnehmer neugierig geworden, was der „Markt" noch bereithält an Bewegungsangeboten. In diesem Fall sollte der Übungsleiter die Teilnehmer ermuntern und beraten, diese Angebote auch anzunehmen bzw. auszuprobieren. Wichtig sind dann ganz konkrete Hinweise entsprechend der W-Fragen: Was? (Inhalt des Angebots); Wo? (Ort der Durchführung); Wann? (Zeitpunkt der Durchführung); Wer? (Übungsleiter); Wie? (Zugang zum Angebot, Anmeldung etc.).

Häufig ist aber aus den Teilnehmern eine stabile Gruppe geworden, die weiterhin gemeinsam sportlich aktiv bleiben will. Dann empfiehlt es sich, das Programm in modifizierter Form weiterzuführen.

Für eine solche Weiterführung gibt es zwei Vorgehensweisen. Entweder integriert der Übungsleiter die Gruppe in das Angebotsspektrum, für das er selbst Fachmann ist. So wäre es denkbar, dass die Stunden sich immer mehr Richtung Pilates, Rückentraining etc. entwickeln.

Die zweite Variante wäre, dass der Übungsleiter der gesundheitssportlichen Ausrichtung „treu" bleibt. Hierfür werden im Folgenden einige Hinweise zum Aufbau und zur Durchführung eines langfristigen Gesundheitssportprogramms, das als Prävention oder Therapie für Rückenschmerzen konzipiert ist, gegeben. Da sich auch das Dauerangebot an den Grundsätzen des Gesundheitssports orientiert, wird die Einteilung in einzelne Phasen beibehalten. Allerdings muss nun die zeitliche Strukturierung nicht mehr so absolut gesehen werden, der Übungsleiter hat größere Freiheiten in der Ausgestaltung und der Schwerpunktsetzung.

Auch in einem Dauerprogramm ist es wichtig, mit einer Begrüßungsphase zu beginnen, in der die Teilnehmer einen knappen Überblick über den geplanten Ablauf der Stunde erfahren.

In der Aufwärmphase sollte aus gruppendynamischen Gründen der Gruppenbezug erhalten bleiben. Der Komplexitätsgrad der vorgestellten Übungen kann zunehmend gesteigert werden. Bei ausdauerorientierten Spielformen kann – je nach den Voraussetzungen der Teilnehmergruppe – zunehmend das

Laufen eingeführt werden. Auch Elemente aus dem Aerobic können nun in der Aufwärmphase eingeführt werden, allerdings empfiehlt es sich auch hier, den Gruppenbezug beizubehalten. So kann die Gruppe mit Aerobicschritten durcheinandergehen, Übungen können paarweise ausgeführt werden, oder die Übungen finden in Kreisform statt.

Die Phase „Alltagstraining" ist nach wie vor wichtig, denn häufig wird nach einiger Zeit „geschludert" und alte Gewohnheiten gewinnen die Oberhand. Es ist denkbar, dass der Übungsleiter die jeweiligen Impulse der Schwerpunktthemen beibehält und weitere Übungen zur Körperwahrnehmung, die die Aufrichtung, die Beinachsen sowie Hüft-, Rumpf- und Schulterstabilität fördern, mit einführt. Ziel ist es, dass die Teilnehmer immer mehr auch körperlich zu sich selbst finden. Wenn sie ein Gefühl für sich und ihren Körper entwickeln, lernen sie, Bewegungen zu unterscheiden, die ihnen guttun oder eher Verspannungen, Fehlansteuerungen und Fehlbelastungen bewirken.

Wenn die Basisübungen der Phase „Ganzkörpertraining" korrekt ausgeführt werden können, kann der Übungsleiter noch wesentlich ausgeprägter die Vielseitigkeit der Übungen akzentuieren. Je vielseitiger die Kräftigungs-, Mobilisations- und Dehnübungen angeboten werden, desto mehr und verschiedenere Informationen erhält das neuromuskuläre System. Sukzessive sollte auch die Intensität gesteigert werden.

Die Entspannungsphase kann die Einheiten der ersten Stunden weiterhin vertiefen. Durch die ständige Wiederholung gelingt den Teilnehmern das Zulassen und das Genießen von Ruhe und Entspannung immer mehr. Das Gefühl für das „Loslassen" wird zunehmend vertrauter und kann auch auf andere Bereiche übertragen werden.

Schwerpunktthemen sollten weiterhin integriert werden, dies erleichtert es den Teilnehmern, Stundeninhalte körperlichen Prozessen zuzuordnen. Das bereits vermittelte Wissen sollte vertieft und um weitere, an den Problemen und Interessen der Teilnehmer orientierten Themen ergänzt werden.

Nun ist es allerdings nicht mehr nötig, in jeder Stunde Informationen zu vermitteln. Es hat sich bewährt, in jeder zweiten oder dritten Kursstunde eine Informationssequenz durchzuführen. Auch hier kommt es allerdings entscheidend darauf an, dass die Informationen direkt in die praktischen Erfahrungen eingebettet werden und mit konkretem Erleben verbunden werden können. Ein Zurückgreifen auf die bereits ausgegebenen Teilnehmerunterlagen trägt ebenfalls bei zur Vertiefung und Flexibilisierung des Wissens zu Fragen wie: „Wozu sind die Übungen in den Stunden gut?" (Effektwissen), „Wie sollten die Übungen durchgeführt werden, damit sie wirksam sind?" (Handlungswissen).

7 Kurseinheiten

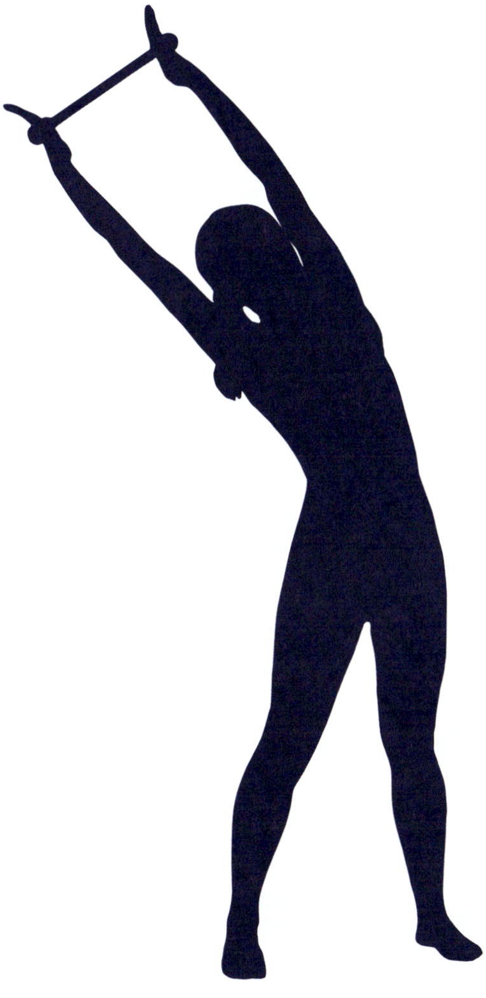

Kurseinheit 1:

„Wer rastet, der rostet"

PHASE	INHALTE	DETAILZIELE	DAUER (MIN)
Begrüßung und Schwerpunktthema	• Begrüßung • Vorstellung der Kursleitung • Vorstellung von Zielen und Inhalten • Kurze Einführung in den Schwerpunkt „Bewegungsmangel"	• Kennenlernen des Kursleiters und des Kurskonzepts • Vorstellen des Schwerpunktthemas	5
Aufwärmen	• Gehen, Kennenlernen • Alphabetisch sortieren • Ballspiel, Namen nennen • Zusätzliche Informationen zu Anpassungen des Organismus an Bewegung und Sport	• Physisches Aufwärmen • Kennenlernen der Teilnehmer (TN) • Gruppenatmosphäre schaffen • Schwerpunkt vertiefen	10
Alltagstraining	• Gehen mit Partnern, TN tauschen sich über ihr „aktuelles" und „zukünftiges" Bewegungsverhalten aus	• Reflexion über Bewegungsverhalten • Handlungskompetenz: Mehr Bewegung im Alltag	10
Ganzkörperkräftigung (koordinative Reihe mit Basisübungen im Zentrum)	• Kniebeuge • Ausfallschritt • Vorbeuge • Vierfüßlerstand • Liegestütz • Bauchmuskeln im Sitz • Beckenlift • Mobilisierungen und Dehnungen	• Kräftigung der Bein-, Gesäß- und Rumpfmuskulatur • Kräftigung und Stabilisierung der Schulter-, Rumpf-, Hüft- und Gesäßmuskulatur • Rumpfstabilisation • Kräftigung der Rumpfmuskulatur • Kräftigung der Körperrückseite • Beweglichkeit	20
Entspannung	• Sich sammeln und Reflexion der Stunde • Atementspannung	• Reflexion der Stunde • Schulung der Körperwahrnehmung	10
Ausklang	• Gemeinsame Reflexion • Besprechung der Aktiv-Aufgaben • Verteilung der TN-Unterlagen		5

Stundenüberblick

In der ersten Stunde liegt die Hauptaufgabe der Kursleitung darin, die Teilnehmer fühlen zu lassen, dass die Entscheidung, am Kurs teilzunehmen, die Richtige war. Je motivierender die Stunde gehalten wird, desto lieber werden die Teilnehmer zur nächsten Stunde kommen.
Aus diesem Grund steht das Kennenlernen der Teilnehmer untereinander während der Aufwärmphase und des Alltagstrainings stark im Vordergrund. In der Kräftigungsphase werden die Basisübungen innerhalb eines Übungsablaufs vorgestellt. Die Entspannungsphase ermuntert die Teilnehmer, die Wirkungen der ersten Stunde durch achtsames „In-sich-Hineinfühlen" zu spüren und sich dem eigenen Atem zuzuwenden.

Kursphasen

Begrüßung und Schwerpunktthema

Die Kursleitung stellt sich sowie Ziele und Inhalte des Kurses vor. Das Schwerpunktthema „Bewegungsmangel" wird vorgestellt. Der Kursleiter erläutert den Teilnehmern kurz, was es mit dem Spruch „wer rastet, der rostet" auf sich hat. Als Grundlage dient der erste Teil der Teilnehmerunterlagen.

Aufwärmen

Material: drei verschiedenfarbige Bälle

Kennenlernen

Übung 1: Die Teilnehmer gehen zur Musik durch den Raum. Regel: Es wird nie stehen geblieben, sondern stets gegangen.

- Sie begrüßen sich per Handschlag.
- Sie klatschen sich gegenseitig mit der rechten Hand ab.
- Sie klatschen sich gegenseitig mit der linken Hand ab.

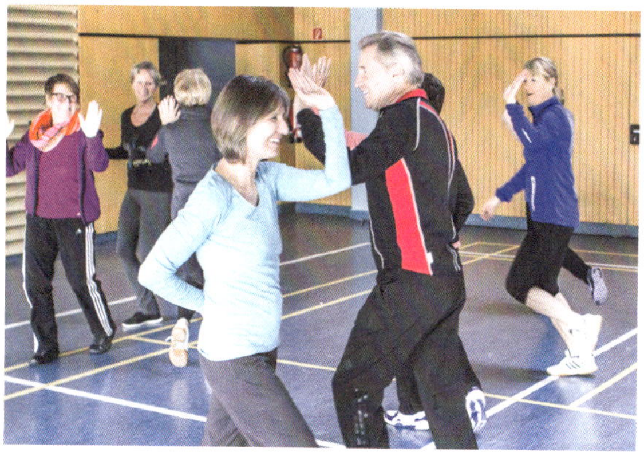

- Sie klatschen sich gegenseitig mit beiden Händen ab.
- Sie stellen sich gegenseitig mit Vornamen vor.

Übung 2:

- Die Teilnehmer sortieren sich nach dem Alphabet in einer Reihe. Jeder stellt sich noch einmal mit seinem Namen vor der Gruppe vor.

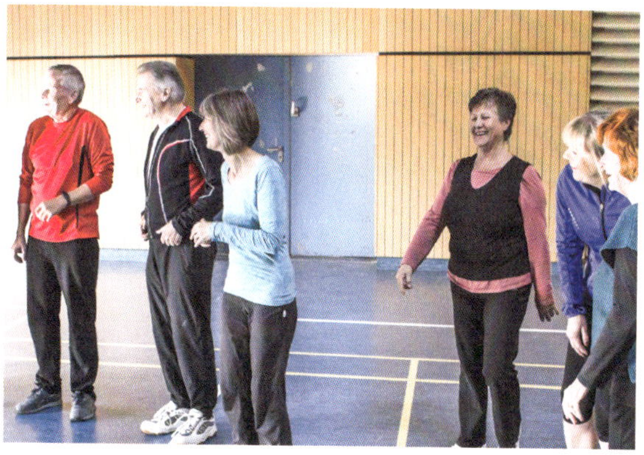

Übung 3: Die Teilnehmer bilden aus der Reihe einen Kreis, die alphabetische Reihenfolge wird beibehalten.

- Ein Ball wird im Uhrzeigersinn von Teilnehmer zu Teilnehmer geworfen, dabei wird der Name des linken Nachbarn genannt.
- Ein zweiter Ball kommt hinzu, dieser wird gegen den Uhrzeigersinn geworfen. Nun wird der Name des rechten Nachbarn genannt. Während der ersten Runde ruht der erste Ball, danach werden beide gleichzeitig gespielt.

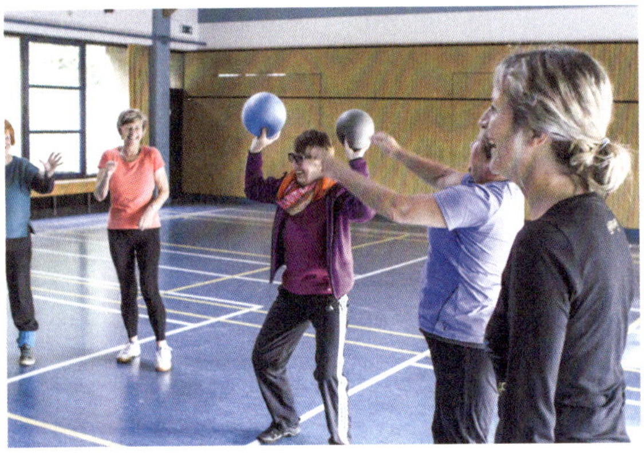

- Ein dritter Ball wird hinzugenommen, dieser kann beliebig zu einem Teilnehmer geworfen werden, dabei wird dessen Name genannt. Zunächst „ruhen" die beiden anderen Bälle, kommen dann aber wieder ins Spiel.

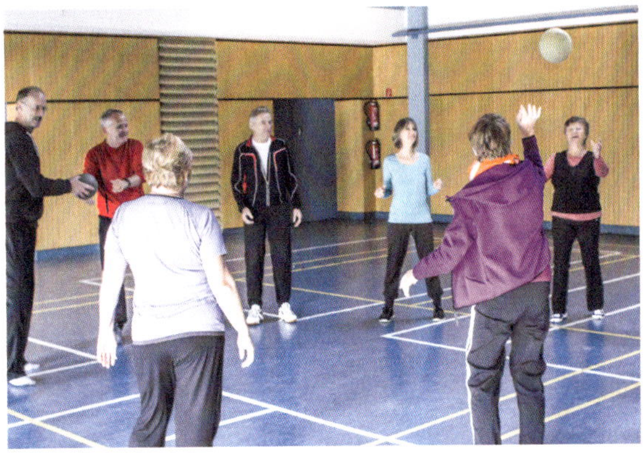

Wissensvermittlung

Die Gruppe steht noch im Kreis, der Stundenschwerpunkt wird noch einmal aufgegriffen. Die Kursleitung fasst den zweiten Teil der Teilnehmerunterlagen zusammen. Dabei sollte deutlich werden, dass Sport und Bewegung die natürlichste und gesündeste Form der gesundheitlichen Prävention sind. Es ist bisher noch kein Medikament entwickelt worden, das so viel Nutzen bereithält und dabei keinerlei negative Nebenwirkungen erzeugt.

Alltagstraining

Reflexion über das aktuelle Bewegungsverhalten: Die Teilnehmer bewegen sich zur Musik, verschiedene Gehformen, Regel wie oben.

Übung 1: Auf Zeichen des Übungsleiters finden sich zwei Teilnehmer zusammen, sie gehen gemeinsam, erinnern sich an die Namen oder stellen sich noch einmal vor. Sie unterhalten sich beim Gehen oder Laufen darüber, wie ihr aktuelles Bewegungsverhalten im Alltag aussieht. Es sollte angesprochen werden, ob viel gesessen wird, ob es monotone Haltungen oder Bewegungen gibt, ob man körperlich eher unter- oder überfordert ist, ob man geht, Rad oder eher Auto fährt.

Übung 2: Die Gruppe stellt sich im Kreis auf. Der Kursleiter stellt die Aktiv-Aufgabe für die Woche bis zum nächsten Treffen vor: Jeder Teilnehmer soll sich während der Woche kritisch mit seinem Bewegungsverhalten auseinandersetzen. Gibt es Möglichkeiten, sich mehr zu bewegen? Gibt es körperliche Beanspruchungen, die dahingehend verändert werden können, dass sie weniger belastend wirken?

Hinweis an Übungsleiter: Unter Umständen gibt es Teilnehmer, deren Alltag durchaus „bewegt" ist. Viele Berufe werden überwiegend stehend ausgeübt (z. B. Verkäufer), oder sind körperlich beanspruchend (z. B. Mitarbeiter im Getränkemarkt, Berufe im Baugewerbe, der Landwirtschaft etc.). Hier wäre es zynisch, von Bewegungsmangel zu sprechen. Das Problem in diesen Berufen können monotone Belastungen oder Überlastungen sein. Hier sollte dann der Übungsleiter in der Lage sein, ungünstige Belastungen, die mit dem jeweiligen Beruf zusammenhängen, zu thematisieren.

Ganzkörperkräftigung (koordinative Reihe)

Die Teilnehmer erhalten vor Beginn der Kräftigungsphase den Hinweis, dass Bewegungen nur dann leicht und effizient verlaufen, wenn Beine, Hüfte und Rücken kräftig, stabil und beweglich sind. Gründe für Beschwerden von Gelenken und Rücken sind häufig auf mangelnde Kraft, Instabilität, muskuläre Dysbalancen, Fehlhaltungen, Verspannungen und mangelnde Beweglichkeit zurückzuführen. Dies wurde in der Übungsauswahl und Übungszusammenstellung berücksichtigt.

Übungsablauf

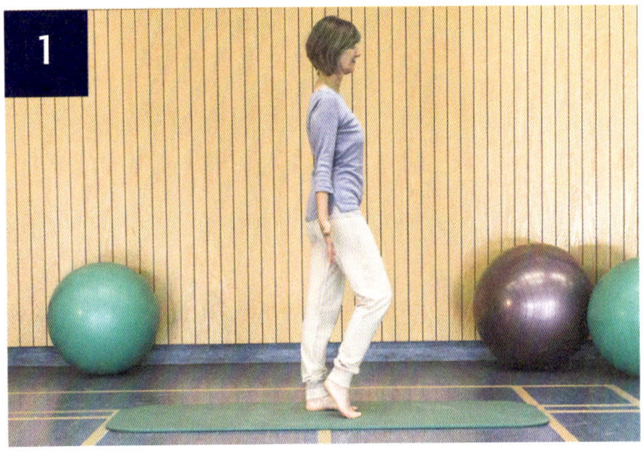

Die Fersen heben.

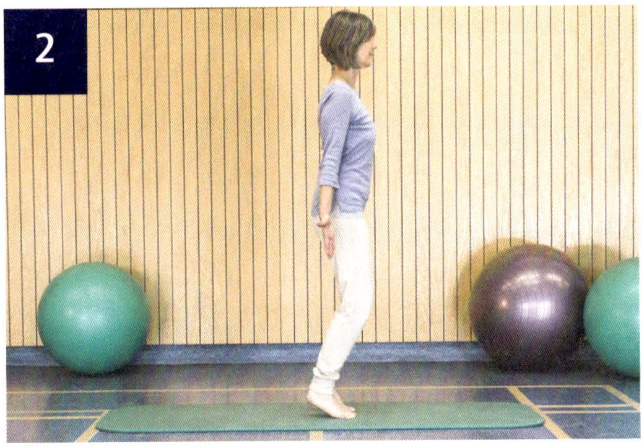

Leichtes Federn.

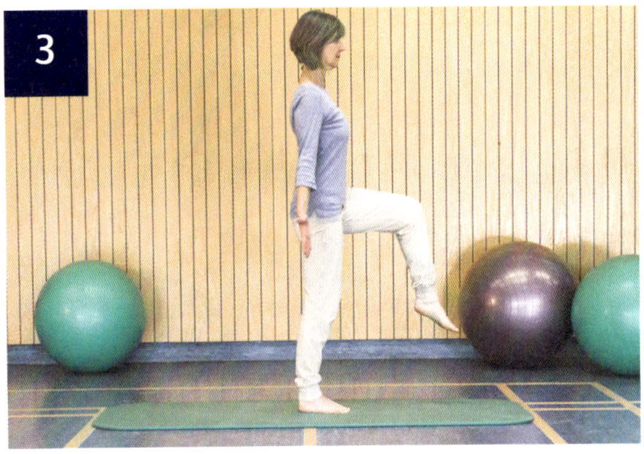

Die Knie heben, der Rumpf bleibt ruhig.

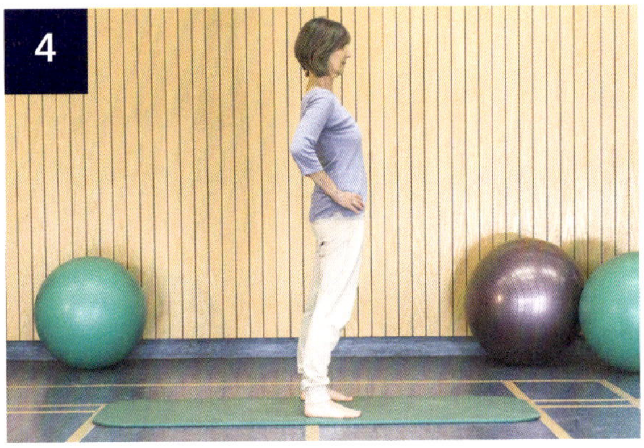

Das Becken kreisen.

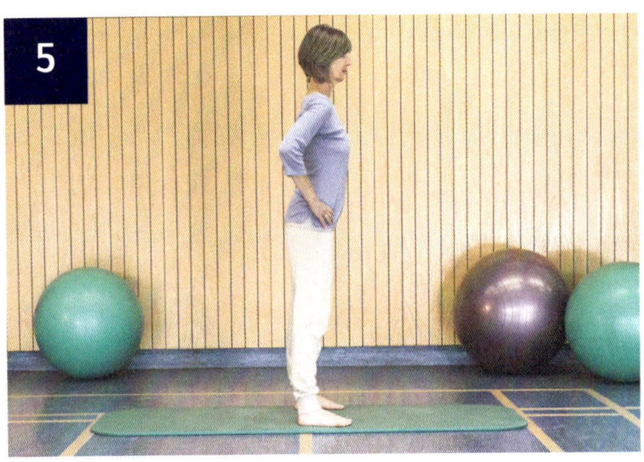

Beckenschaukel

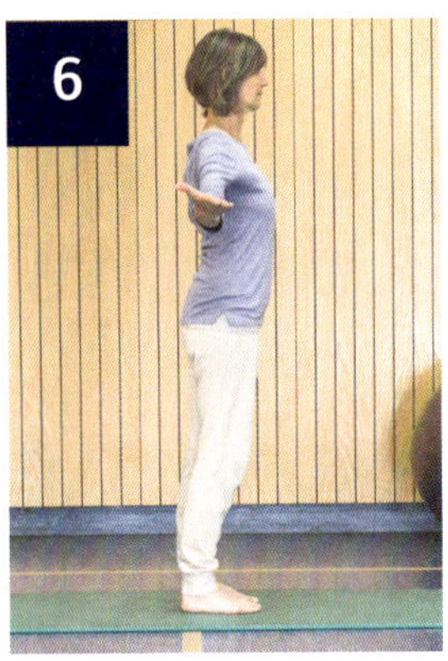

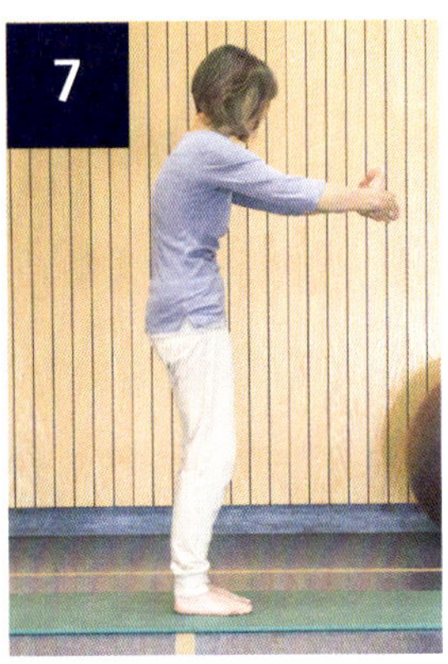

Die Arme zur Seite öffnen und vor dem Körper schließen (Extension und Flexion der WS).

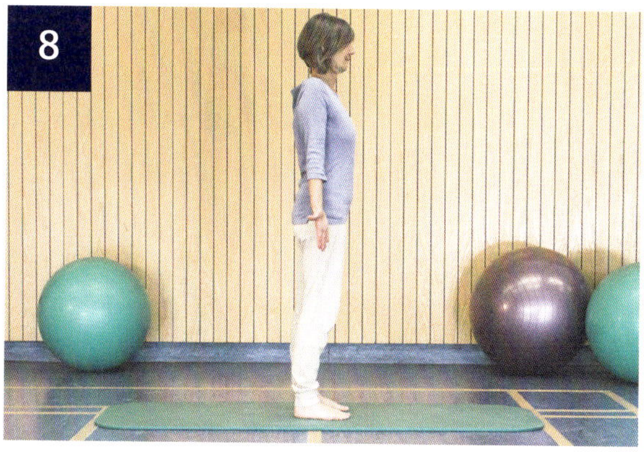

Die Schultern heben – entspannt sinken lassen, kreisen.

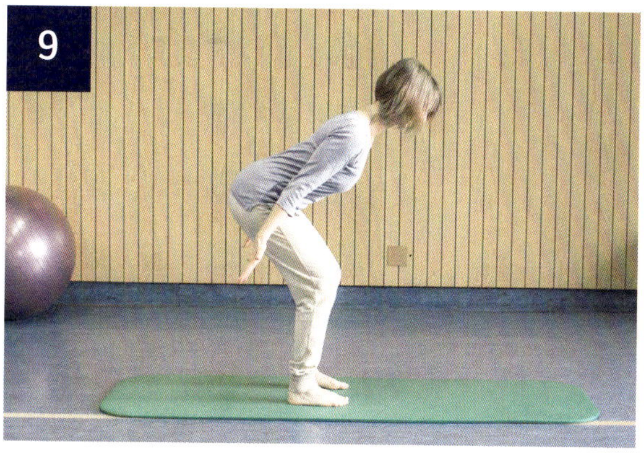

Kniebeuge

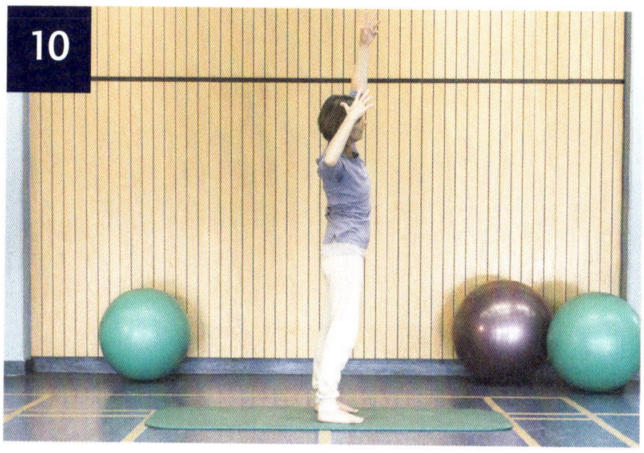

Stand, sich in alle Richtungen räkeln und dehnen.

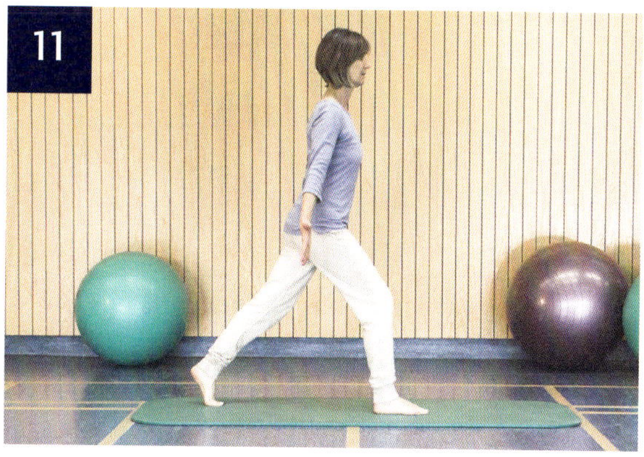

Wechselweise einen großen Schritt vor und zurück mit kräftigem Abstoß machen.

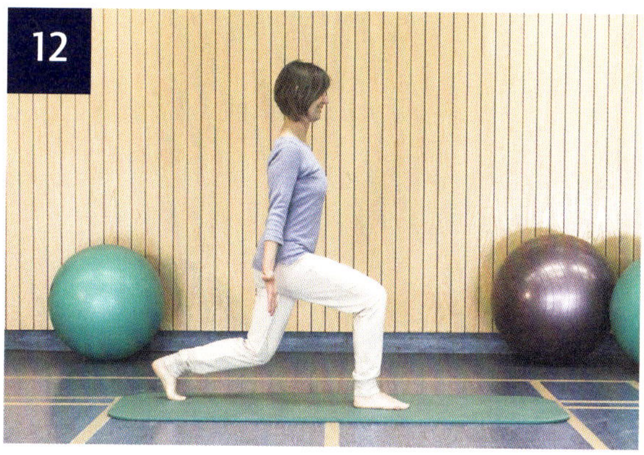

Ausfallschritt rechts

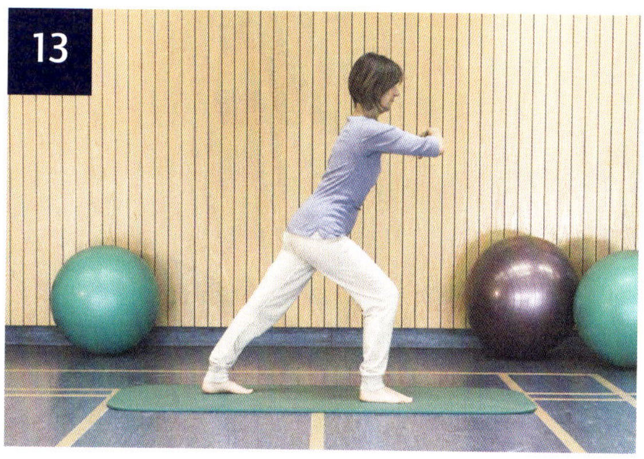

Dehnung der linken Wade

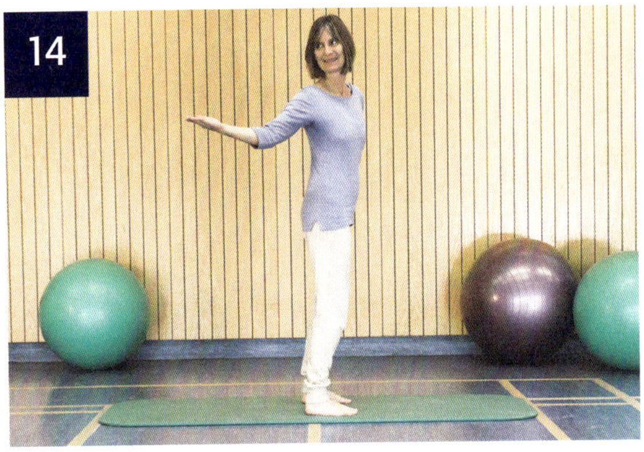

Stand, Rotation der Brustwirbelsäule

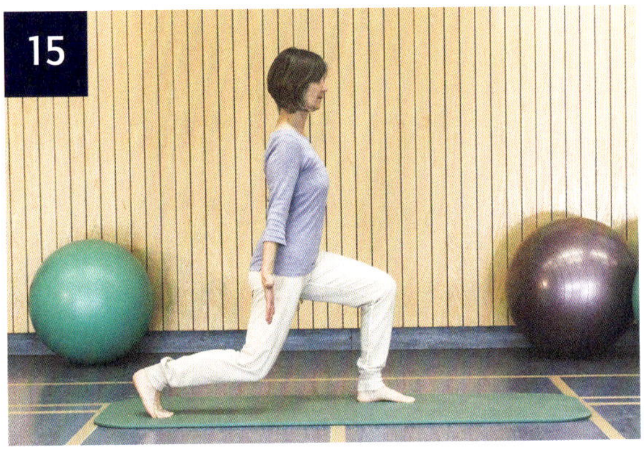

Ausfallschritt links

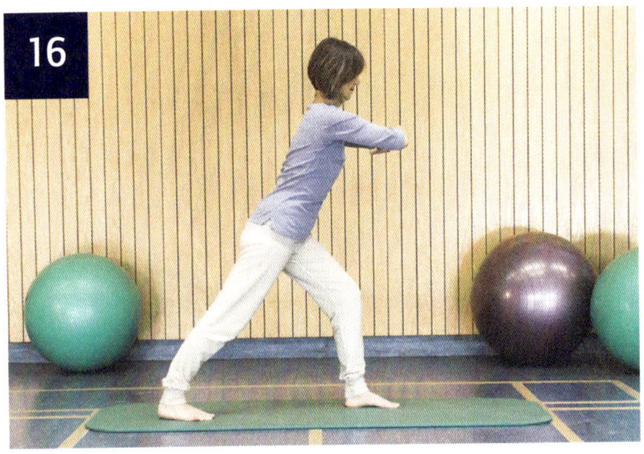

Dehnung der rechten Wade

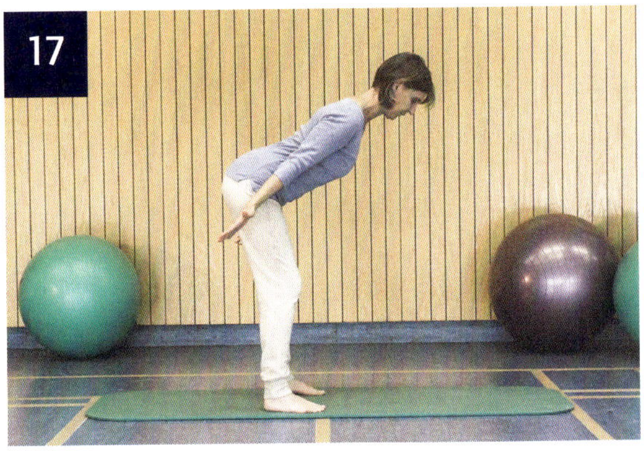

Vorbeuge

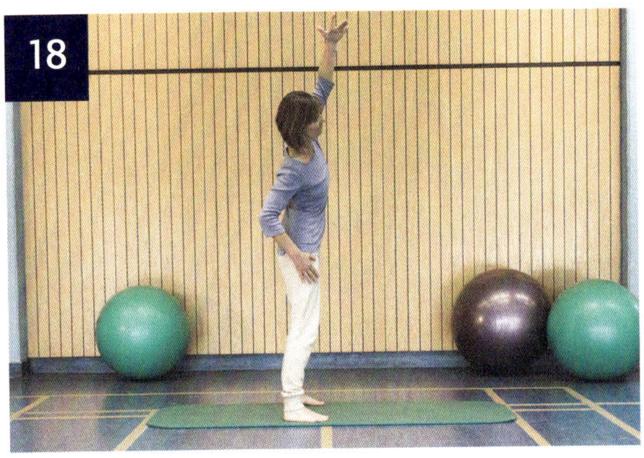

Strecken, Seitbeuge

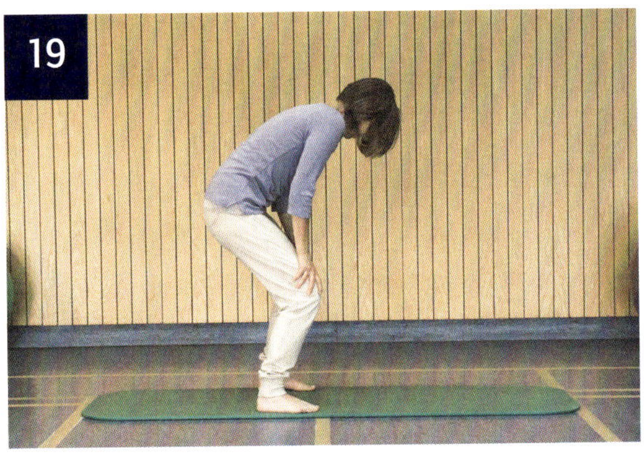

Den Rücken durchbewegen.

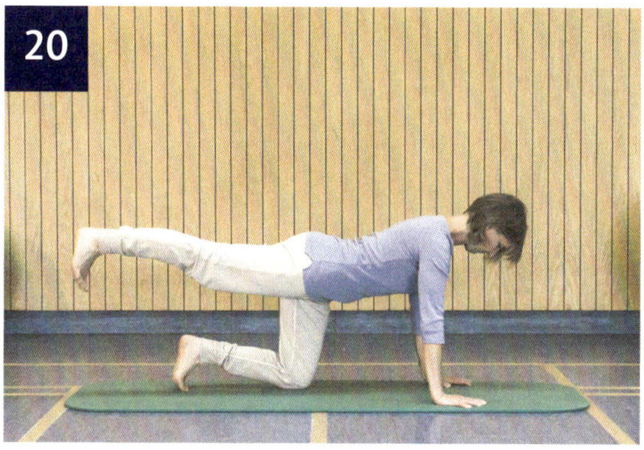

Runterrollen in den Vierfüßlerstand.

Vierfüßlerstand:
Wechselweise die Beine nach hinten oben strecken.

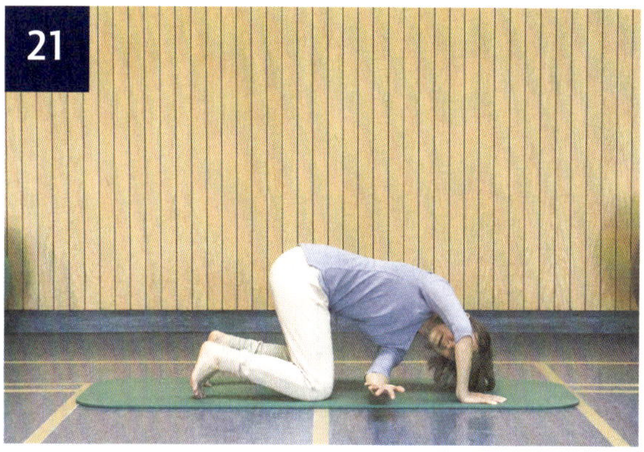

Rotation der Brustwirbelsäule aus dem Vierfüßlerstand: Die Arme wechselweise unter dem Rumpf in die andere Richtung schieben.

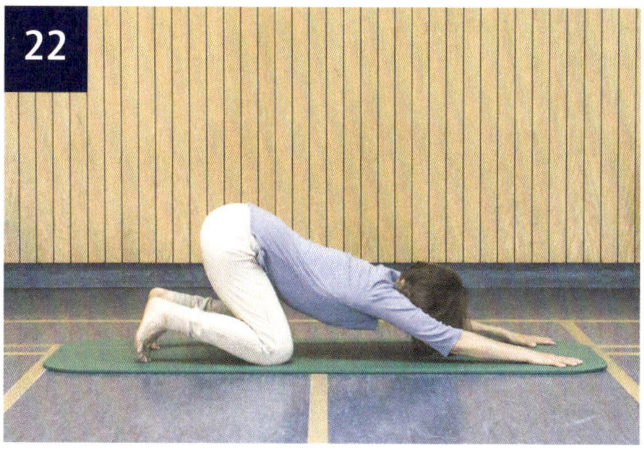

Rutschhalte

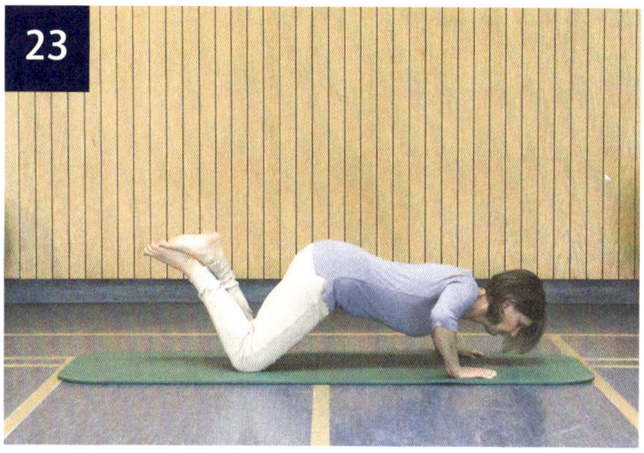

Liegestütze

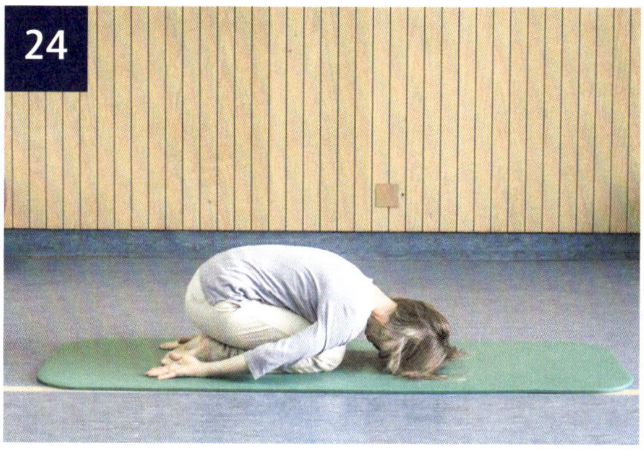

Päckchen

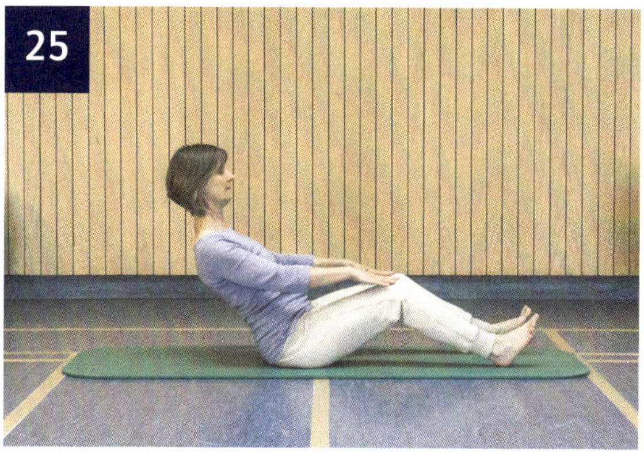

Bauchmuskeln im Sitzen

26

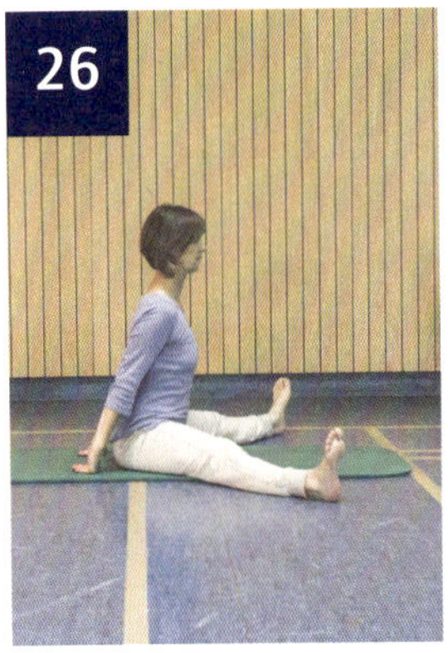

Grätschsitz

27

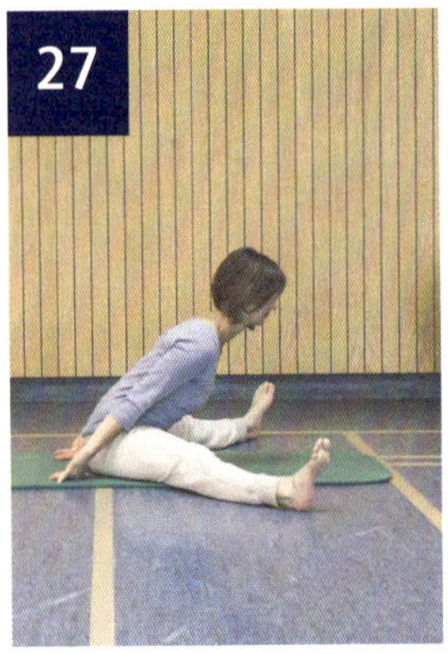

28

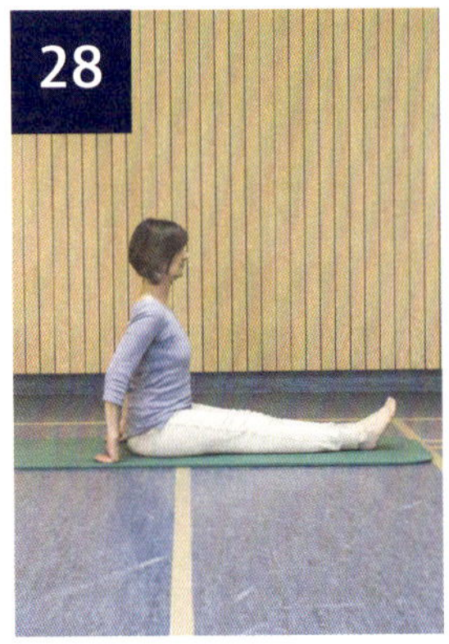

Langsitz

29

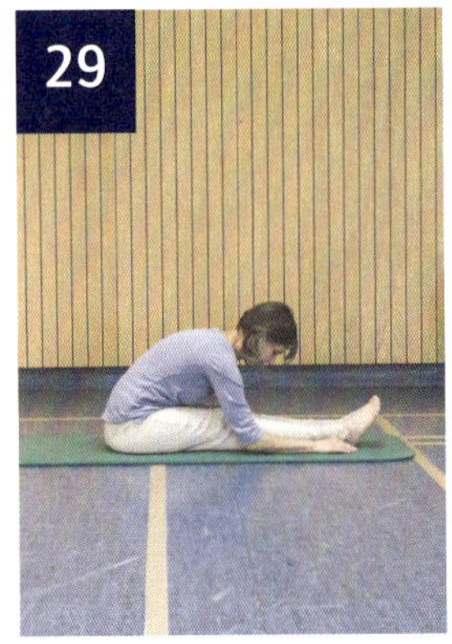

30

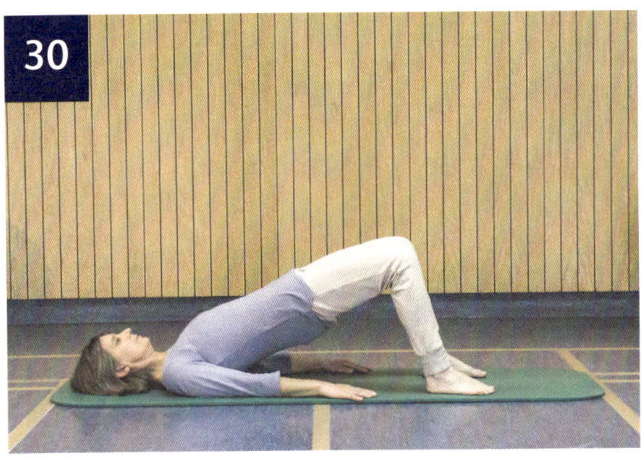

Rückenlage

31

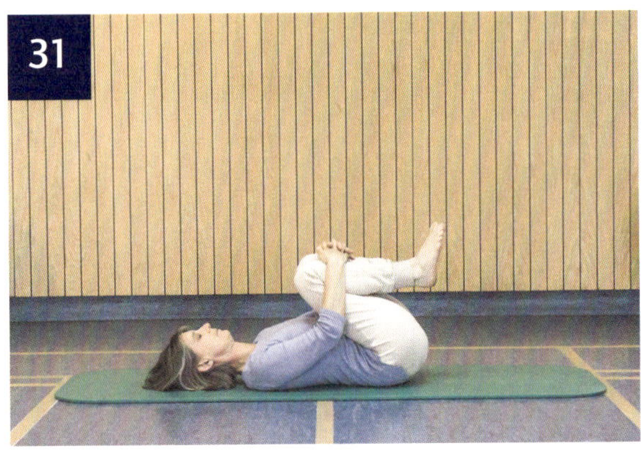

Beide Beine heranziehen, die Hände sind auf den Knien, kreisen.

32

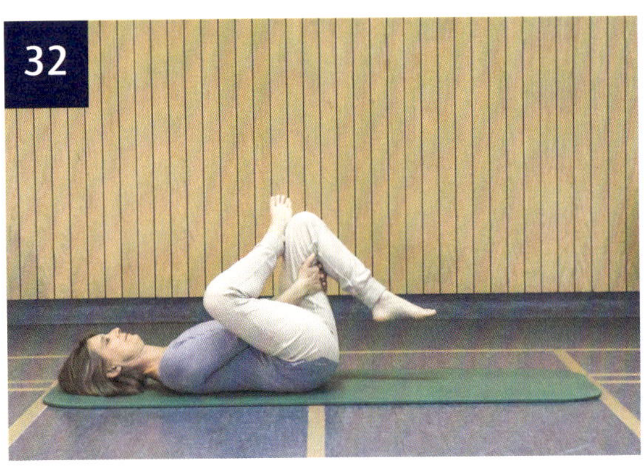

Dehnung der Gesäß- und Hüftmuskulatur, Förderung der Außenrotation im Hüftgelenk

33

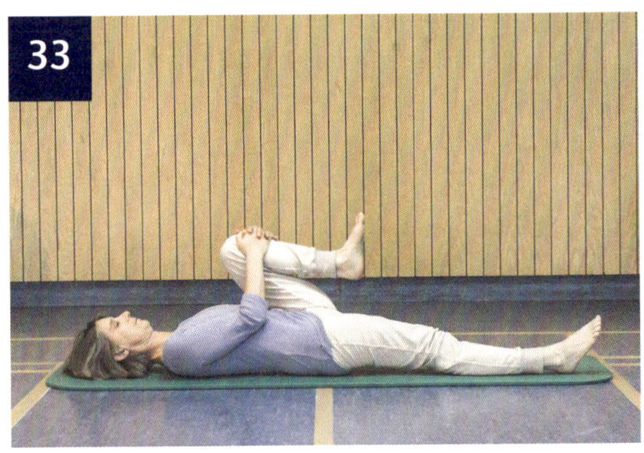

Dehnung der hinteren Oberschenkel-, Gesäß- und Hüftmuskulatur

34

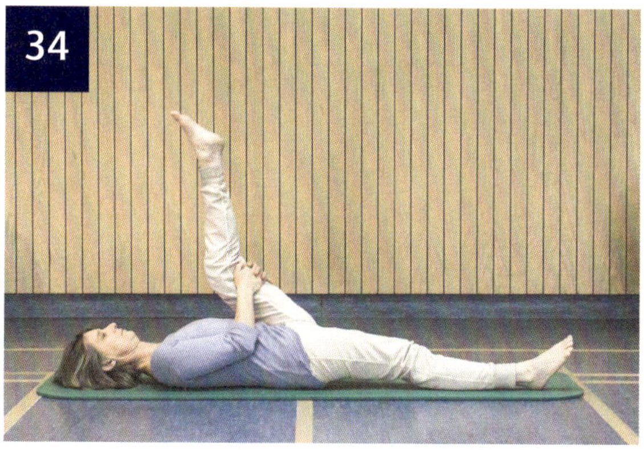

Dehnung der hinteren Oberschenkel-, Gesäß- und Hüftmuskulatur

Alles ausschütteln.

In Rückenlage bleiben.

Methodische Hinweise

- Die Basisübungen werden nicht separat erklärt, sondern, um einen motivierenden und bewegten Einstieg in das Programm zu gewährleisten, innerhalb der koordinativen Reihe im Sinne von „Learning by Doing" erprobt.
- Mit Korrekturen bei den Übungen sollte in der ersten Stunde zurückhaltend umgegangen werden. Ziel ist es, die Teilnehmer generell in Bewegung zu bringen und nicht die Stunde mit Anweisungen, Erläuterungen und Korrekturen zu überfrachten.

  Der Bezug zum Themenschwerpunkt erfolgt während der koordinativen Reihe durch kurze, einfließende Hinweise des Kursleiters zu Wirkungen der jeweiligen Übungen (vgl. Erklärung der Basisübungen und Ausführungen in Kap. 5.4.1). In der ersten Stunde sollte alles unter dem Motto ablaufen: „Jetzt wird der Rost abgeschüttelt!"

Entspannung

Sammeln

Die Teilnehmer befinden sich weiterhin in der Rückenlage und kontrollieren, ob es sich bequem anfühlt. Ausprobieren, ob es sich besser mit angestellten oder gestreckten Beinen anfühlt. Ruhig die Position noch korrigieren, bis sich die Lage angenehm anfühlt.

- Die Stunde wird vom Kursleiter kurz wiederholt, die Teilnehmer sollen dies gedanklich begleiten: Das Aufwärmen war recht aktiv, die Teilnehmer haben sich untereinander bekannt gemacht und sich darüber Gedanken gemacht, wie sie sich im Alltag bewegen und ob sie sich in irgendeiner Form belasten. Die Kräftigung hat alle Muskeln angesprochen, sie wurden gekräftigt und gedehnt. Wie fühlt es sich jetzt an? Fühlt sich der Teilnehmer jetzt anders als vor der Stunde?
- Nachspüren, ob die Lage sich noch angenehm anfühlt. Eventuell korrigieren. Wer möchte, kann die Augen schließen, dann gelingt eine achtsame Hinwendung zu sich selbst in der Regel besser. Spüren, wie der Körper aufliegt. Fühlt sich der Körper schwer oder leicht an?

Atementspannung

- Die Achtsamkeit auf den Atem lenken, ihn nur beobachten, nicht beeinflussen.
- Braucht es Kraft zum Einatmen? Braucht es Kraft zum Ausatmen?
- Wird in großen oder kleinen Atemzügen geatmet?

- Gibt es Unterschiede in der Dauer des Ein- und Ausatmens?
- Was bewegt sich alles während des Atmens?
- Nun nur noch den Atem spüren, ihn beobachten, nicht beeinflussen, den Rhythmus des Atems spüren.
- Wenn das Gefühl besteht, das Atmen kostet Kraft, versuchen, das Atmen müheloser werden zu lassen.
- Die Aufmerksamkeit wird wieder auf den Körper gelenkt, wie er sich anfühlt im Vergleich zu vorher. Fühlt er sich jetzt leichter oder schwerer oder genauso an?

Rücknahme und Reflexion

- Die Teilnehmer werden aufgefordert, erst die Finger und Hände zu bewegen, die Fäuste zu ballen, sich zu räkeln und zu strecken und dann langsam und allmählich in den Sitz zu kommen.
- Im Sitzen erfolgt eine kurze Reflexion über die Entspannungsphase: Wie hat es sich angefühlt, hat sich etwas verändert, fühlt es sich ungewohnt an, sich mit dem eigenen Atem zu beschäftigen?

Methodische Hinweise

Mittels dieser einfachen Atemübung sollen sich die Teilnehmer mit ihrer Atmung vertraut machen. Ziel ist es, den Atem nur zu beobachten. Allein dies kann schon ungewohnt sein.

Ausklang

Die Teilnehmer kommen in den Stand. Erst werden Hände und Arme, dann Füße und Beine und schließlich Schultern und der ganze Körper ausgeschüttelt. Die Aktiv-Aufgaben aus den Teilnehmerunterlagen werden nochmals besprochen. Die Teilnehmerunterlagen werden verteilt, das Thema der nächsten Stunde wird bekannt gegeben.
Es erfolgt die gemeinsame Verabschiedung.

Kurseinheit 2:
„Sitzen ist das neue Rauchen"

PHASE	INHALTE	DETAILZIELE	DAUER (MIN)
Begrüßung und Schwerpunktthema	• Besprechung der Aktiv-Aufgaben • Erstellung des Bewegungsprofils • Vorstellung Schwerpunktthema und Stundeninhalt	• Einstimmen auf den Stundenverlauf	5
Aufwärmen	• Geh- oder Laufphasen • Aerobic-Grundschritte	• Physisches Aufwärmen • Kennenlernen der TN • Gedächtnis	10
Alltagstraining	• Information über Problematik des Dauersitzens • Ideenpool „aktives Sitzen": Auf Musikstopp verschiedene Sitzhaltungen einnehmen	• Reflexion über Sitz-verhalten • Handlungskompetenz: Aktives Sitzen	10
Ganzkörper-kräftigung (koordinative Reihe mit Basisübungen im Zentrum)	• Kniebeuge • Ausfallschritt • Vorbeuge • Vierfüßlerstand • Liegestütz • Bauchmuskeln im Sitz • Beckenlift • Mobilisierungen und Dehnungen	• Korrekte Ausführung der Basisübungen • Fokus Mobilisierung • Kräftigung der Bein-, Gesäß- und Rumpfmuskulatur • Kräftigung und Stabilisierung der Schulter-, Rumpf-, Hüft- und Gesäßmuskulatur • Rumpfstabilisation • Kräftigung der Rumpf-muskulatur • Kräftigung der Körper-rückseite • Beweglichkeit	20
Entspannung	• Sich sammeln • Atementspannung	• Reflexion der Stunde • Gefühl für zugelassenen Atem entwickeln	10
Ausklang	• Besprechung der Aktiv-Aufgaben • Verteilung der TN-Unterlagen		5

Stundenüberblick

Die zweite Kurseinheit knüpft an die erste an und vertieft die dort angesprochenen Inhalte. Das Schwerpunktthema „Dauersitzen" wird angesprochen und sowohl beim Alltagstraining als auch in der Kräftigungsphase aufgegriffen. Der Kräftigungsabschnitt wird kaum verändert, damit die bereits bekannten Übungen korrekter ausgeführt werden und ein Bewegungsfluss entstehen kann.

Kursphasen

Begrüßung und Schwerpunktthema

Die Kursleitung bespricht kurz mit den Teilnehmern die Aktiv-Aufgaben der letzten Stunde. Die Teilnehmer teilen der Kursleitung ihre Einschätzung des eigenen Bewegungsprofils mit. Dieses wird schriftlich für jeden Teilnehmer festgehalten, damit am Ende des Kurses ein Vergleich hergestellt werden kann.

Das Schwerpunktthema und der Verlauf der Stunde werden kurz vorgestellt.

Aufwärmen

Walk-Aerobic, Wiederholen der Namen

Übung 1: Die Teilnehmer gehen oder laufen zur Musik durch den Raum. Auf Zeichen des Übungsleiters bleiben alle stehen und formieren sich zu einem Kreis. Der Übungsleiter zeigt mit seinen Fingern die Nummer 1 und gibt dabei eine Schrittfolge vor, z. B. *March* am Platz, die von allen Teilnehmern übernommen wird. Dann wird wieder im Raum durcheinandergegangen oder gelaufen. Dies wiederholt sich dreimal mit verschiedenen Schrittfolgen, z. B. *Step Touch* (Nummer 2), *Knee Lift* (Nummer 3) und *Heel Dig* (Nummer 4). Die Teilnehmer müssen sich die Nummern zu den Schrittfolgen merken.

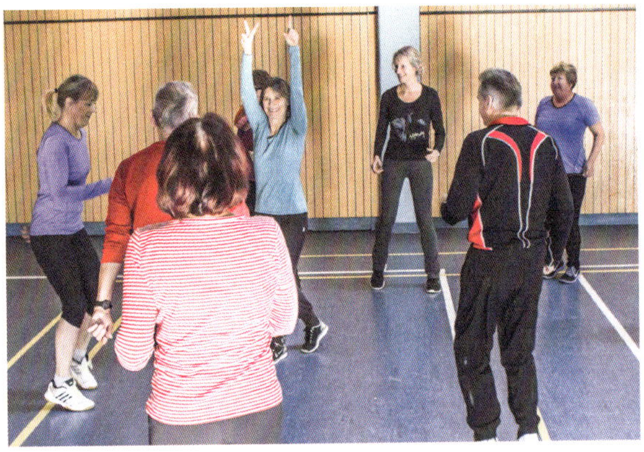

Übung 2: Nun gehen oder laufen die Teilnehmer durch den Raum. Auf Aufforderung des Übungsleiters, der eine der vier Nummern anzeigt, gehen jeweils zwei Teilnehmer als Paar zusammen, nennen sich gegenseitig ihre Namen und machen gemeinsam die entsprechende Schrittfolge, in unserem Beispiel *Knee Lift* auf die Nummer 3. Dies wiederholt sich mit jeweils neuen Partnern.

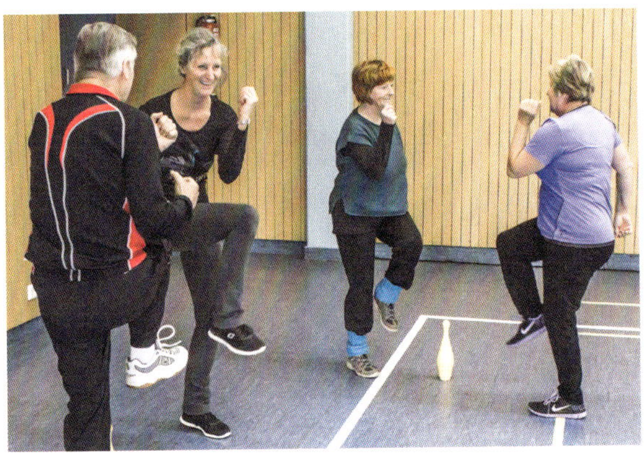

Die Teilnehmer stellen sich im Kreis auf und nennen noch einmal nacheinander ihre Namen.

Wissensvermittlung

Die Kursleitung fasst kurz die Informationen der Teilnehmerunterlage „Sitzen ist das neue Rauchen" zusammen. Dabei sollte der Fokus auf dem Zusammenhang zwischen Sitzen und ungünstiger Haltung und dem Problem der „Regungslosigkeit" beim Sitzen liegen.

Teilnehmer, die im Beruf körperlich gefordert werden, sollten aufgefordert werden, monotone Belastungen und Überlastungen zu identifizieren. Sind diese bekannt, können Strategien entwickelt werden – ähnlich der Thematik des „Dauersitzens" –, um Überlastungen zu minimieren oder durch geeignete Bewegungsformen zu kompensieren.

Alltagstraining

Die folgende Übung des Alltagstrainings soll den Teilnehmern bewusst machen, dass es durchaus verschiedene Möglichkeiten gibt, einen sitzenden Alltag bewegter zu gestalten.

- Es werden Sitzgelegenheiten (am besten Stühle) in der Anzahl der Teilnehmer in der Halle verteilt. Ein Stuhl ist der „Chefsessel" und wird als solcher markiert. Die Teilnehmer bewegen sich zu Musik im Raum, auf Musikstopp suchen sie sich einen Sitzplatz. Der Teilnehmer auf dem Chefsessel nimmt eine Sitzhaltung ein, die die anderen Teilnehmer übernehmen müssen. Dies wird mehrmals wiederholt, wobei die Person auf dem Chefsessel jedes Mal eine neue Sitzhaltung finden muss.

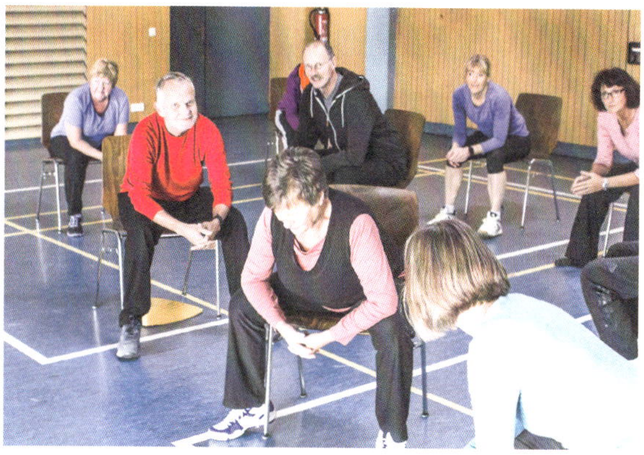

Hinweise für die Kursleitung

Der Kursleiter weist darauf hin, dass Sitzen erst durch die Erfindung von Sitzmöbeln so regungslos ausgeübt wird. Die Übung soll den Teilnehmern zeigen, wie die eigene Sitzhaltung immer wieder variiert werden kann und soll. Auch sitzen nach wie vor sehr viele Menschen in anderen Ländern auf dem Boden und haben dabei in der Regel keinerlei Rückenbeschwerden. Deshalb sollten die Teilnehmer auch ermuntert werden, dies zu Hause auszuprobieren. Warum nicht einmal auf dem Boden sitzend telefonieren oder die *Tagesschau* auf diese Weise ansehen? Sind in der Halle keine Stühle vorhanden, müsste das Spiel mit Sitz auf der Matte variiert werden, wodurch es anstrengender wird.

Ganzkörperkräftigung (koordinative Reihe)

Damit die Übungen den Teilnehmern vertrauter werden, ist der Ablauf der koordinativen Reihe nahezu unverändert zur ersten Stunde.

Übungsablauf

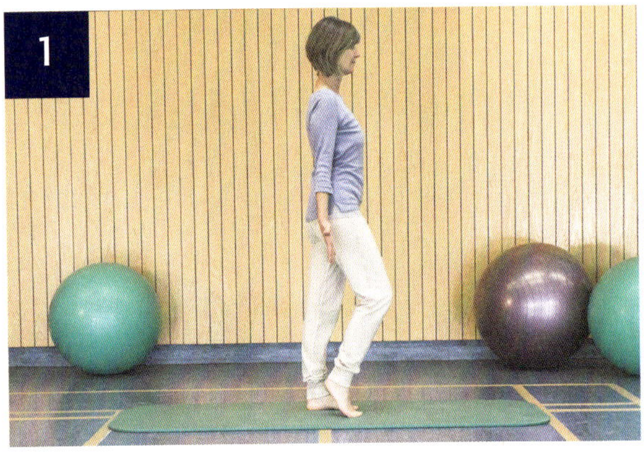

Die Fersen heben.

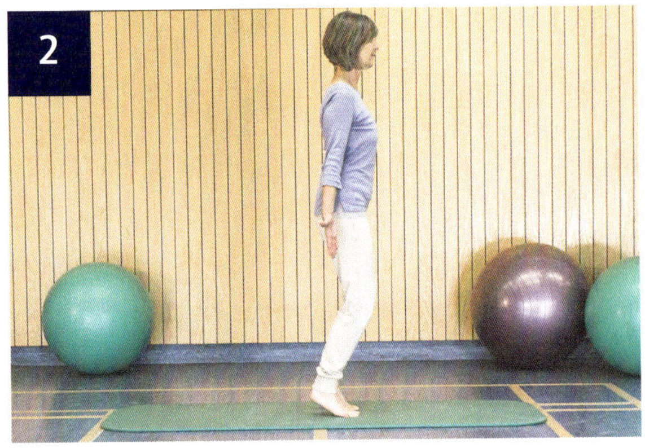

Leichtes Federn

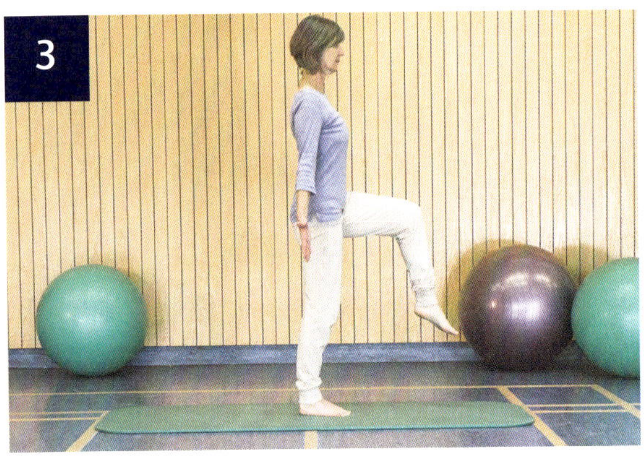

Die Knie heben, der Rumpf bleibt ruhig.

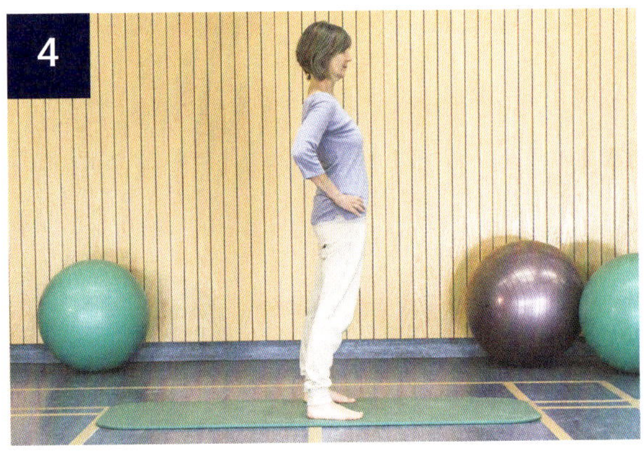

Das Becken kreisen.

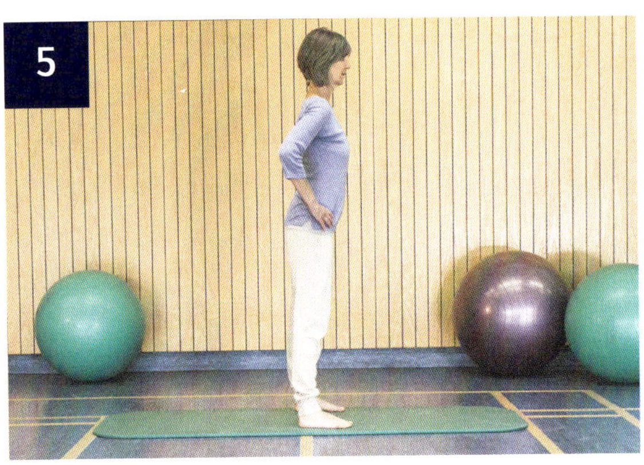

Beckenschaukel

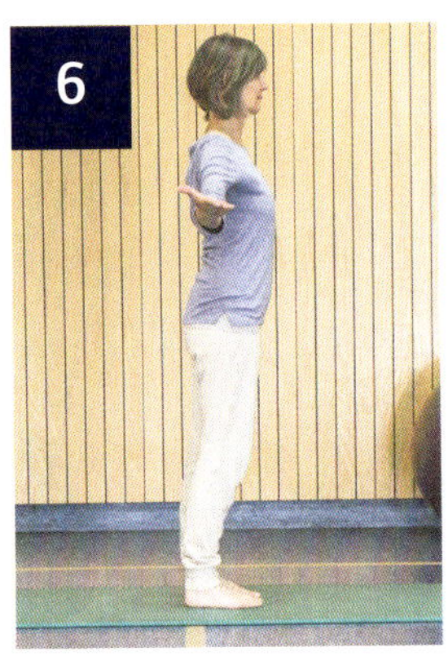

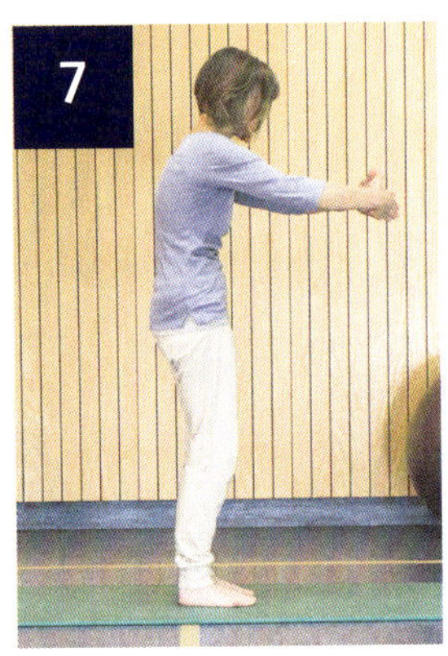

Die Arme zur Seite öffnen und vor dem Körper schließen (Extension und Flexion der WS).

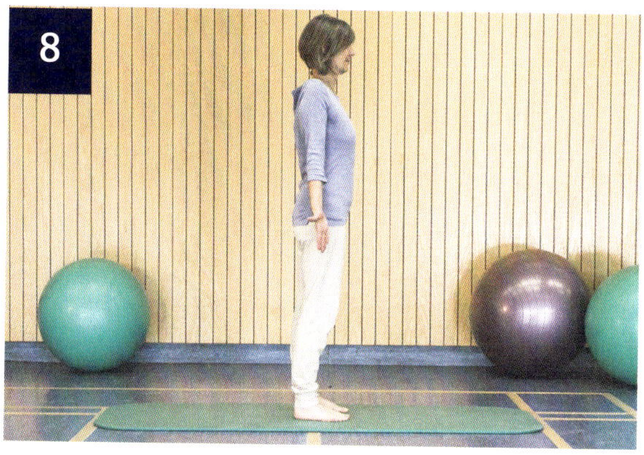

Die Schultern heben – entspannt sinken lassen, kreisen.

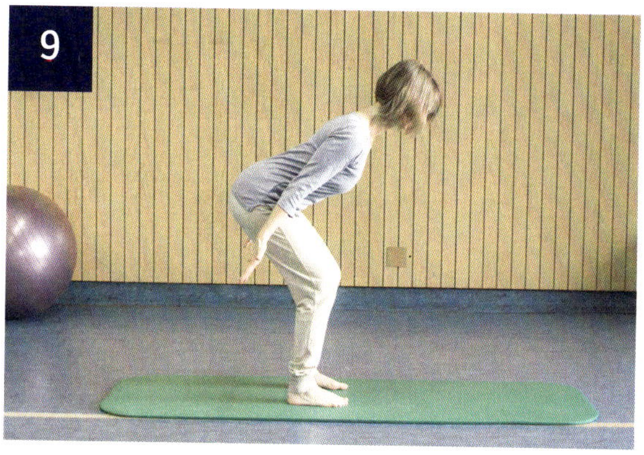

Kniebeuge

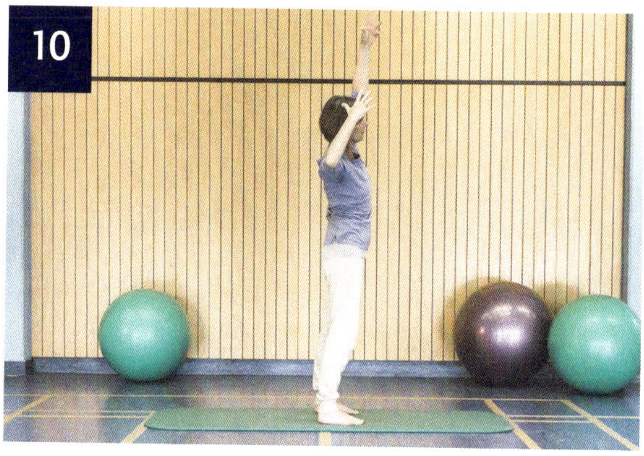

Stand, sich in alle Richtungen räkeln und dehnen.

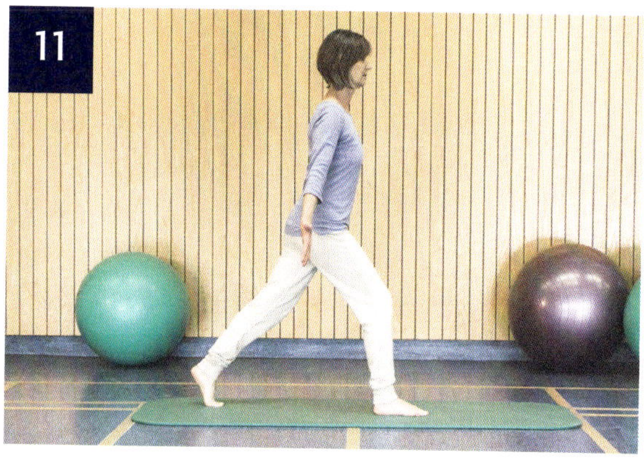

Wechselweise einen großen Schritt vor und zurück mit kräftigem Abstoß machen.

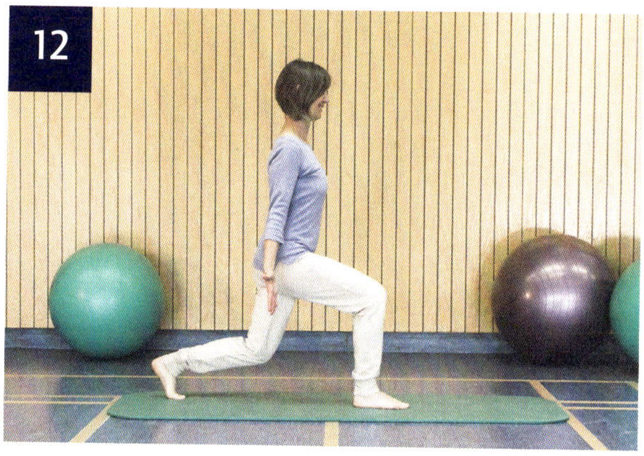

Ausfallschritt rechts

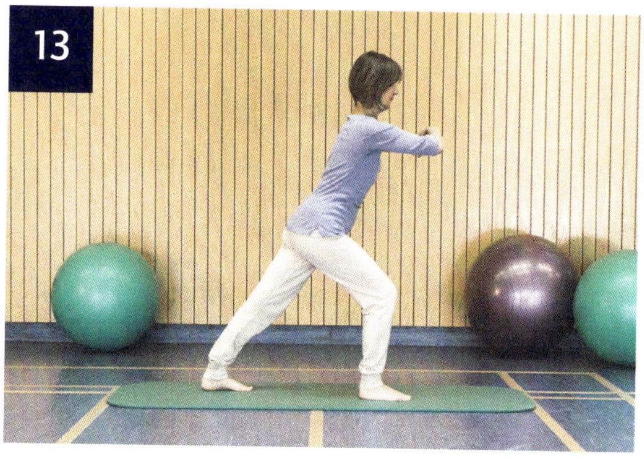

Dehnung der linken Wade

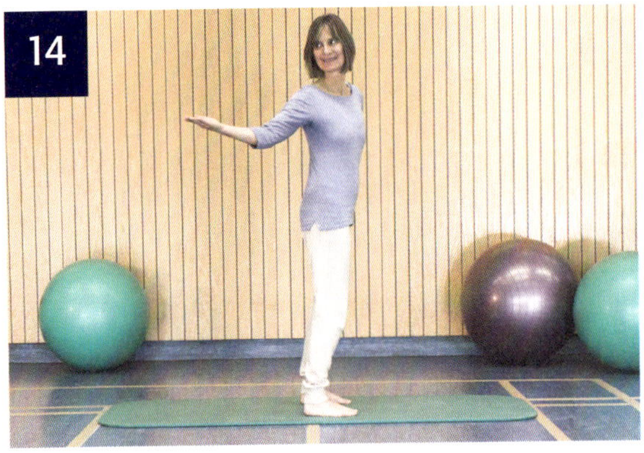

Stand, Rotation der Brustwirbelsäule

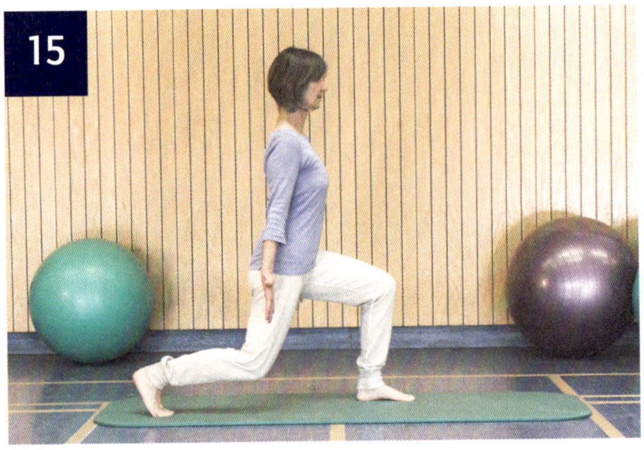

Ausfallschritt links

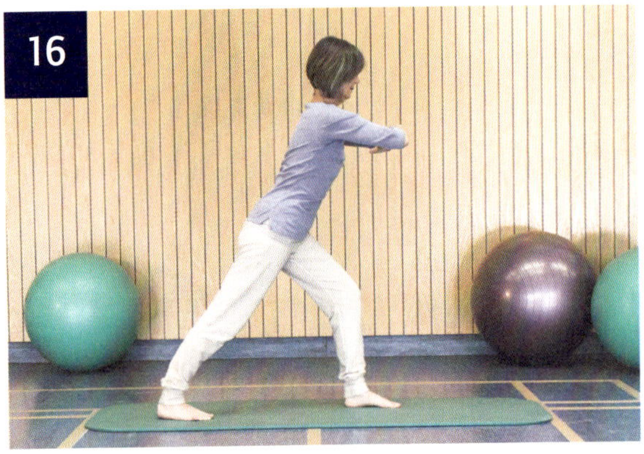

Dehnung der rechten Wade

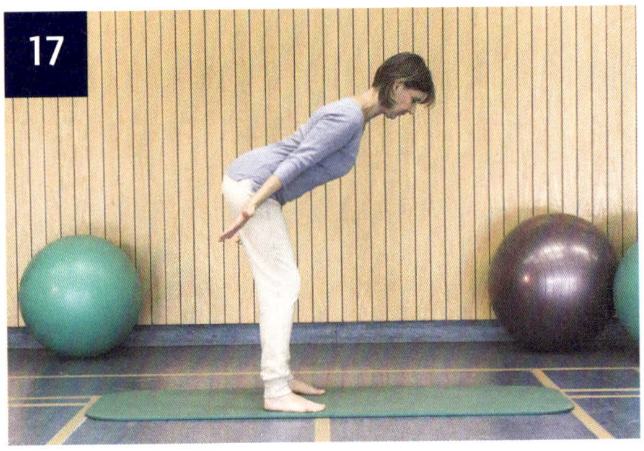

Vorbeuge

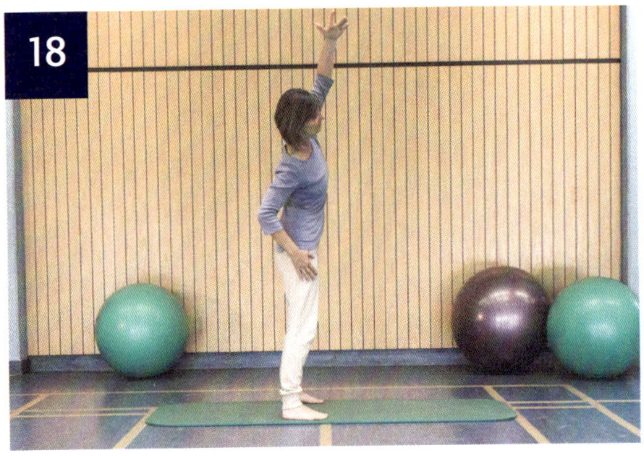

Sich strecken, Seitbeuge

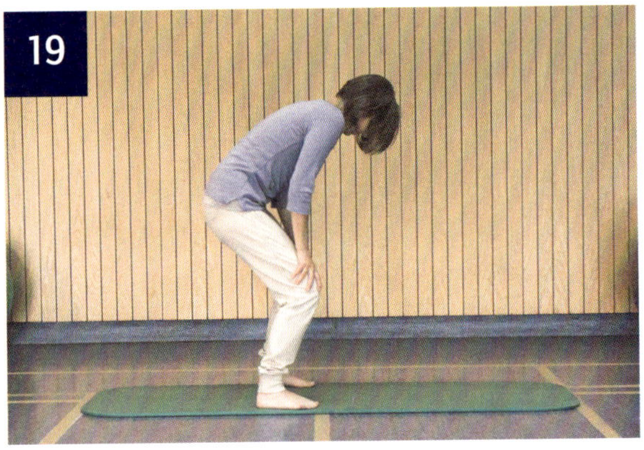

Den Rücken durchbewegen.

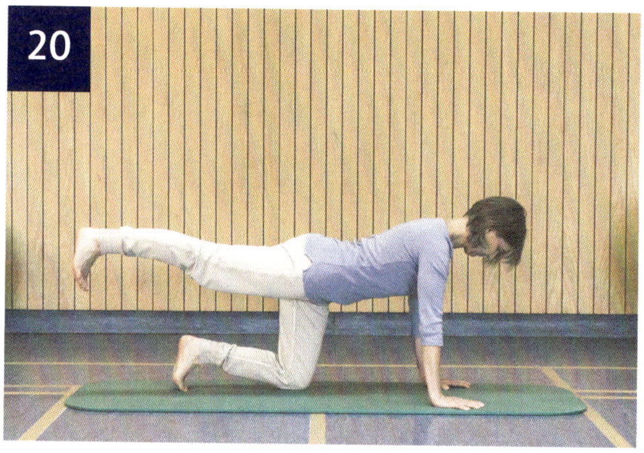

Runterrollen in den Vierfüßlerstand.

Vierfüßlerstand:
Wechselweise die Beine nach hinten oben strecken.

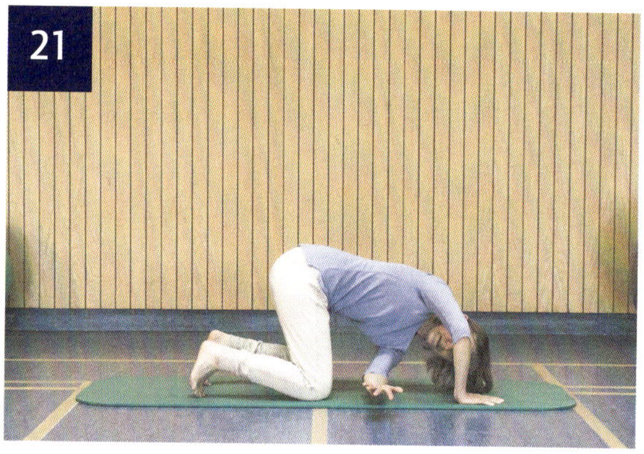

Rotation der Brustwirbelsäule aus dem Vierfüßlerstand: Die Arme wechselweise unter dem Rumpf in die andere Richtung schieben.

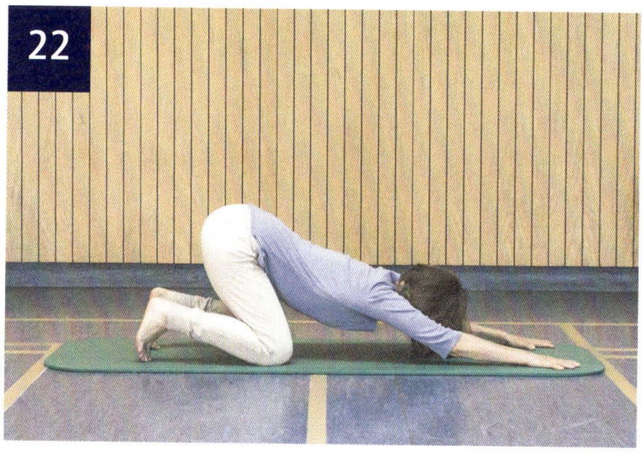

Rutschhalte

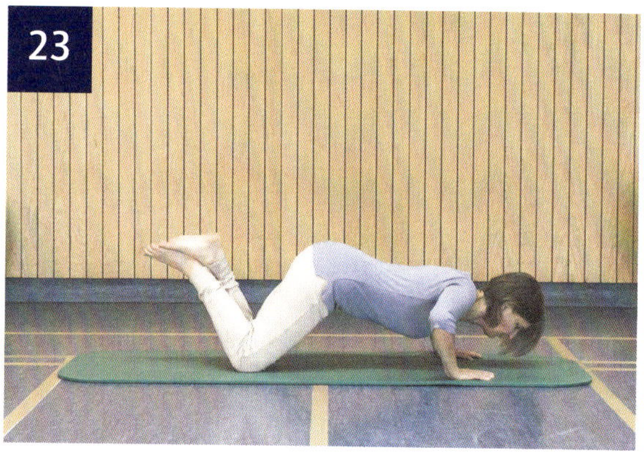

Liegestütze

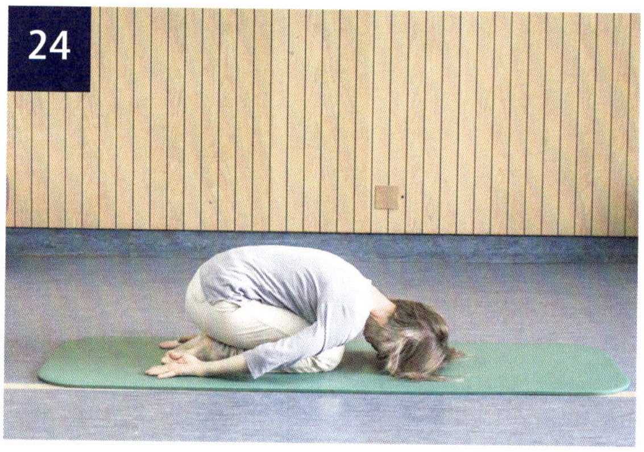

Päckchen

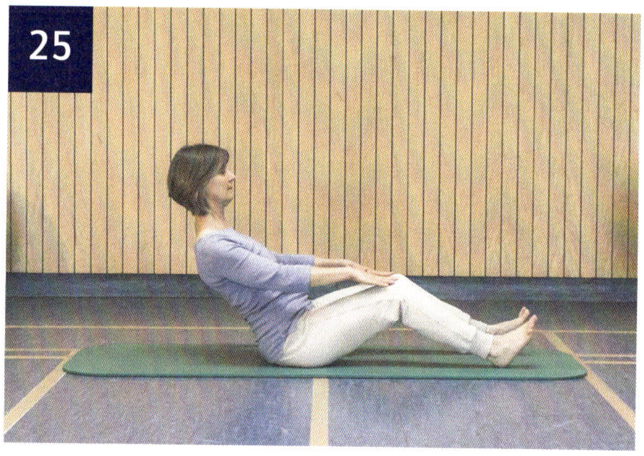

Bauchmuskeln im Sitzen

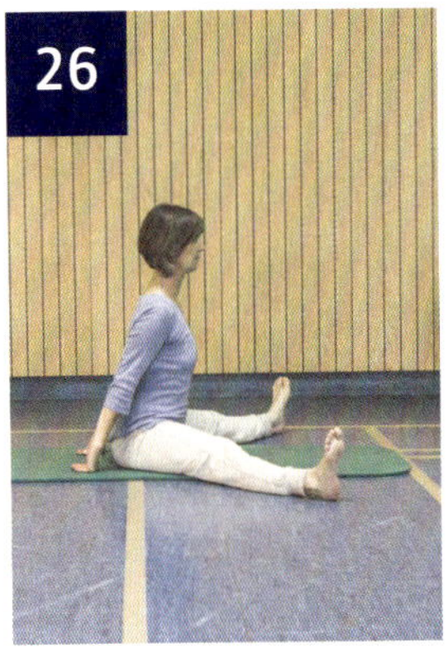

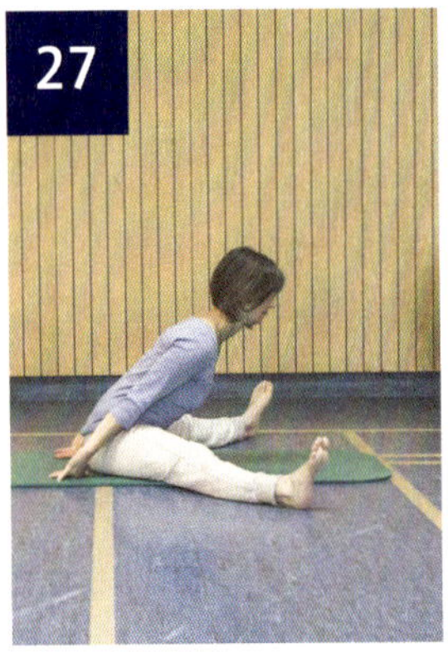

Grätschsitz

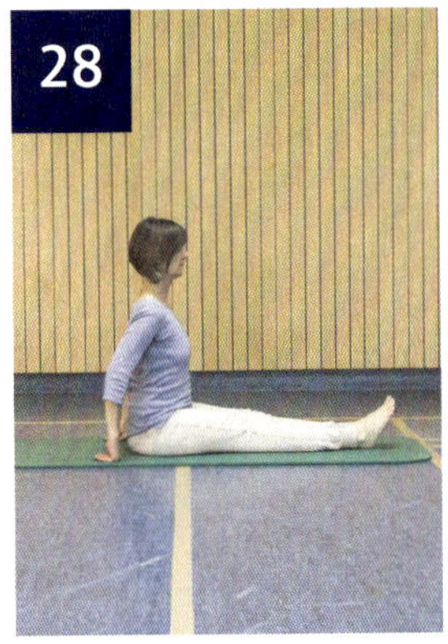

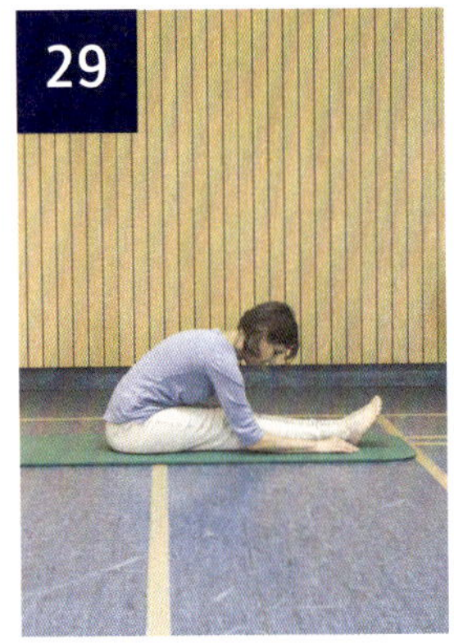

Langsitz

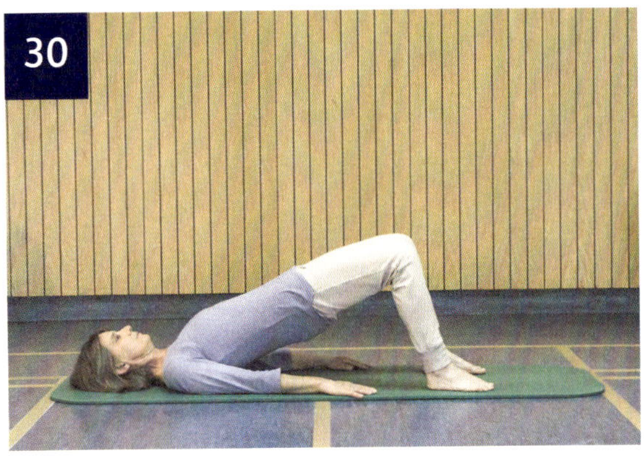

Rückenlage, **Beckenlift**

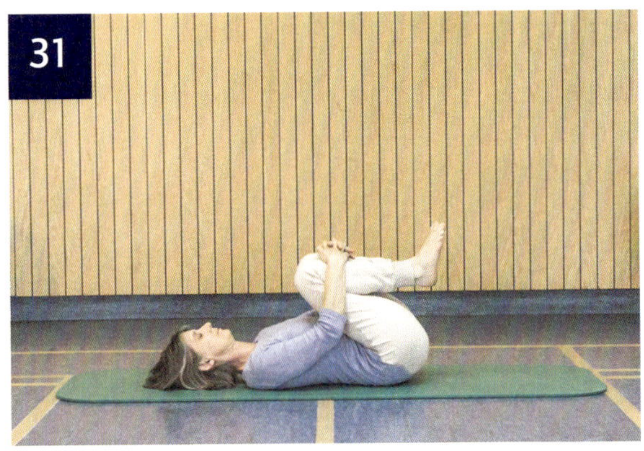

Beide Beine heranziehen, die Hände sind auf den Knien, kreisen.

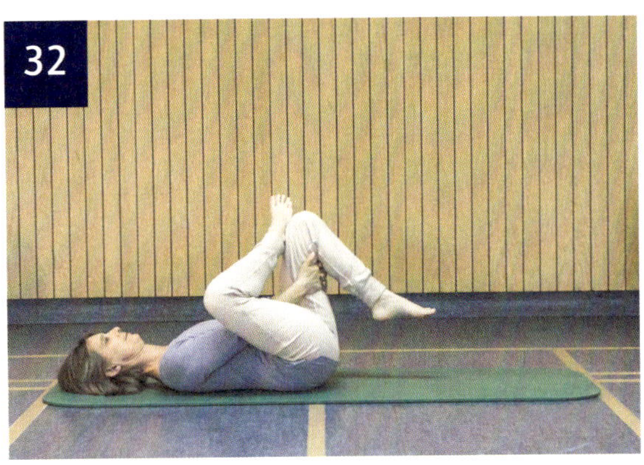

Dehnung der Gesäß- und Hüftmuskulatur, Förderung der Außenrotation im Hüftgelenk

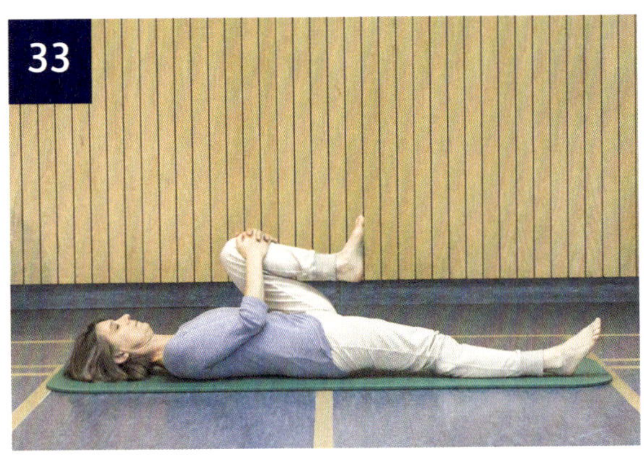

Dehnung der hinteren Oberschenkel-, Gesäß- und Hüftmuskulatur

34

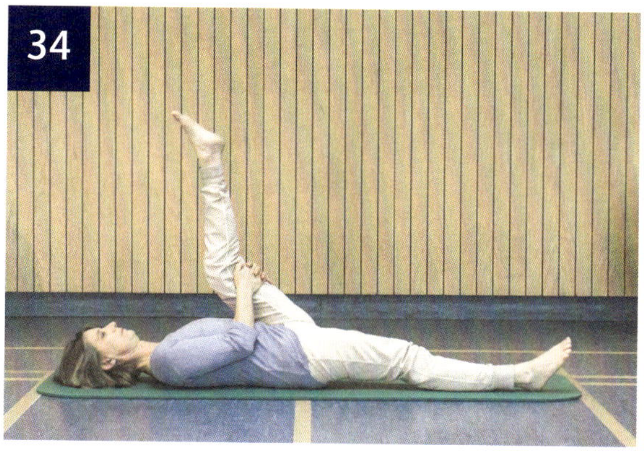

Dehnung der hinteren Oberschenkel-, Gesäß- und Hüftmuskulatur

Alles ausschütteln.

In Rückenlage bleiben.

Methodische Hinweise

Da der Ablauf der Reihe bereits von der ersten Stunde bekannt ist, kann nun mehr Wert auf die korrekte Ausführung gelegt werden. Zielführend sind hierbei die Hinweise bei den Basisübungen. Bei Abweichungen der Bewegungsausführung kann der Übungsleiter nun korrigierend eingreifen.

Entsprechend dem Stundenschwerpunkt wird die Mobilisierung mit Fokus auf „bewegte Pausen" kommentiert (s. Wissensvermittlung).

Wissensvermittlung während der Übungsreihe

In der zweiten Stunde wird speziell auf die Mobilisierung zwischen den Basisübungen hingewiesen: Diese Bewegungen eignen sich besonders gut für Sitzpausen oder zur Auflockerung während belastender Tätigkeiten, da sie den Körper nach einer monotonen Haltung wieder locker durchbewegen. Der Stoffwechsel von Gelenken, Muskeln und Faszien wird angeregt, Verspannungen wird vorgebeugt.

Die jeweiligen Übungen werden von der Kursleitung entsprechend kommentiert. So wird den Teilnehmern deutlich gemacht, wofür und warum die einzelnen Bewegungen gut sind (Handlungs- und Effektwissen). Während der Durchführung der jeweiligen mobilisierenden Übungen sollte auf Folgendes hingewiesen werden:

- Die Mobilisation der Fußgelenke während des Sitzens fördert den Venenrückfluss.
- Die Beckenschaukel sollte immer wieder auch während des Sitzens durchgeführt werden, da sie den unteren Rücken belebt.
- Die Arme zur Seite öffnen und vor dem Körper schließen: Durch diese Bewegung rundet und streckt sich die Brustwirbelsäule, wodurch der obere Rücken in den Genuss kommt, wohlig durchbewegt zu werden. Vor allem die Extension ist enorm wichtig, um eine Gegenbewegung zum häufig gerundeten Rücken durchzuführen.
- Die Schultern heben und entspannt sinken lassen, die Schultern kreisen: Dies kann immer wieder durchgeführt werden, um Spannungen im Schulterbereich abzubauen. Dabei sollte die Aufmerksamkeit auf das „Loslassen" der Schultern gelenkt werden. Das Senken der Schultern geschieht komplett passiv mithilfe der Schwerkraft.
- Rotation der Brustwirbelsäule: Die Brustwirbelsäule liebt es, seitlich rotieren zu dürfen. Dies hält auch die Rippen beweglich, die die Atmung unterstützen.

- Strecken, Seitbeuge: Auch die Seitbeuge hält die Wirbelsäule beweglich und ernährt die Bandscheiben, wie generell alle Bewegungen der Wirbelsäule in alle vier Richtungen: vorwärts beugen (Flexion) – überstrecken (Extension) – rotieren (nur Brustwirbelsäule) – seitlich beugen.
- Den Rücken durchbewegen, sich räkeln: Kann wunderbar auch im Sitzen gemacht werden, es ist Entspannung pur für den gesamten Rücken.
- Dehnen des Gesäßes: Kann auch sehr gut im Sitzen gemacht werden, indem ein Bein übergeschlagen wird und der Oberkörper mit langem Rücken nach vorne geneigt wird.

Entspannung

Sammeln

- Kontrollieren der Lage, ob sie sich bequem anfühlt. Ausprobieren, ob es sich besser mit angestellten oder gestreckten Beinen anfühlt. Ruhig die Position noch korrigieren, bis sich die Lage angenehm anfühlt.
- Die Stunde wird vom Kursleiter kurz wiederholt, die Teilnehmer sollen dies gedanklich begleiten: Die Gruppe kennt sich nun schon etwas besser, manche Namen sind schon bekannt. Der Stundenschwerpunkt hat sich mit dem Dauersitzen beschäftigt und welche Maßnahmen dagegen getroffen werden können. Viele gute Vorschläge wurden bereits von der Gruppe gemacht, nun geht es darum, diese auch umzusetzen.
- Einige Vorschläge haben sich auch in der Kräftigungsphase wiedergefunden. Es wurde vor allem die Mobilisierung angesprochen, da alle Übungen aus diesem Bereich perfekt in den Sitzpausen durchgeführt werden können. Wie haben sich die Übungen angefühlt? Sind die Folgen noch immer spürbar? Vielleicht fühlt sich der Rücken lebendiger und beweglicher an? Manchmal kann man sogar ein „Prickeln" spüren.
- Nachspüren, ob die Lage sich noch angenehm anfühlt. Eventuell korrigieren. Wer möchte, kann die Augen schließen, dann gelingt eine achtsame Hinwendung zu sich selbst in der Regel besser. Spüren, wie der Körper aufliegt, wie fühlt sich der durchbewegte Rücken auf der Matte an?

Atementspannung

- Die Achtsamkeit auf den Atem lenken, ihn nur beobachten, nicht beeinflussen.
- Beobachten, wie der Atem kommt, wie der Atem geht.
- Hinweis der Kursleitung: Die Lunge ist elastisch. Das Zwerchfell vergrößert beim Einatmen die Lunge. Beim Ausatmen zieht sie sich durch die elastischen Fasern von ganz alleine in ihre ursprüngliche Form zurück.
- Nun die Aufmerksamkeit auf das Ausatmen lenken: Das Ausatmen geschieht komplett passiv, da die Lunge keine Unterstützung für das Ausatmen braucht.

- Auch der Impuls für das Einatmen kommt von ganz alleine, ohne jegliches Zutun, sanft und mühelos.
- Die Teilnehmer werden ermuntert, sich die elastische Lunge vor dem inneren Auge vorzustellen: Wie sie sich beim Einatmen sanft in die Länge in Richtung Beckenraum ausdehnt, wie sie beim Ausatmen entspannt in die Ausgangslage zurückschwingt.
- Die Aufmerksamkeit wird wieder auf den Körper gelenkt, wie er sich anfühlt im Vergleich zu vorher.
- Rücknahme: Die Teilnehmer werden aufgefordert, erst die Finger und Hände zu bewegen, die Fäuste zu ballen, sich zu räkeln und zu strecken und dann langsam und allmählich in den Sitz zu kommen.
- Im Sitzen erfolgt eine kurze Reflexion über die Entspannungsphase: War die Idee des passiven Ausatmens fremd oder konnte es nachempfunden werden?
- Die Kursleitung erklärt kurz die Vorteile einer entspannten Atmung in Ruhe (s. methodische Hinweise).

Methodische Hinweise

Viele Menschen haben sich im Lauf des Lebens aus verschiedenen Gründen ein ungünstiges Atemmuster angewöhnt. Sehr häufige Gründe hierfür sind Stress und Überlastung. Meist wird „zu viel" geatmet, mit zu viel Kraft. Die Atmung in Ruhe sollte völlig entspannt und mühelos sein, vor allem das Ausatmen ist ein rein passiver Vorgang, ohne muskuläre Unterstützung. Die obige Übung hat zum Ziel, den Teilnehmern bewusst zu machen, dass häufig ein „Weniger" ein „Mehr" sein kann.

Durch das entspannte Ausatmen erfolgt auch das Einatmen sanfter, die Atemhilfsmuskulatur wird in Ruhe nicht eingesetzt, als Folge wird die Zwerchfellatmung aktiviert. Diese ist bei vielen Menschen auch in Ruhe fast ausschließlich durch die Brustatmung ersetzt worden, mit der Folge, dass die positiven Wirkungen der Zwerchfellatmung weitgehend ausbleiben: Vergrößerung und Belüftung der Lungenbasis, Massage der inneren Organe, Verbesserung des Venenrückflusses, natürliche Aktivierung des Beckenbodens.

Ausklang und Aktiv-Aufgaben

Die Teilnehmer kommen in den Stand. Erst werden Hände und Arme, dann Füße und Beine und schließlich Schultern und der ganze Körper ausgeschüttelt. Die Aktiv-Aufgaben werden nochmals besprochen. Die Teilnehmerunterlagen werden verteilt, das Thema der nächsten Stunde wird bekannt gegeben.

Es erfolgt die gemeinsame Verabschiedung.

Kurseinheit 3:

Aufrecht durchs Leben

PHASE	INHALTE	DETAILZIELE	DAUER (MIN)
Begrüßung und Schwerpunktthema	• Besprechung der Aktiv-Aufgaben • Vorstellung Schwerpunktthema und Stundeninhalt	• Reflexion der Aktiv-Aufgaben • Einstimmen auf den Stundenverlauf	5
Aufwärmen	• Walk-Aerobic	• Physisches Aufwärmen • Kennenlernen der TN • Gedächtnis	10

Alltagstraining	• Wissensvermittlung zum Thema „Aufrichtung"
	• Wahrnehmung der Aufrichtung:
	  • Pendelübung
	  • Duschübung
		• Nachvollziehen der Wichtigkeit der Aufrichtung
		• Spüren des Ausbalanciertseins
			10

Ganzkörperkräftigung (koordinative Reihe mit Basisübungen im Zentrum)	Erhöhung des koordinativen Aspekts durch Hinzunahme von Armbewegungen • Kniebeuge • Ausfallschritt • Vorbeuge • Vierfüßlerstand • Liegestütz • Bauchmuskeln im Sitz • Beckenlift • Mobilisierungen und Dehnungen	Fokus Aufrichtung • Kräftigung der Bein-, Gesäß- und Rumpfmuskulatur • Kräftigung und Stabilisierung der Schulter-, Rumpf-, Hüft- und Gesäßmuskulatur • Rumpfstabilisation • Kräftigung der Rumpfmuskulatur • Kräftigung der Körperrückseite • Beweglichkeit • Erhöhung des koordinativen Aspekts durch Hinzunahme von Armbewegungen	20
Entspannung	• Sich sammeln und Reflexion der Stunde • Atementspannung	• Reflexion der Stunde • Gefühl für einen sanften und entspannten Atem entwickeln	10
Ausklang	• Gemeinsame Reflexion • Besprechung der Aktiv-Aufgaben • Verteilung der TN-Unterlagen		5

Stundenüberblick

In der dritten Kurseinheit sollen die Kursteilnehmer für eine aufgerichtete Körperhaltung sensibilisiert werden. In der Wissensvermittlung werden die Vorteile einer aufrechten Haltung erläutert. Im Alltagstraining lassen Übungen zur Körperwahrnehmung die Teilnehmer spüren, dass Aufrichtung ein komplexer Prozess ist, der aus dem Zusammenspiel aller beteiligten Strukturen entsteht. Im Kräftigungsabschnitt wird immer wieder an eine aufgerichtete Ausgangsstellung erinnert. Durch Hinzunahme von Armbewegungen werden die Übungen nun komplexer und koordinativ etwas anspruchsvoller.

Kursphasen

Begrüßung und Schwerpunktthema

Die Kursleitung bespricht kurz mit den Teilnehmern die Aktiv-Aufgaben der letzten Stunde. Neben den Möglichkeiten, das Dauersitzen zu unterbrechen, wird darauf eingegangen, ob die Teilnehmer sich der Fehlhaltungen „gebeugter Rücken, vorgeschobener Kopf, vorgefallene Schultern" bewusst geworden sind. Dies stellt die Überleitung zum Schwerpunktthema und zum Verlauf der Stunde her. Verspannungen und Schmerzen, die beim Sitzen entstehen, hängen auch mit dem Verlassen der aufgerichteten Körperhaltung zusammen.

Bei Teilnehmern, die körperlich anstrengende Berufe ausüben, sollte darauf eingegangen werden, dass es Bewegungen gibt, die Entlastung für überforderte Körperbereiche bieten. Die Teilnehmer werden aufgefordert, aufmerksam bei Übungen darauf zu achten, was ihnen „guttut".

Aufwärmen

Walk-Aerobic, Wiederholen der Namen

Übung 1: Der Kursleiter markiert mit Pylonen, Keulen, Gymnastikreifen oder Ähnlichem Stellen im Raum, es sollten mindestens halb so viele wie teilnehmende Personen sein. Die Teilnehmer gehen oder laufen zur Musik durch den Raum. Auf Zeichen des Übungsleiters finden sich jeweils zwei Teilnehmer an einer Markierung zusammen. Sie nennen sich beim Namen, einigen sich auf eine der Schrittfolgen der letzten Stunde und führen diese gemeinsam aus. Sie merken sich: Partner „1" an Markierung „1" mit Schrittfolge „1". Dies wiederholt sich dreimal an verschiedenen Stellen mit verschiedenen Partnern. Die Teilnehmer müssen sich also an die Reihenfolge der Partner an der jeweiligen Stelle und mit der jeweiligen Schrittfolge erinnern.

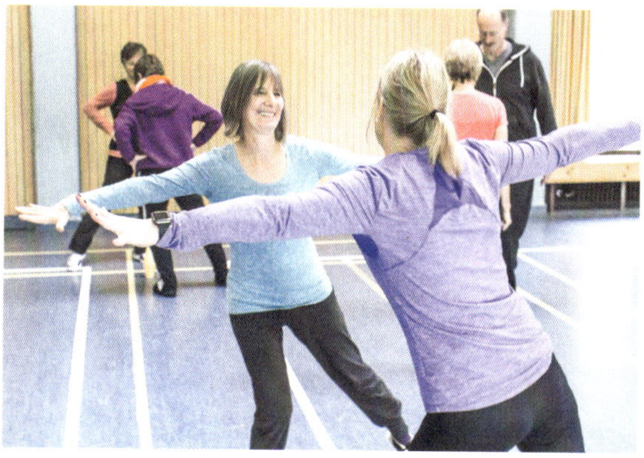

Übung 2: Nun gehen oder laufen die Teilnehmer durch den Raum, der Übungsleiter nennt oder zeigt eine Zahl zwischen 1 und 4. Die Teilnehmer finden sich entsprechend der Zahl zusammen und führen an „ihrem" Platz „ihre" Schrittfolge aus.

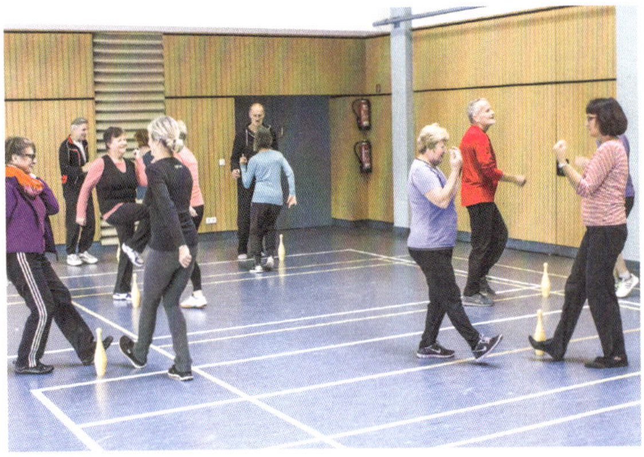

Beispiel: Auf Nummer 2 treffen sich die beiden Teilnehmer, die sich während der ersten Übung an Markierung 2 aufgehalten hatten, wieder an Markierung 2. Sie wiederholen die in Übung 1 vereinbarte Schrittfolge.

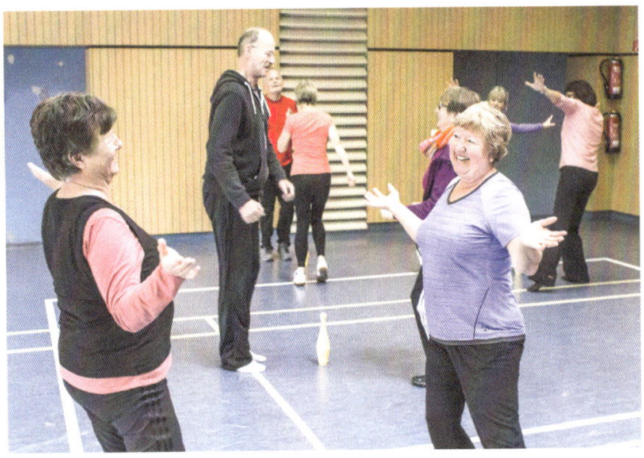

Schwieriger: viele gleiche Markierungen.
Leichter: weniger oder verschiedene Markierungen. Die Teilnehmer stellen sich im Kreis auf.

Wissensvermittlung

Die Kursleitung fasst kurz die Informationen der Teilnehmerunterlage „Aufrecht durchs Leben" zusammen.

Alltagstraining

Übung 1:

- Wahrnehmung des aktuellen Standes: Die Teilnehmer stehen im hüftbreiten Stand. Wer möchte, kann die Augen schließen, da dann die Wahrnehmung für den eigenen Körper schärfer ist. Die Teilnehmer werden aufgefordert, sich in den momentanen Stand einzufühlen.
- Pendeln: Im hüftbreiten Stand pendeln die Teilnehmer langsam vor und zurück.

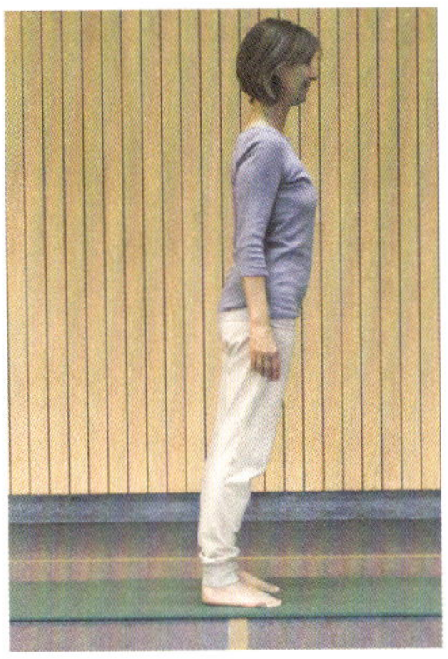

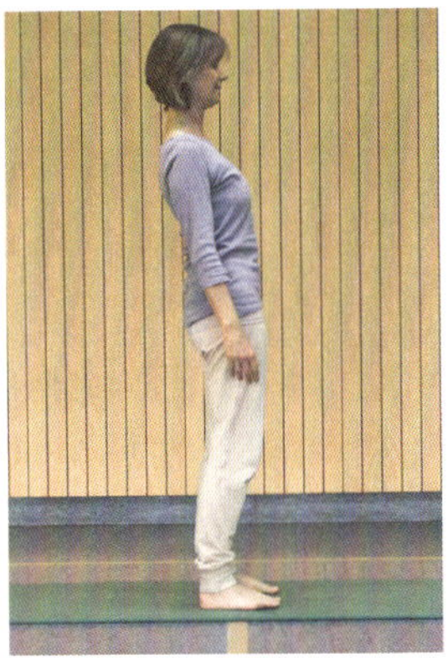

- Die Wahrnehmung sollte auf Folgendes gelenkt werden:
  - Wie verändert sich der Druck auf die Fußsohlen?
  - Was passiert, wenn das Körpergewicht nach vorne verlagert wird? Spüren wir Bereiche des Körpers, die sich jetzt anspannen?
  - Was passiert, wenn das Körpergewicht nach hinten verlagert wird? Wo reagiert jetzt der Körper auf die Lageveränderung?
- Nach einigen Wiederholungen sollen die Teilnehmer eine Position finden, bei der das Gewicht auf den Füßen möglichst gleichmäßig verteilt ist.

- Dann nach rechts und links pendeln. Die Wahrnehmungslenkung geschieht wie bei der vorherigen Übung.
- Wahrnehmung des jetzigen Standes: Wieder soll der Körper so ausbalanciert werden, dass das Gewicht gleichmäßig auf den Füßen verteilt ist.
- Hat sich an der Art und Weise, wie gestanden wird, etwas verändert?
- Die Teilnehmer öffnen die Augen, der Übungsleiter fragt kurz nach, ob Veränderungen in der Art zu stehen, stattgefunden haben.

Übung 2:

- Die Teilnehmer schließen wieder die Augen. Sie stellen sich vor, sie würden unter der Dusche stehen. Der Duschkopf ist ein Luxus-Duschkopf, das Wasser perlt weich und angenehm auf Kopf und Schultern. Die Temperatur ist genau richtig. Der Körper dehnt sich zwischen Füßen und Hinterkopf wohlig in Richtung Duschkopf. Die Füße verankern sich im Boden, das Becken sinkt entspannt nach hinten unten, Scheitel und Hinterkopf streben dem Wasser entgegen.

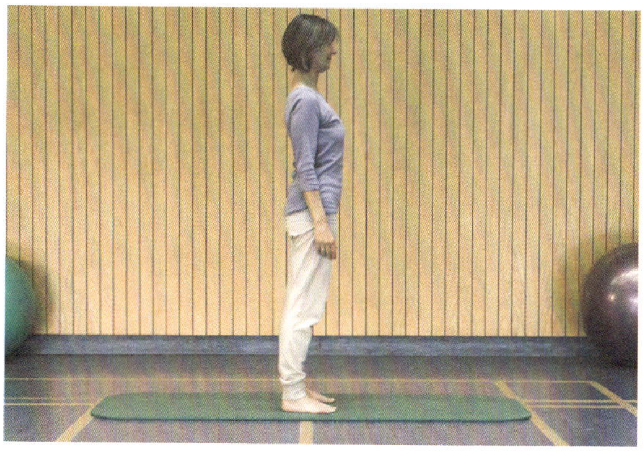

- Was passiert mit dem Körper? Richtet er sich gegen die Schwerkraft auf? Über einen Impuls nach unten? Ist es möglich, dabei entspannt zu bleiben und die fiktive Wärme des Wassers zu genießen?

Hinweis für die Kursleitung:

Häufig ist man sich gar nicht bewusst darüber, dass im Körper pausenlos und unmerklich daran gearbeitet wird, den Körper im Gleichgewicht zu halten. Diese beiden Übungen lassen die Teilnehmer spüren, wie Gleichgewicht hergestellt wird und bewirken, dass sie sich bewusster entgegen der Schwerkraft ausrichten. Auf diese Zusammenhänge sollte hingewiesen werden.

Es ist wichtig, darauf aufmerksam zu machen, dass nach der bewussten Aufrichtung (sich dem „Duschstrahl" entgegen ausrichten) eine entspannte und mühelose Haltung eingenommen wird. Die Teilnehmer sollten sich nicht mit Kraft in die Länge strecken.

- Vorstellung der Aktiv-Aufgaben: Die Teilnehmer sollen immer, wenn sie unter der Dusche stehen, sich dem Strahl entgegen aufrichten, die Länge in Gelenken und Wirbelsäule genießen und sich dabei entspannen.
- Die Teilnehmer werden ermuntert, sich immer wieder während des Tages mithilfe der Pendelübung entgegen der Schwerkraft ausrichten.

Ganzkörperkräftigung (koordinative Reihe)

Die koordinative Anforderung nimmt in dieser Reihe durch zusätzliche Armbewegungen zu.

Übungsablauf

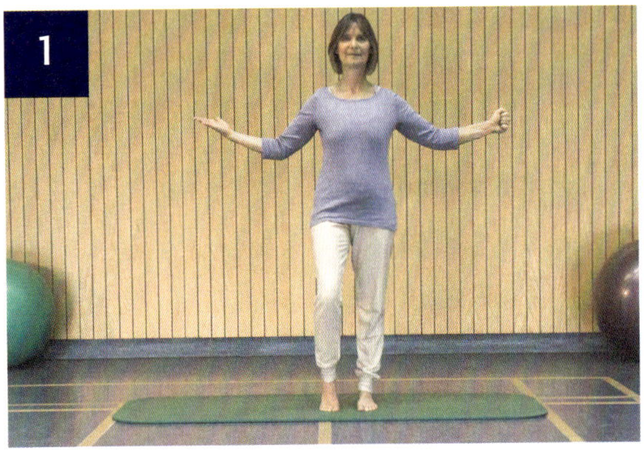

Wechselweises Fersenheben, dabei faustet eine Hand, während die andere im Handgelenk kreist.

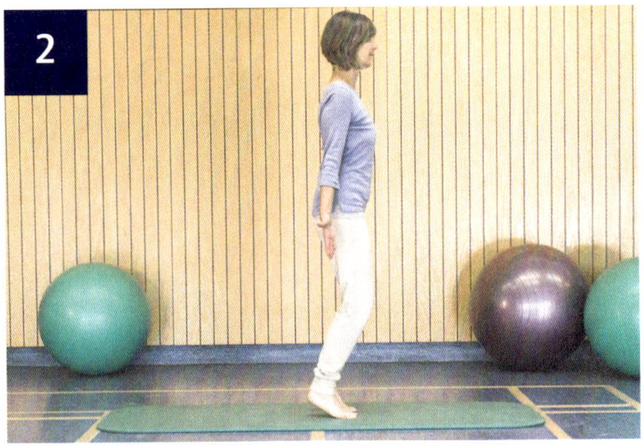

Leichtes Federn

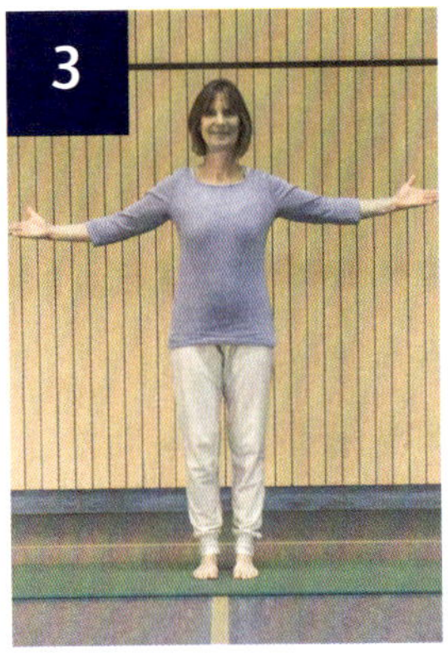

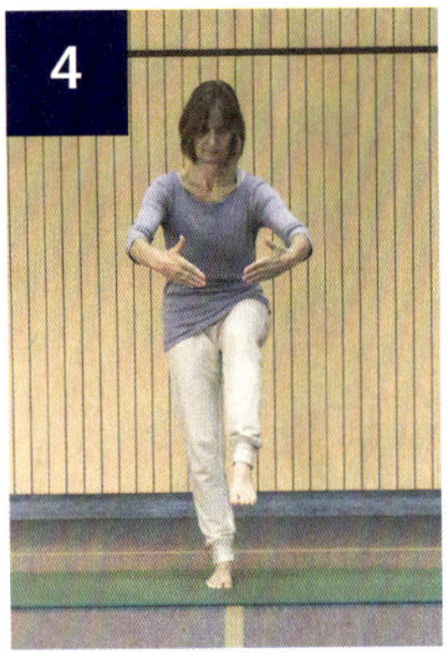

Die Knie heben, der Rumpf bleibt ruhig. Die Arme zur Seite öffnen und vor dem Körper schließen (Extension und Flexion der WS). Wenn die Arme vorne geschlossen werden, jeweils ein Knie heben.

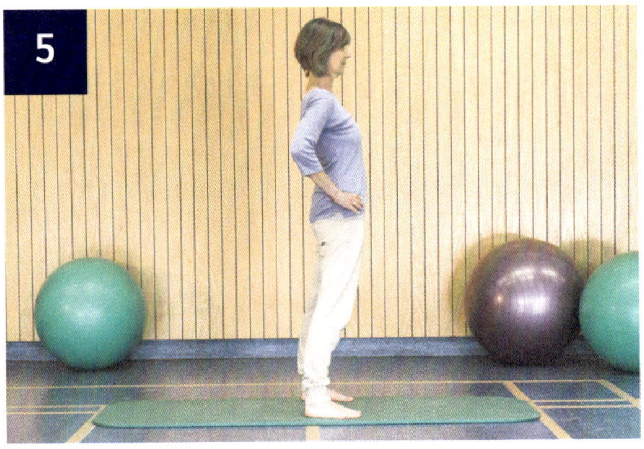

Das Becken kreisen.

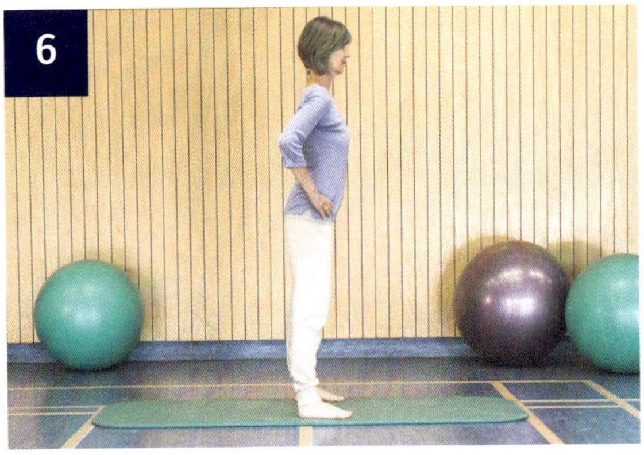

Beckenschaukel

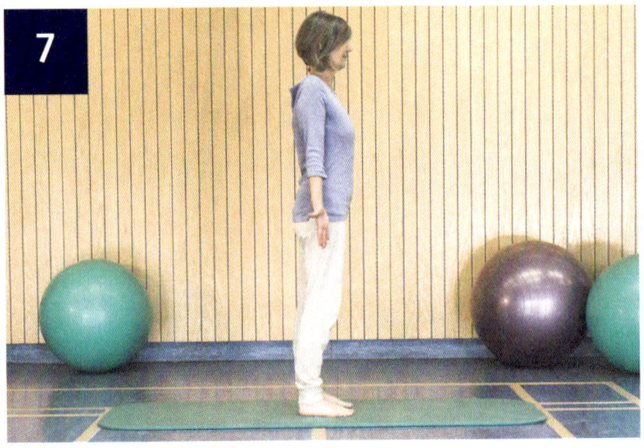

Die Schultern heben – entspannt sinken lassen, kreisen.

8

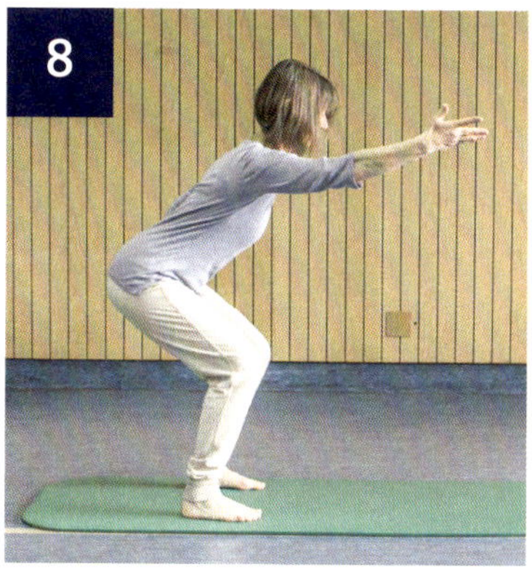

9

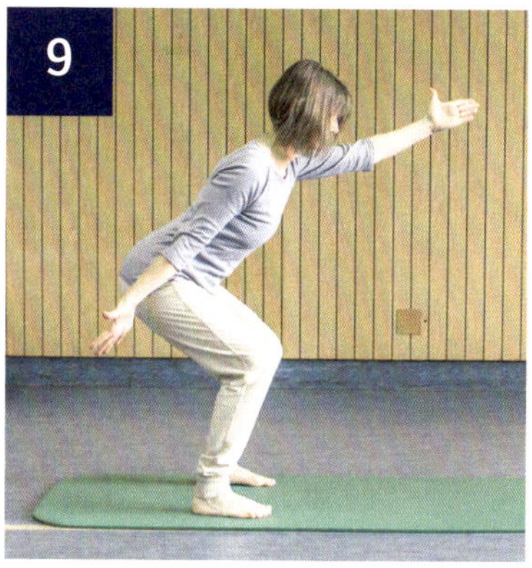

10

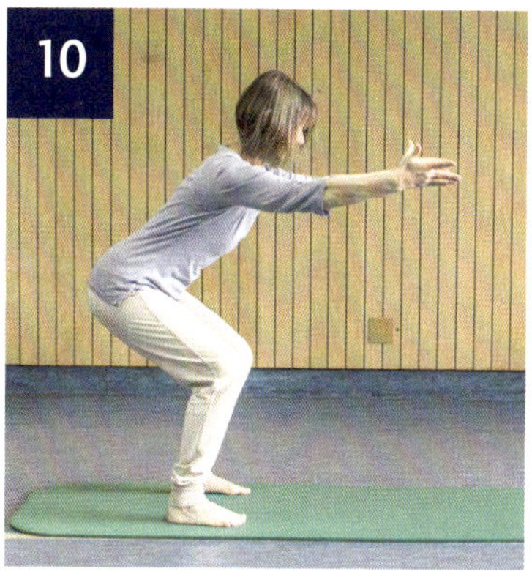

Kniebeuge: Beim Beugen der Beine wird im Wechsel einmal der rechte Arm, dann der linke und dann beide nach vorne genommen. Beim nächsten Mal ist die Reihenfolge andersherum: Nun beginnt der linke Arm. Die Reihenfolge ist: rechts – links – beide – links – rechts – beide – rechts usw.

11 Stand, sich in alle Richtungen räkeln und dehnen.

12

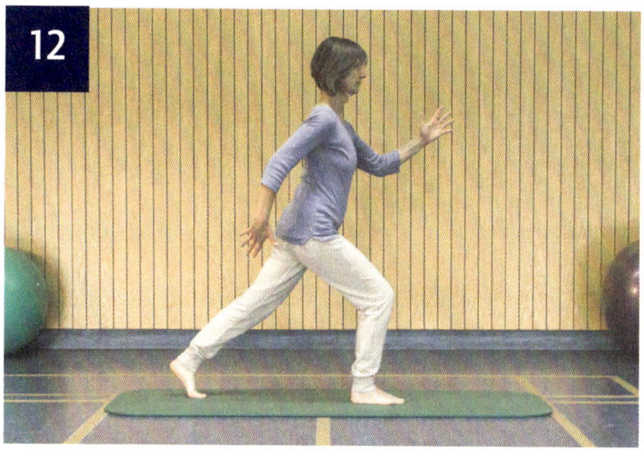

Wechselweise einen großen Schritt vor und zurück mit kräftigem Abstoß machen, dabei werden die Arme gegengleich bewegt.

13

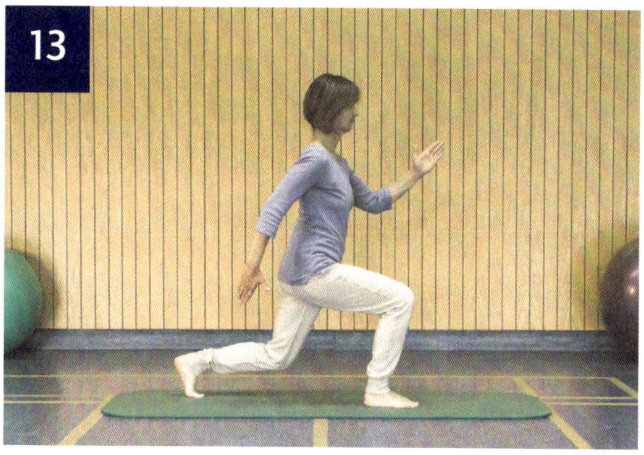

Ausfallschritt: Rechtes Bein vorne, die Arme werden gegengleich bewegt.

14

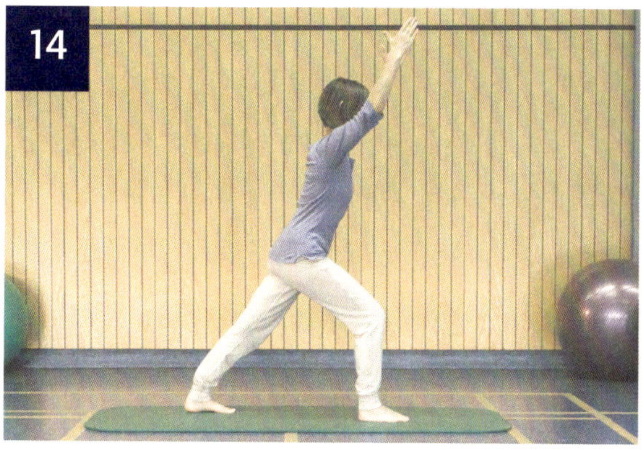

Dehnung der linken Wade und der Oberkörpervorderseite aus dem Ausfallschritt

15

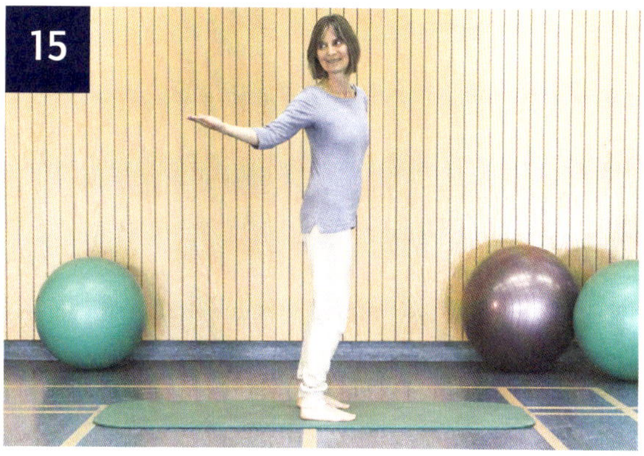

Stand, Rotation der Brustwirbelsäule

16

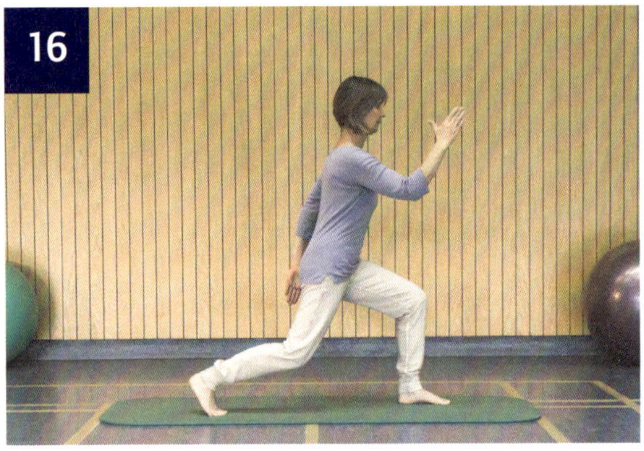

Ausfallschritt: Linkes Bein vorne, die Arme werden gegengleich bewegt.

17

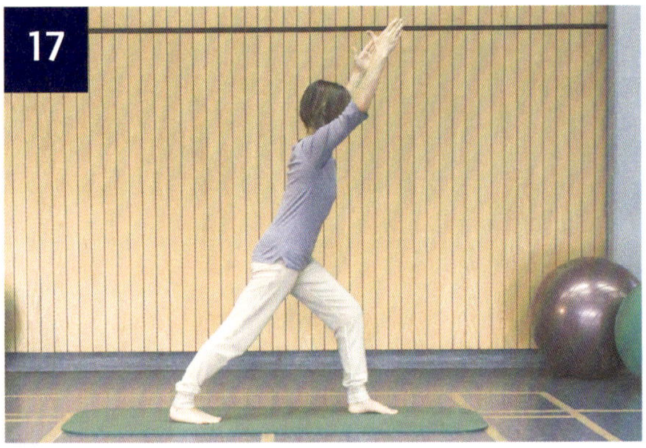

Dehnung der rechten Wade und der Oberkörpervorderseite aus dem Ausfallschritt

18

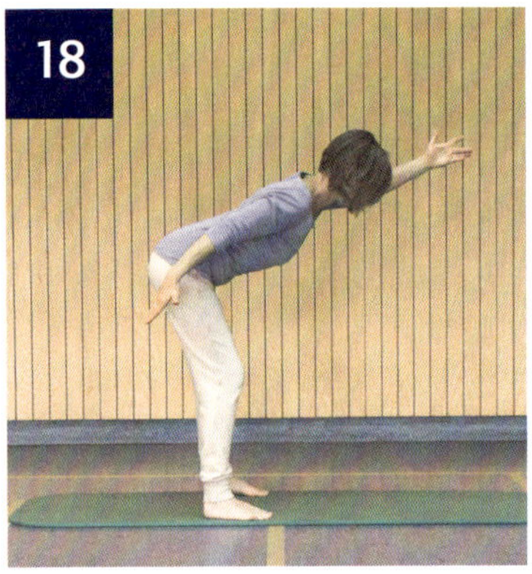

19

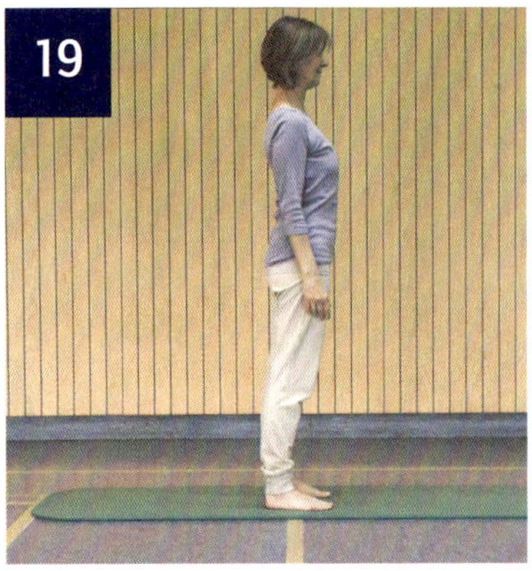

20

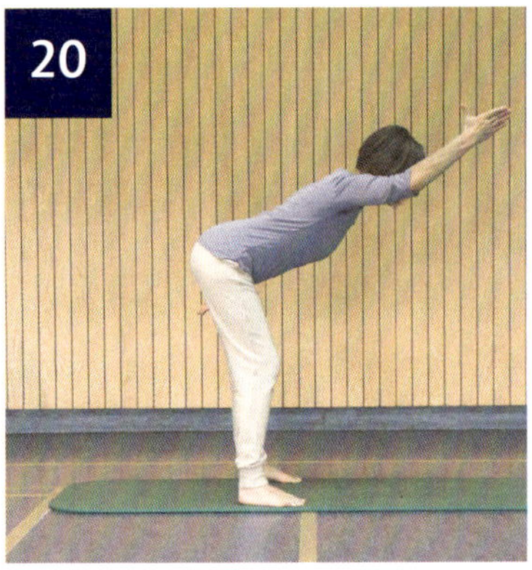

Vorbeuge: Den rechten und linken Arm beim Vorbeugen wechselweise kopfwärts heben.

21

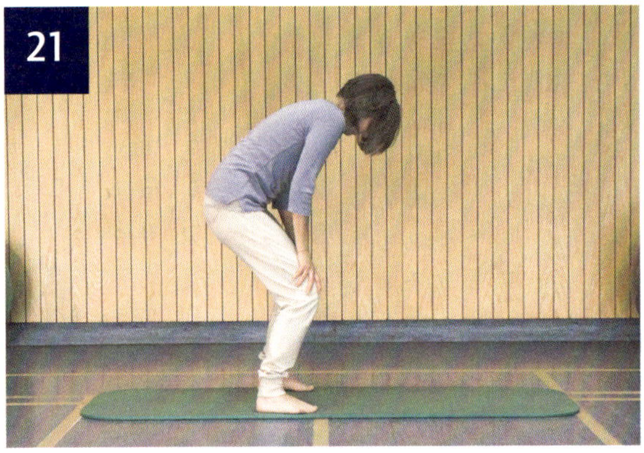

Die Hände an die Oberschenkel legen, den Rücken durchbewegen.

22

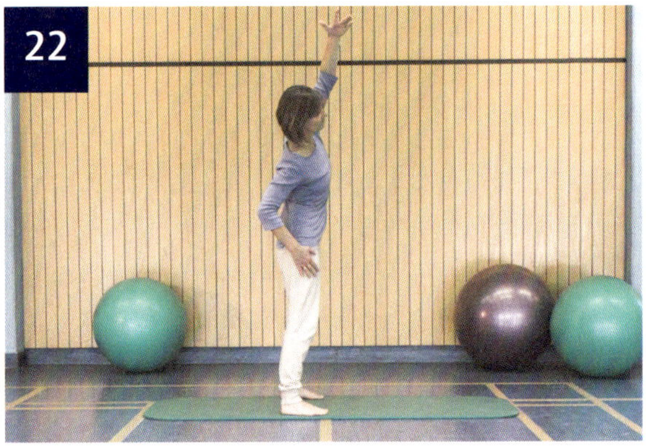

Sich strecken, Seitbeuge

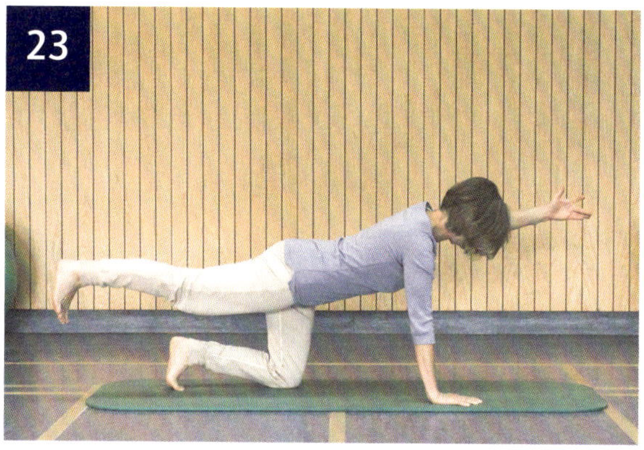

Runterrollen in den **Vierfüßlerstand:** Den Rücken durchbewegen.
Die Beine nach hinten oben strecken, gleichzeitig den gegenüberliegenden Arm nach vorne strecken.

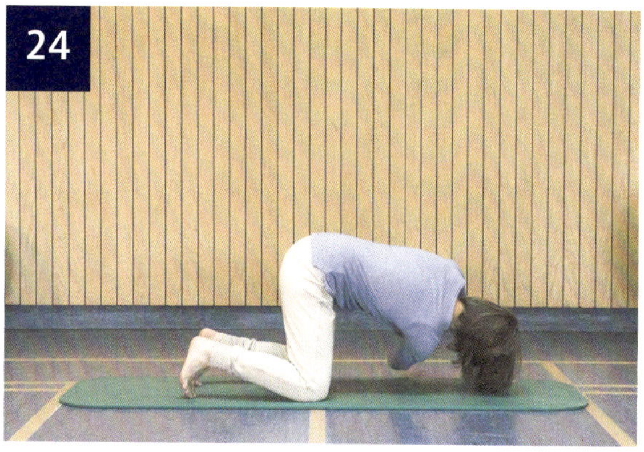

Rotation der Brustwirbelsäule aus dem Vierfüßlerstand

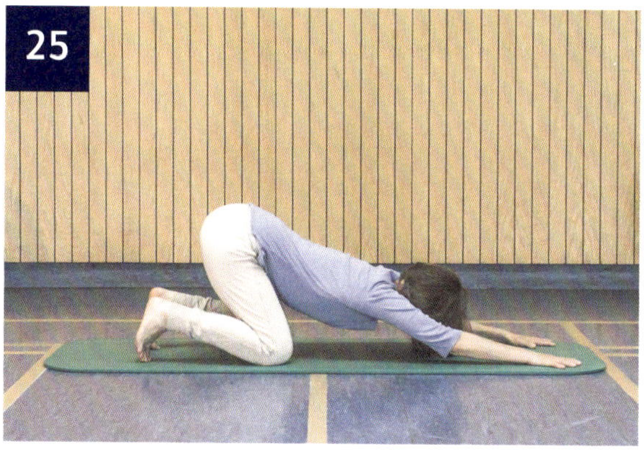

Rutschhalte

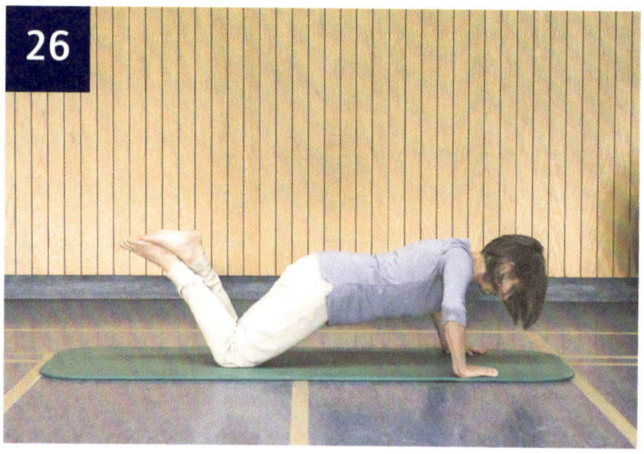

Liegestütze

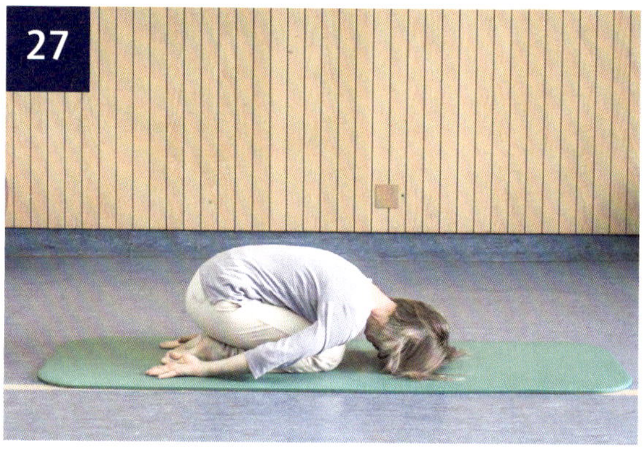

Päckchen

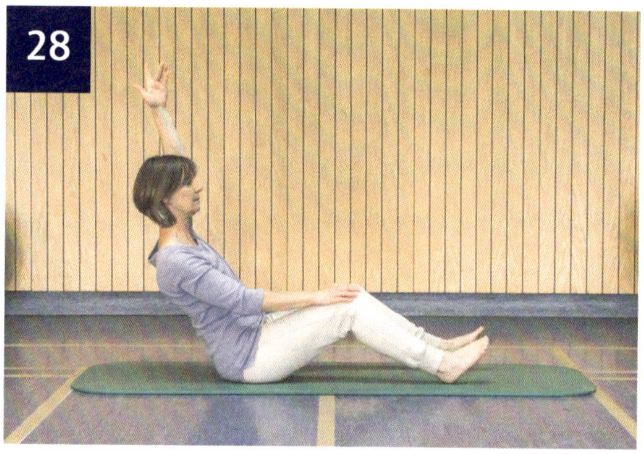

Bauchmuskeln im Sitzen: Wechselweise jeweils einen Arm über den Kopf heben.

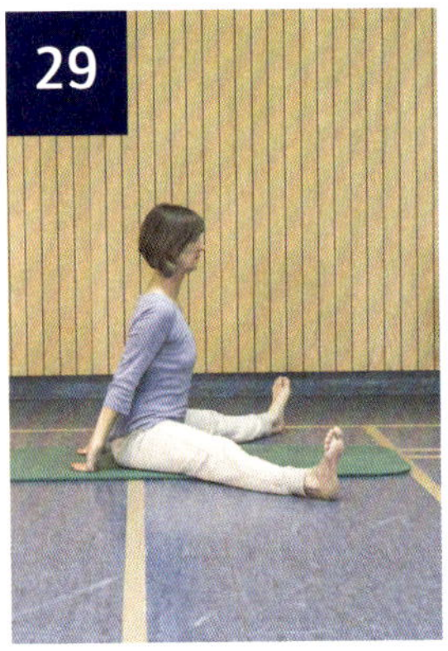

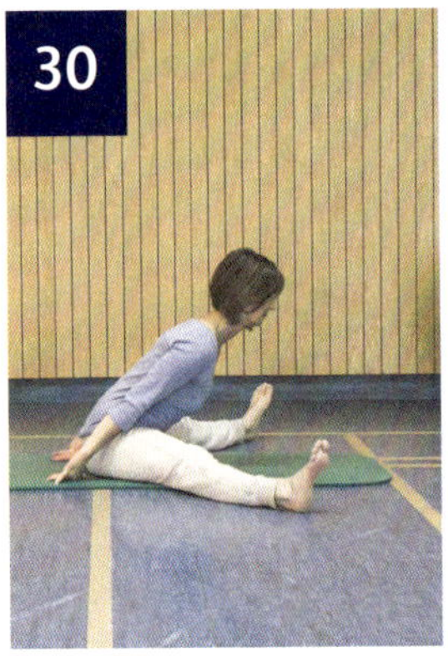

Grätschsitz

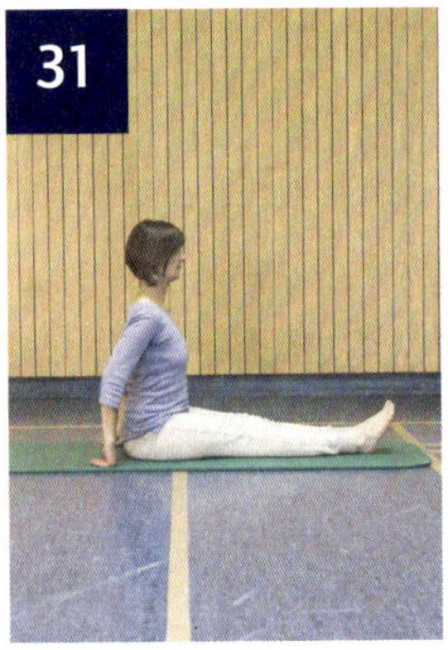

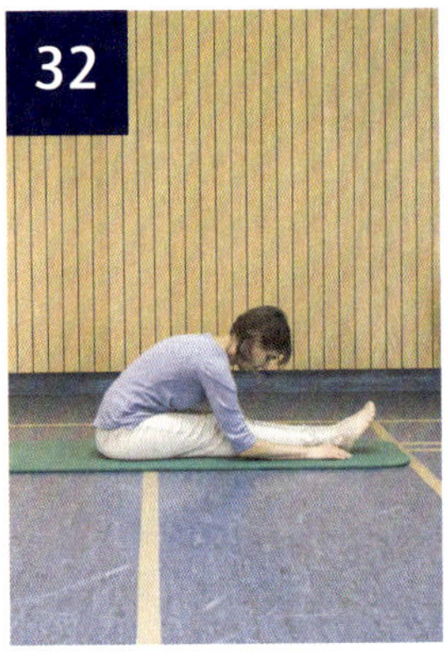

Langsitz

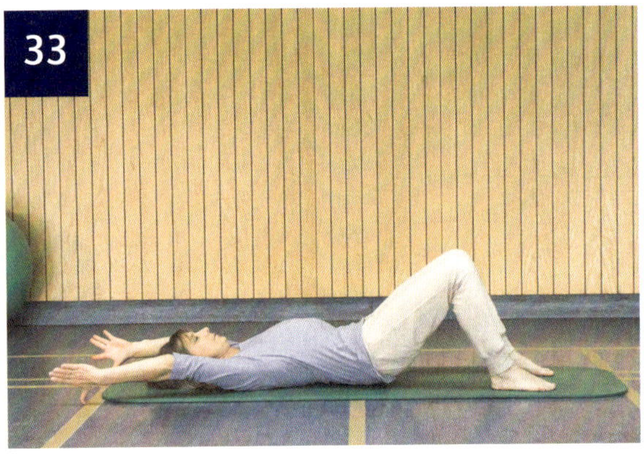

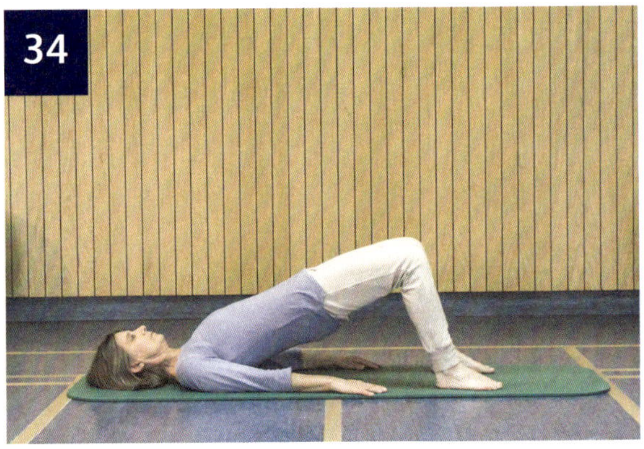

Rückenlage, **Beckenlift:** Wechselweise beide Arme über dem Kopf und neben dem Rumpf ablegen, während das Becken gehoben und gesenkt wird.

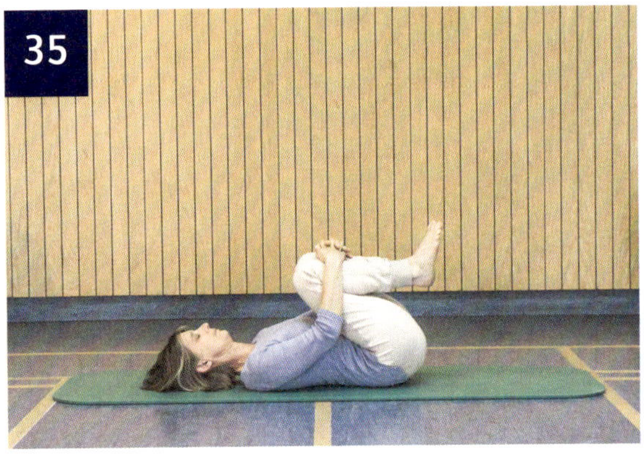

Beide Beine heranziehen, die Hände sind auf den Knien, kreisen.

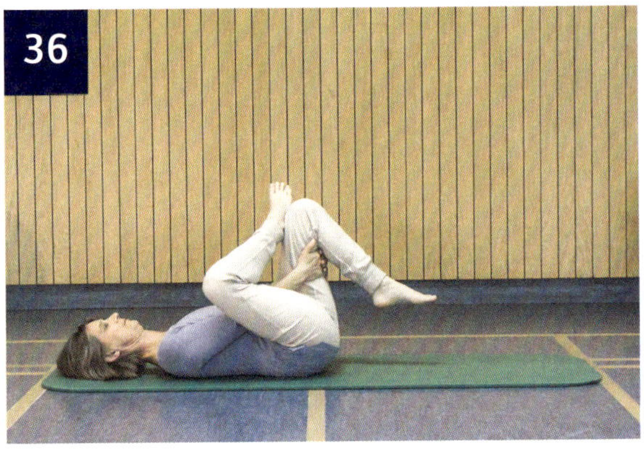

Dehnung der Gesäß- und Hüftmuskulatur, Förderung der Außenrotation im Hüftgelenk

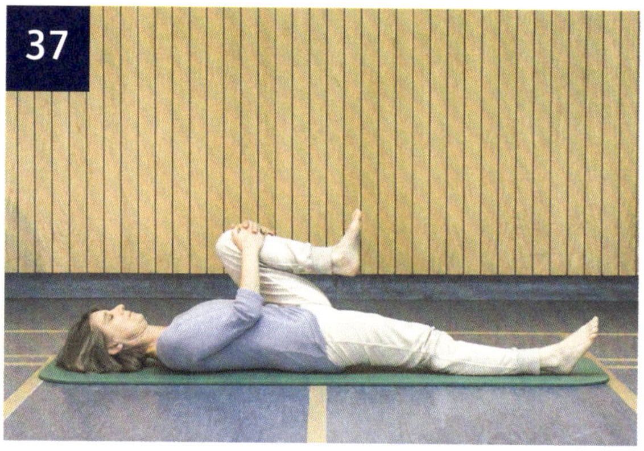

Dehnung der hinteren Oberschenkel-, Gesäß- und Hüftmuskulatur

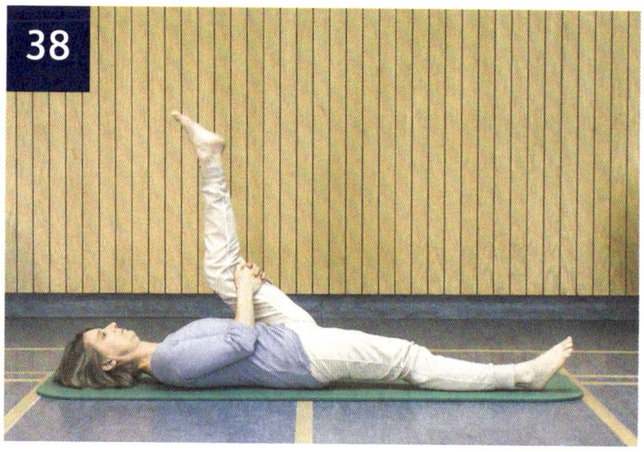

Dehnung der hinteren Oberschenkel-, Gesäß- und Hüftmuskulatur

Alles ausschütteln.

In Rückenlage bleiben.

Methodische Hinweise

In der dritten Kurseinheit werden die Übungen mit mehr Betonung der Aufrichtung durchgeführt. Vor jeder Basisübung, die im Stand ausgeführt wird, hilft die Vorstellung, „unter der Dusche" zu stehen. Die Kursleitung sollte dies jedes Mal ansprechen.

Entspannung

Sammeln

- Kontrollieren der Lage, ob sie sich bequem anfühlt. Ausprobieren, ob es sich besser mit angestellten oder gestreckten Beinen anfühlt. Ruhig die Position noch korrigieren, bis sich die Lage angenehm anfühlt.
- Reflexion: Die Stunde wird vom Kursleiter kurz wiederholt, die Teilnehmer sollen dies gedanklich begleiten: Das Aufwärmen war nun schon deutlich aktiver und komplexer. Der Stundenschwerpunkt galt der Aufrichtung. Vielleicht hat der eine oder andere Teilnehmer bereits einen Unterschied feststellen können in der Art und Weise des Stehens.
- Sammeln: Nachspüren, ob die Lage sich noch angenehm anfühlt. Eventuell korrigieren. Wer möchte, kann die Augen schließen. Spüren, wie der Körper aufliegt. Können wir die Länge unseres Körpers spüren?

Atementspannung

- Die Achtsamkeit auf den Atem lenken.
- Den Atem beobachten.
- Nach einigen Atemzügen werden die Teilnehmer aufgefordert, vertieft einzuatmen und dann den Atem kurz anzuhalten. Nun steht die Atemhilfsmuskulatur unter Spannung. Der erhöhte Kraftaufwand bei einer verstärkten Einatmung sollte gespürt werden.
- Das anschließende Ausatmen geschieht ausschließlich durch ein Lösen der Spannung, das Ausatmen ist ein passives „Loslassen".

- Nach einigen Atemzügen wird das verstärkte Einatmen mit Luftanhalten und anschließendem passiven Ausatmen wiederholt.
- Danach versuchen die Teilnehmer, das entspannte und gelöste Ausatmen beizubehalten, nun wird aber nicht mehr verstärkt, sondern ebenfalls entspannt und sanft eingeatmet.
- Dem sanften Atmen nachspüren. Wie fühlt es sich an?
- Rücknahme: Die Teilnehmer werden aufgefordert, erst die Finger und Hände zu bewegen, die Fäuste zu ballen, sich zu räkeln und zu strecken und dann langsam und allmählich in den Sitz zu kommen.
- Im Sitzen erfolgt eine kurze Reflexion über die Entspannungsphase: Konnte ein Unterschied zwischen tiefem Atmen mit viel Kraftaufwand und dem sanften Atmen gespürt werden? Was hat sich entspannter angefühlt? Häufig ist „weniger" mehr!

Methodische Hinweise

Das Ziel der Atementspannung ist es, den Unterschied zwischen zu tiefem und sanftem Atmen zu spüren. Das tiefe Atmen, das häufig als „das richtige Atmen" propagiert wird, ist mit einem großen Kraftaufwand verbunden und geschieht meistens mit einer übertriebenen Brustatmung und einem „Herausdrücken" des Bauchs, was fälschlicherweise als „Bauchatmung" interpretiert wird. Der Bauch kann nicht atmen!

Die Zwerchfellatmung ist die natürliche Atmung in Ruhe, die Beteiligung des Zwerchfells an der Atmung in Ruhe liegt zwischen 80 und 90 %. Das Zwerchfell senkt sich mit dem Einatmen in Richtung Becken, es weitet die unteren Rippen und den unteren Rücken sanft. Beim Ausatmen schwingt es wieder entspannt zurück. Die Atmung mithilfe der Rippenmuskulatur (Atemhilfsmuskulatur) geschieht nur bei erhöhtem Sauerstoffverbrauch. Die Bauchbewegung während der Ruheatmung sollte kaum sichtbar sein.

Das Ziel dieser Übung ist erreicht, wenn die Teilnehmer die sanfte Atmung als angenehm und entspannt empfinden. Dennoch ist es wichtig, den Teilnehmern klarzumachen, dass es kein „Richtig" oder „Falsch" gibt. Wahrnehmungsprozesse sind sehr individuell, viele Teilnehmer haben Schwierigkeiten, sich darauf einzulassen. Hier ist es wichtig, zu vermitteln, dass Wahrnehmungsübungen eine Chance darstellen, sich besser kennenzulernen. Ob und was „gespürt" wird, kann von Teilnehmer zu Teilnehmer stark variieren.

Ausklang und Aktiv-Aufgaben

Die Teilnehmer kommen in den Stand. Erst werden Hände und Arme, dann Füße und Beine und schließlich Schultern und der ganze Körper ausgeschüttelt. Die Aktiv-Aufgaben werden nochmals besprochen. Die Teilnehmerunterlagen werden verteilt, das Thema der nächsten Stunde wird bekannt gegeben.

Kurseinheit 4:

Entspannter Atem

PHASE	INHALTE	DETAILZIELE	DAUER (MIN)
Begrüßung und Schwerpunktthema	• Besprechung der Aktiv-Aufgaben • Vorstellung Schwerpunktthema und Stundeninhalt	• Reflexion der Aktiv-Aufgaben • Einstimmen auf den Stundenverlauf	5
Aufwärmen	• Gehen und Laufen • Sich mit geschlossenen Augen bewegen. Ein Partner „passt auf".	• Physisches Aufwärmen • Atembeobachtung • Soziale Kompetenz • Körperwahrnehmung	10
Alltagstraining	• Mobilisierungen der koordinativen Reihe als meditative Übung	• Atemwahrnehmung • Koordination von Atem und Bewegung	10
Ganzkörperkräftigung (koordinative Reihe mit Basisübungen im Zentrum)	Kopplung von Atmung und Bewegung • Kniebeuge • Ausfallschritt • Kreuzheben • Vierfüßlerstand • Liegestütz • Bauchmuskeln im Sitz • Beckenlift • Mobilisierungen und Dehnungen	Fokus: Koordination von Atem und Bewegung • Kräftigung der Bein-, Gesäß- und Rumpfmuskulatur • Kräftigung und Stabilisierung der Schulter-, Rumpf-, Hüft- und Gesäßmuskulatur • Rumpfstabilisation • Kräftigung der Rumpfmuskulatur • Kräftigung der Körperrückseite • Beweglichkeit • Erhöhung des koordinativen Aspekts durch Hinzunahme von Armbewegungen	20
Entspannung	• Sich sammeln und Reflexion der Stunde • Dehnen in Verbindung mit Atementspannung	• Reflexion der Stunde • Gefühl für einen sanften und entspannten Atem entwickeln • Anbahnung der Zwerchfellatmung	10
Ausklang	• Gemeinsame Reflexion • Besprechung der Aktiv-Aufgaben • Verteilung der TN-Unterlagen		5

Stundenüberblick

In dieser Kurseinheit sollen die Teilnehmer für einen freien und entspannten Atem sensibilisiert werden. In der Wissensvermittlung werden Grundzüge über die Atmung erläutert sowie der Zusammenhang zwischen Aufrichtung und Atmung erklärt. Bereits das Aufwärmen macht deutlich, wie der Atem unbewusst auf verschiedene Situationen reagiert. Im Alltagstraining werden Elemente aus der Übungsreihe langsam und achtsam mit der individuellen Atmung koordiniert. Im Kräftigungsabschnitt werden die Übungen im Atemrhythmus ausgeführt. Die Entspannungsphase fördert den freien und entspannten Atem und integriert sanfte Dehnungen.

Kursphasen

Begrüßung und Schwerpunktthema

Die Kursleitung bespricht kurz mit den Teilnehmern die Aktiv-Aufgaben der letzten Stunde. Gibt es schon mehr Bewegung im Alltag? Wurde gependelt und fleißig geduscht? Hat sich das Sitzen bereits verändert? Es wird erwähnt, dass eine aufrechte Haltung auch der Atmung zugutekommt. Nur eine aufrechte Haltung geht mit einer entspannten Atmung mit Zwerchfellbeteiligung einher. Alle Haltungsabweichungen, wie Rundrücken, Flachrücken oder Hohlkreuz, vermindern die Beteiligung des Zwerchfells, verstärken die Brustatmung in Ruhe und führen zu einer Beweglichkeitseinschränkung des Brustkorbs. Atemmusterstörungen und erschwertes Atmen können die Folge sein.

Aufwärmen

Übung 1: Die Teilnehmer gehen durch die Halle. Sie werden aufgefordert, ihr Tempo allmählich zu steigern und dabei auf ihre Atmung zu achten. Sie sollten ausschließlich durch die Nase ein- und ausatmen. Die Teilnehmer finden die Geschwindigkeit, in der sie mit erhöhtem Tempo gehen, aber die Nasenatmung beibehalten können. Sie sollten dabei ein Tempogefühl entwickeln, das ein beschleunigtes Gehen ermöglicht, ohne außer Atem zu geraten. Das Ausatmen sollte immer noch entspannt möglich sein. Der Atem fließt und wird nicht „herausgepresst".

Übung 2: Die Teilnehmer finden sich zu Paaren zusammen. Gemeinsam betrachten sie den Raum und versuchen, sich prägnante Orientierungspunkte zu merken. Nun schließt A die Augen, B nennt einen Orientierungspunkt, zu dem ihn A blind führen soll. B passt dabei auf ihn auf (ob dabei Körperkontakt erwünscht ist, handelt das Paar untereinander aus), schützt ihn vor Zusammenstößen und gibt ihm Sicherheit, sich mit geschlossenen Augen im Raum zu bewegen. Die Aufmerksamkeit wird auf den Atem gelenkt: Wie wird geatmet, wenn man etwas Ungewohntes macht, wie z. B. blind durch den Raum gehen?

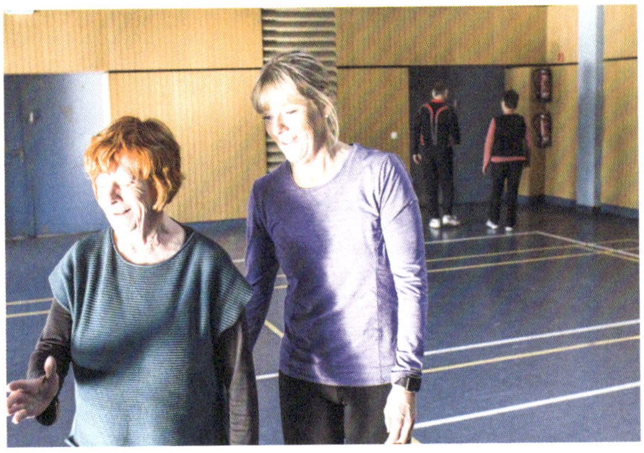

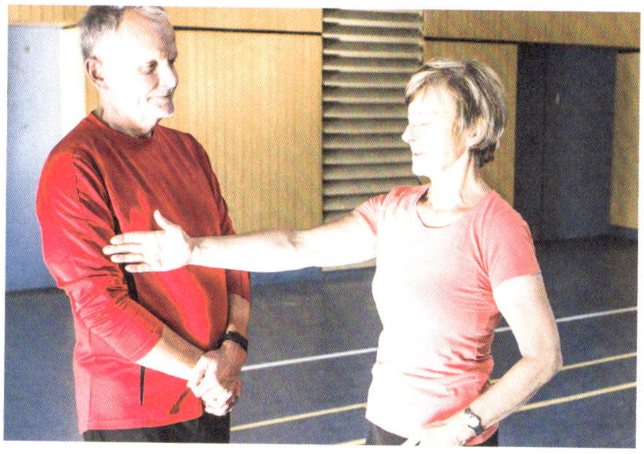

Die Teilnehmer kommen im Kreis zusammen. Beide Übungen werden besprochen. War es für manche ungewohnt, nur mit Nasenatmung schneller zu gehen? War das Prinzip „schneller gehen, doch dabei weiterhin entspannt durch die Nase atmen" für die Teilnehmer nachvollziehbar? Die Teilnehmer werden ermuntert, auch im Alltag Gehstrecken in schnellerem Tempo zurückzulegen und dabei auf eine entspannte Nasenatmung zu achten.

Wie fühlte sich das Gehen mit geschlossenen Augen an? Kam der Atem ins Stocken? Bei genügend Zeit kann Übung 2 ein weiteres Mal wiederholt werden, mit dem Hinweis, die Atmung entspannt fließen zu lassen. Hat sich das auf das Gehen ausgewirkt?

Methodische Hinweise

Übung 1: Hier wird deutlich, wie sich die Atemfrequenz bei Belastung erhöht. Wird die Belastung zu hoch, muss durch den Mund geatmet werden. Allerdings ist dies ein deutliches Zeichen für eine Überlastung, da der Wechsel zwischen Nasen- zu Mundatmung den Übergang vom aeroben in den anaeroben Bereich markiert. Im Gesundheitssport sollte die Belastung immer so dosiert werden, dass stets durch die Nase ein- und entspannt ausgeatmet werden kann. Diese Übung lässt die Teilnehmer ihr individuelles Tempo erspüren, mit dem sie sich belasten sollten. Immer, wenn sie beim Gehen oder Laufen das Tempo erhöhen, sollten sie im Bereich der entspannten Nasenatmung bleiben.

Übung 2: Hier wird häufig der Atem angehalten, er gerät ins Stocken. Das Ungewohnte, Unsichere überträgt sich sofort unbewusst auf die Atmung.

Wissensvermittlung

Die Inhalte der Teilnehmerunterlagen werden zusammengefasst und den Teilnehmern erklärt. Hinweise zur Mund- und Nasenatmung finden sich bei den Aktiv-Aufgaben.

Alltagstraining

Ziel des Alltagstrainings ist es, dass die Teilnehmer ihren Atem mit einer Bewegungsrichtung koordinieren und dabei den Atem entspannt fließen lassen. Im Alltagstraining dieser Stunde werden die ersten Übungen der Übungsreihe, die identisch mit Stunde 3 sind, langsam und achtsam durchgeführt.

- Langsames Fersenheben. Nach einigen Wiederholungen darauf achten, wann der Impuls zum Einatmen kommt: Beim Heben der Ferse oder beim Senken der Ferse? Ist ein gemeinsamer Rhythmus zwischen Bewegung und Atmung festzustellen?
- Langsames Knieheben, der Rumpf bleibt ruhig. Nach einigen Wiederholungen darauf achten, wann der Impuls zum Einatmen kommt: Beim Heben des Knies oder beim Senken? Nach einigen Wiederholungen das Ein- und Ausatmen

wechseln. Dann die Bewegung wiederholen, die Atmung so fließen lassen, dass die mühelosere Variante gewählt wird.

- Das Becken kreisen. Nach einigen Wiederholungen darauf achten, wann der Impuls zum Einatmen kommt: Beim vorderen Halbkreis oder beim hinteren Halbkreis? Wechsel der Kreisrichtung, dabei mit der Atmung koordinieren.
- Beckenschaukel. Nach einigen Wiederholungen darauf achten, wann der Impuls zum Einatmen kommt: Wenn das Becken aufgerichtet oder gekippt wird?
- Die Arme zur Seite öffnen und vor dem Körper schließen. Nach einigen Wiederholungen darauf achten, wann der Impuls zum Einatmen kommt: Beim Öffnen der Arme oder beim Schließen?
- Die Schultern heben und senken. Nach einigen Wiederholungen darauf achten, wann der Impuls zum Einatmen kommt: Beim Heben der Schultern oder beim Senken?

Hinweise für die Kursleitung

Erst wird die Bewegung durchgeführt, ohne auf den Atem zu achten. Nach einigen Wiederholungen sollen sich die Teilnehmer auf den Atem konzentrieren und wahrnehmen, wie sich der Atem auf die Bewegung einstellt. Wann wird eingeatmet, wann wird ausgeatmet? Alle Bewegungen sollten in dem Rhythmus durchgeführt werden, wie er einem entspricht. Dies muss oft erst durch Experimentieren herausgefunden werden. Es gibt kein Richtig oder Falsch, wichtig ist, bei den Übungen zu beobachten, wie der Atem auf die Bewegung reagiert. Auch hier hilft experimentieren, um auch Neues zu erfahren.

Ziel des Alltagstrainings ist es, dass die Teilnehmer ihren Atem mit der Bewegung koordinieren und dabei den Atem entspannt fließen lassen. Die Atmung sollte die Bewegung begleiten und nicht stocken, ein Bewegungsfluss entsteht.

Es empfiehlt sich, Entspannungsmusik zu verwenden, damit die Bewegungen fast meditativ ausgeführt werden.

Die Erfahrungen aus dem Alltagstraining werden direkt auf den Übungsablauf der koordinativen Reihe übertragen. Die weiteren Übungen der koordinativen Reihe können je nach Bedürfnis der Gruppe weiterhin eher meditativ ausgeführt werden, oder dynamischer. Wichtig ist, die oben genannten Prinzipien beizubehalten: Erst die Übung durchführen, ohne auf die Atmung zu achten, dann beobachten, wie sich der Atem auf die Übung einstellt und die Übung mit dem Atem koordiniert weiter ausführen. Wesentlich ist das Ziel, den Atem während der Übungen entspannt fließen zu lassen.

Ganzkörperkräftigung (koordinative Reihe)

Da das bewusste Einbeziehen der Atmung den Teilnehmern bereits viel Konzentration abverlangt, wird die Übungsreihe wie in Stunde 3 absolviert. Die Dehnübungen werden in dieser Stunde in der Entspannungsphase durchgeführt.

Übungsablauf

1

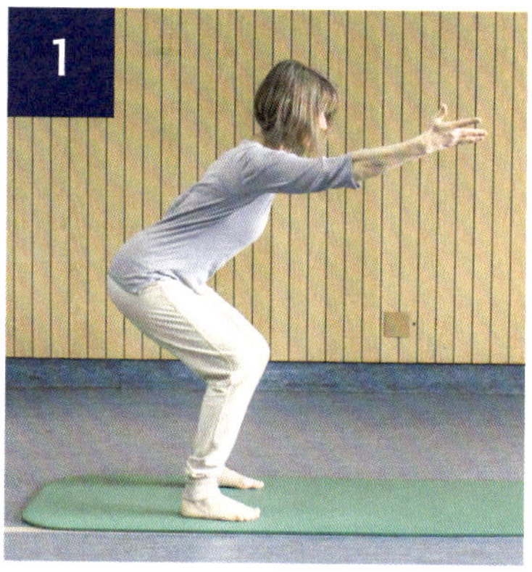

2

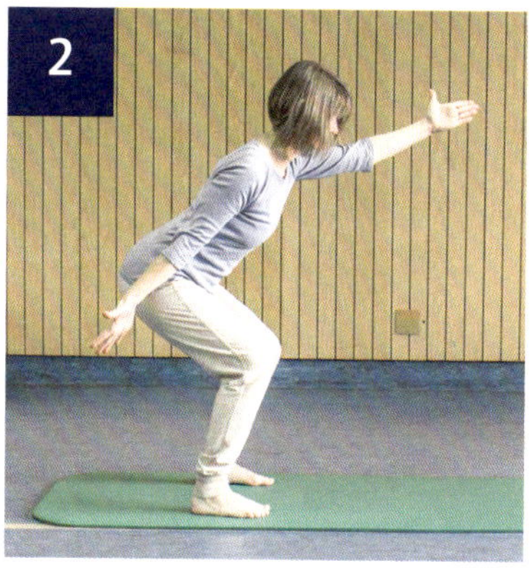

3

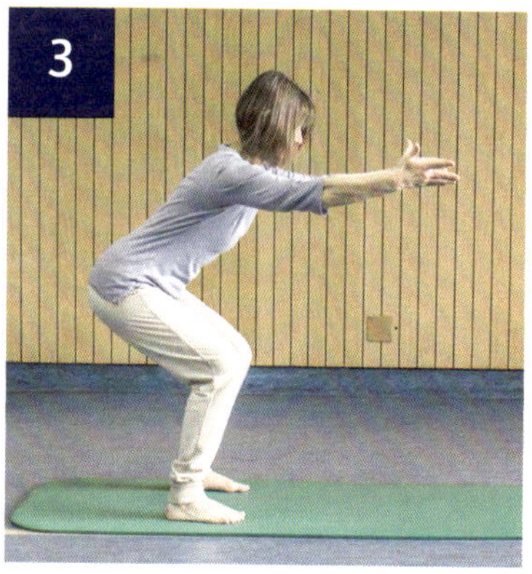

Kniebeuge: Beim Beugen der Beine wird im Wechsel einmal der rechte Arm, der linke Arm und dann werden beide zusammen nach vorne genommen. Beim nächsten Mal ist die Reihenfolge andersherum: Nun beginnt der linke Arm. Die Reihenfolge ist: rechts – links – beide – links – rechts – beide – rechts usw.

4 Stand, sich in alle Richtungen räkeln und dehnen.

5

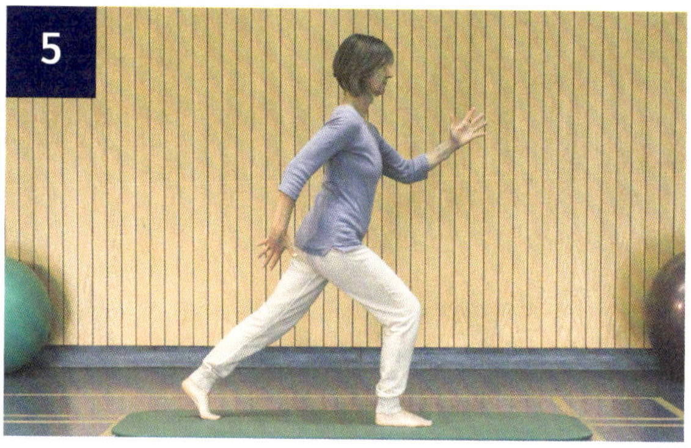

Wechselweise einen großen Schritt vor und zurück mit kräftigem Abstoßmachen, dabei werden die Arme gegengleich bewegt.

6

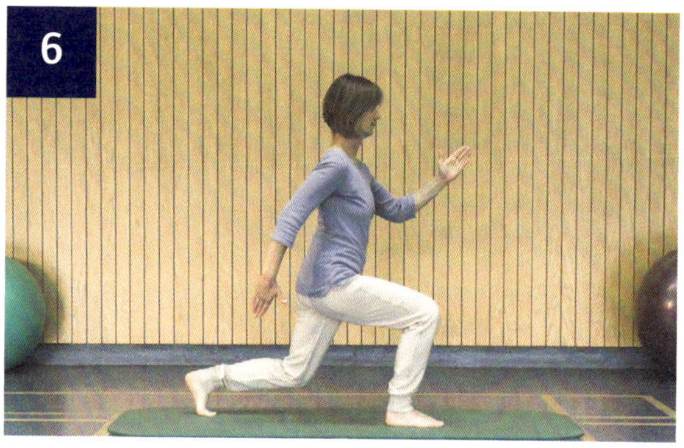

Ausfallschritt: Rechtes Bein vorne, die Arme werden gegengleich bewegt.

7

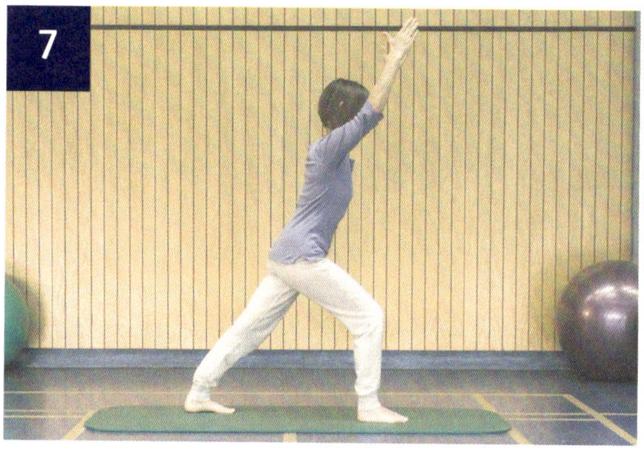

Dehnung der linken Wade und der Oberkörpervorderseite aus dem Ausfallschritt

8

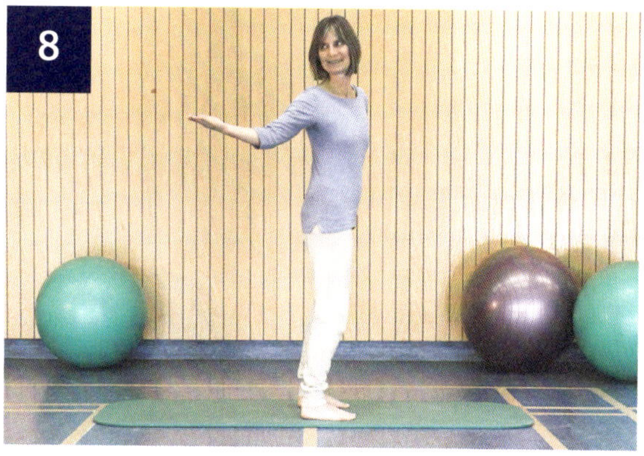

Stand, Rotation der Brustwirbelsäule

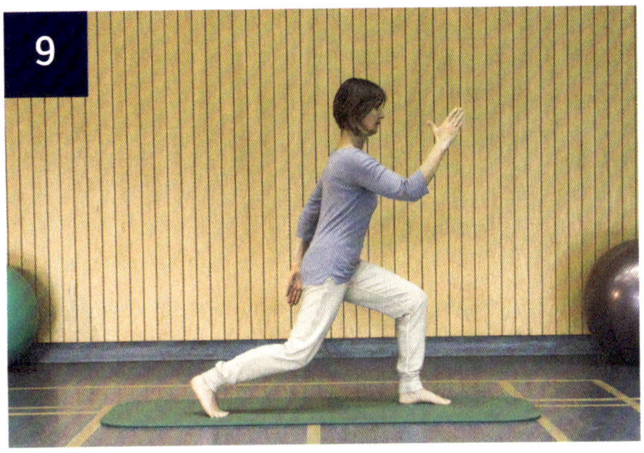

Ausfallschritt: Linkes Bein vorne, die Arme werden gegengleich bewegt.

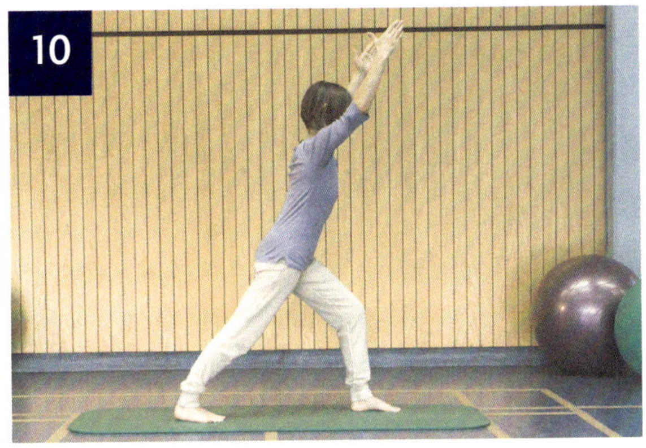

Dehnung der rechten Wade und der Oberkörpervorderseite aus dem Ausfallschritt

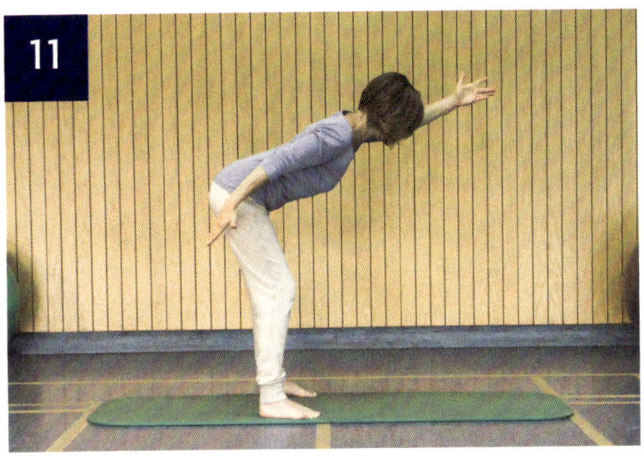

Vorbeuge: Dabei den rechten und linken Arm beim Vorbeugen wechselweise in Richtung Kopf heben.

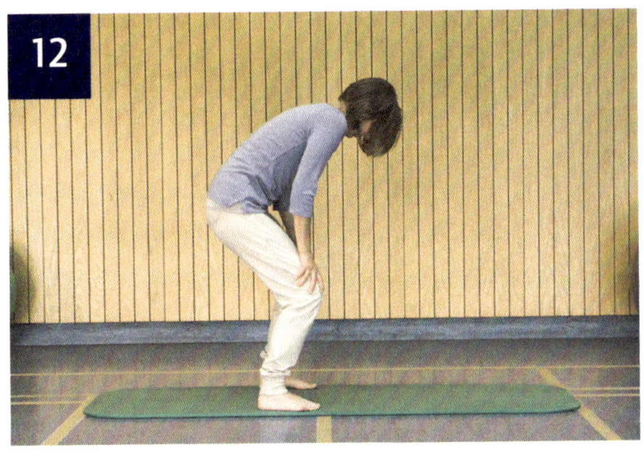

Den Rücken durchbewegen.

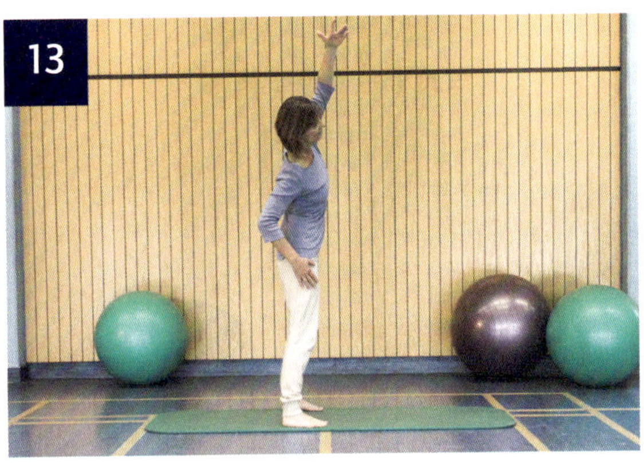

Sich strecken, Seitbeuge

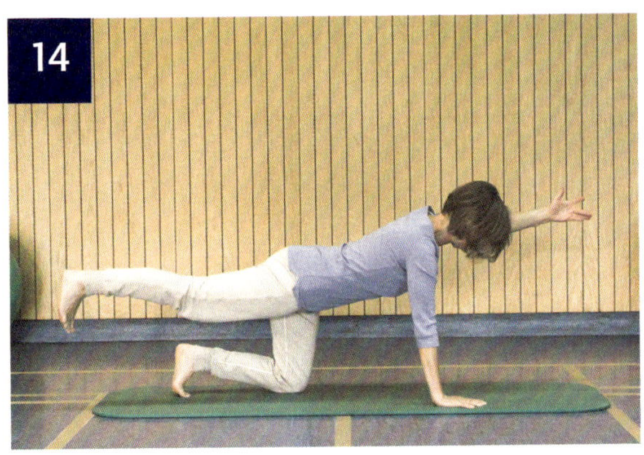

Herunterrollen in den **Vierfüßlerstand**, den Rücken durchbewegen.
Die Beine nach hinten oben strecken, gleichzeitig den gegenüberliegenden Arm nach vorne strecken.

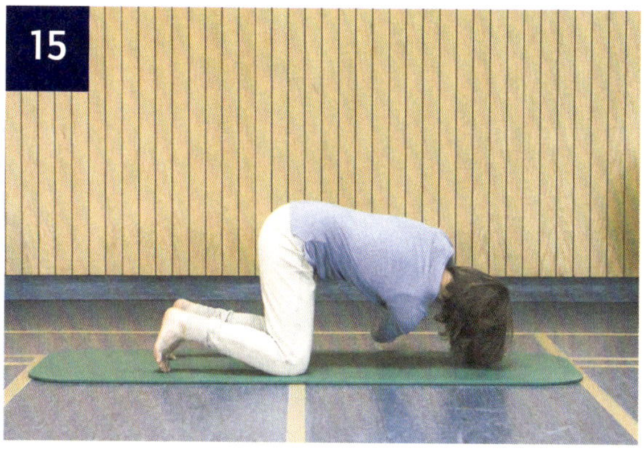

Rotation der Brustwirbelsäule aus dem Vierfüßlerstand

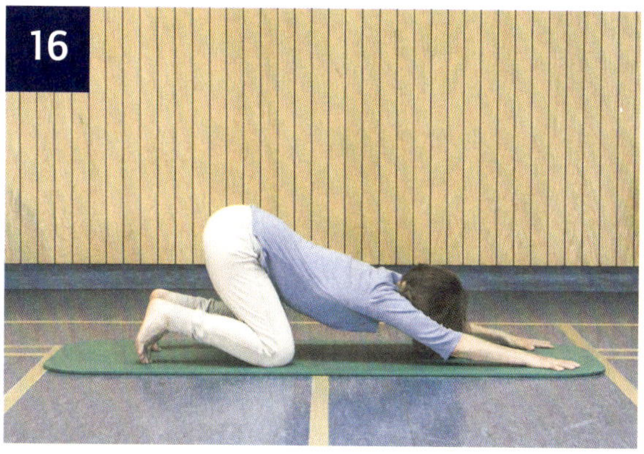

Rutschhalte

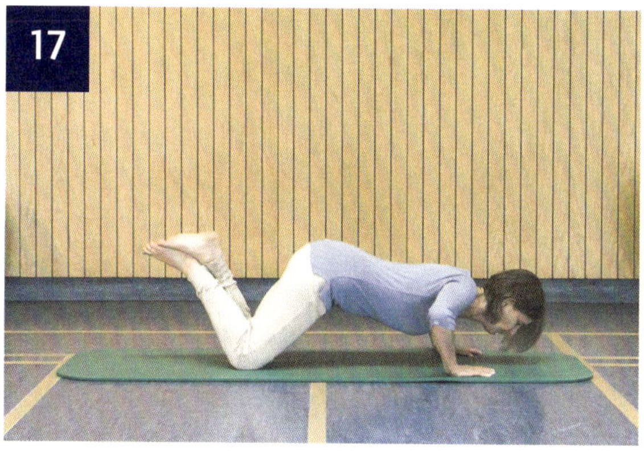

Liegestütze

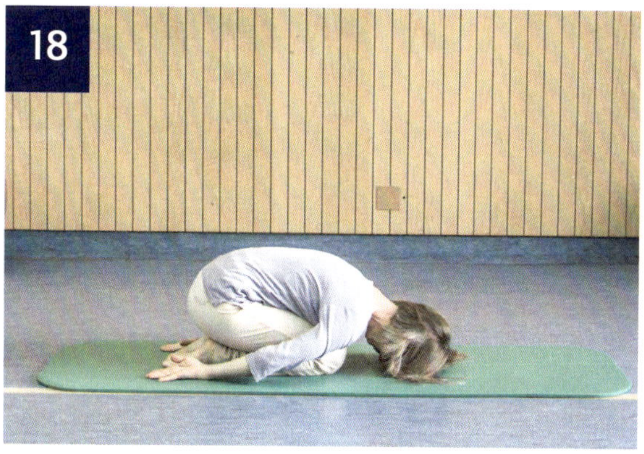

Päckchen

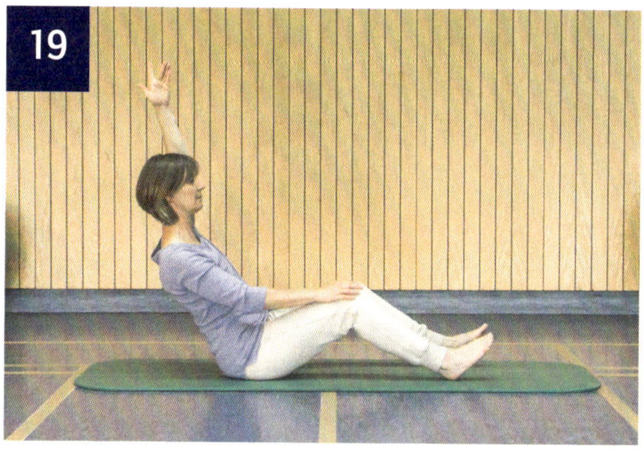

Bauchmuskeln im Sitzen: Wechselweise jeweils einen Arm über den Kopf heben.

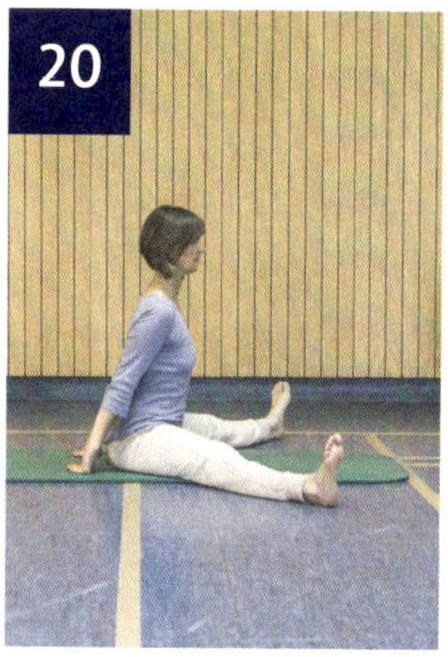

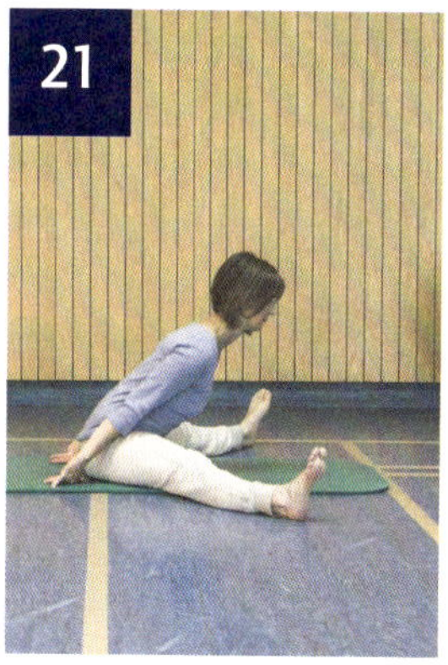

Grätschsitz

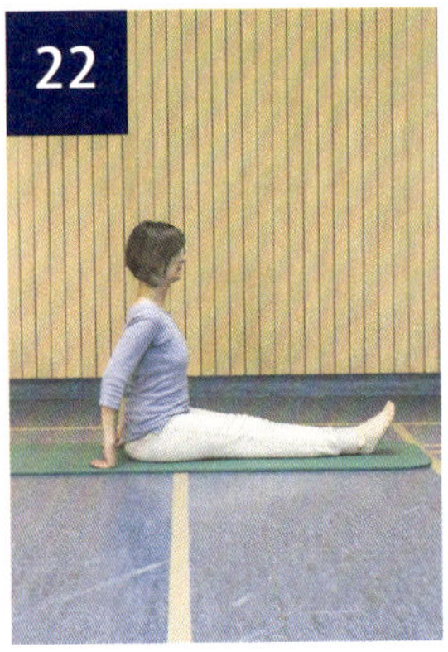

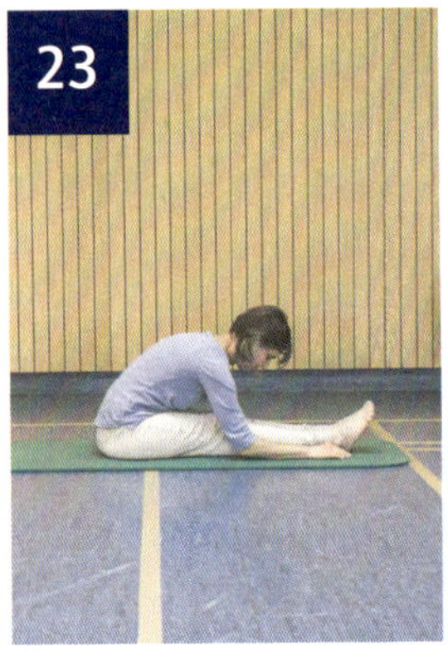

Langsitz

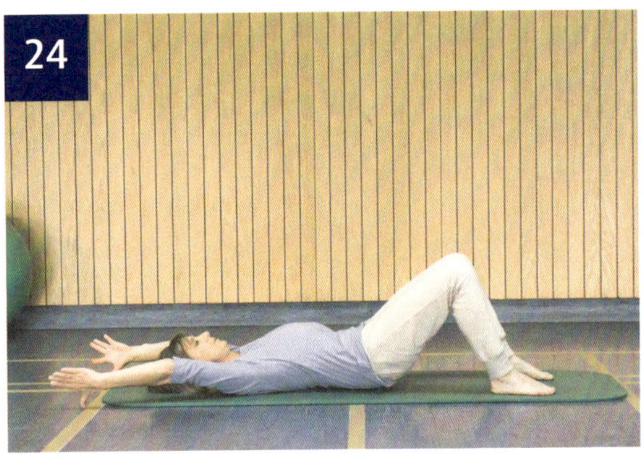

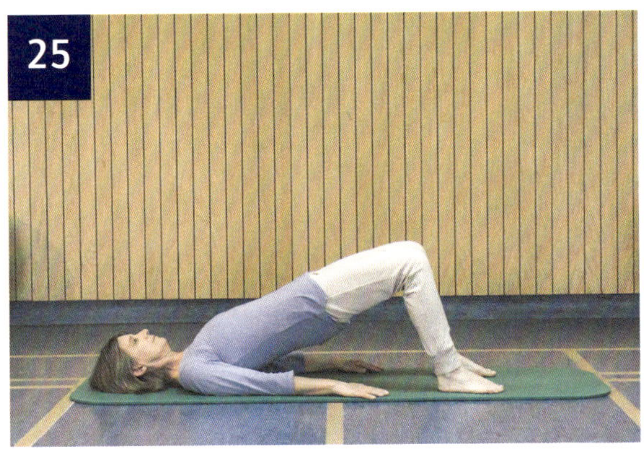

Rückenlage, **Beckenlift:** Wechselweise beide Arme über dem Kopf und neben dem Rumpf ablegen, während das Becken gehoben und gesenkt wird.

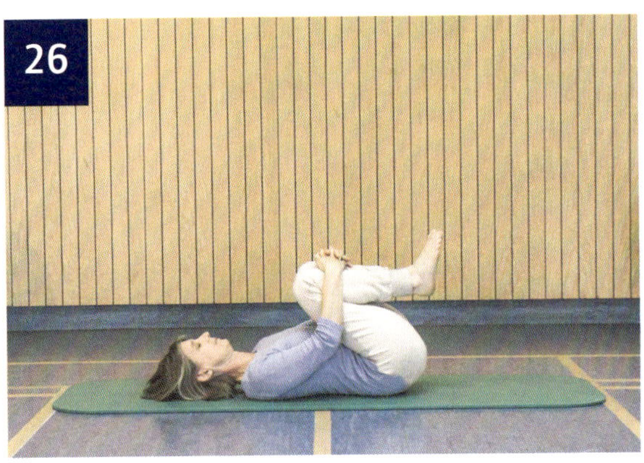

Beide Beine heranziehen, die Hände sind auf den Knien, kreisen.

Hinweise für die Kursleitung

Der Fokus dieser Übungsreihe liegt ganz klar auf einer fließenden, entspannten und gelösten Atmung. Alle Übungen sollten ruhig und langsam ausgeführt werden, jedoch nicht so meditativ wie während des Alltagstrainings. Alle Prinzipien des Alltagstrainings werden auf die Übungsreihe übertragen:

- Zunächst die Ausführung der Übung, ohne die Atmung zu beachten.
- Nach wenigen Wiederholungen darauf achten, wann der Impuls zum Einatmen kommt.
- Dies bewusst wahrnehmen und für die weiteren Bewegungen anwenden.
- Experimentieren: Ein- und Ausatmen wechseln.
- Die mühelosere Variante wählen.

Es empfiehlt sich, im weiteren Verlauf des Kurses immer wieder den Atem mit einzubeziehen und die Teilnehmer daran zu erinnern, Atmung und Bewegung aneinanderzukoppeln.

Entspannung

Sammeln

- Kontrollieren der Lage, ob sie sich bequem anfühlt. Ausprobieren, ob es sich besser mit angestellten oder gestreckten Beinen anfühlt. Ruhig die Position noch korrigieren, bis sich die Lage angenehm anfühlt.
- Reflexion: Die Stunde wird vom Kursleiter kurz wiederholt, die Teilnehmer sollen dies gedanklich begleiten. Der Atem stand deutlich im Mittelpunkt. Ist die Atmung bewusster geworden?
- Sammeln: Nachspüren, ob die Lage sich noch angenehm anfühlt. Eventuell korrigieren. Wer möchte, kann die Augen schließen. Spüren, wie der Körper aufliegt. Können wir die Länge unseres Körpers spüren?

Atementspannung

- Die Achtsamkeit auf den Atem lenken.
- Den Atem beobachten.
- Den Atem immer sanfter werden lassen. Das Einatmen sollte komplett ohne jeglichen Kraftaufwand geschehen, so sanft und wohltuend wie möglich.
- Das anschließende Ausatmen geschieht ausschließlich durch ein Lösen der Spannung, das Ausatmen ist ein passives „Loslassen".
- Sich dem entspannten Atmen hingeben.
- Nun den entspannten Atem mit den Dehnübungen kombinieren: Während der Dehnung im Ausatmen den zu dehnenden Bereich bewusst entspannen, loslassen bzw. „weich werden lassen". Das Dehnen sollte kein Zerren oder Reißen sein, sondern ein wohliges, entspanntes Dehnen im Einklang mit dem Atem.

27

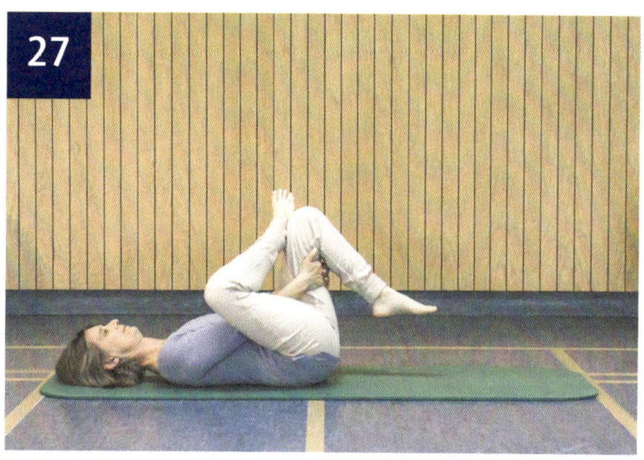

Dehnung der Gesäß- und Hüftmuskulatur, Förderung der Außenrotation im Hüftgelenk

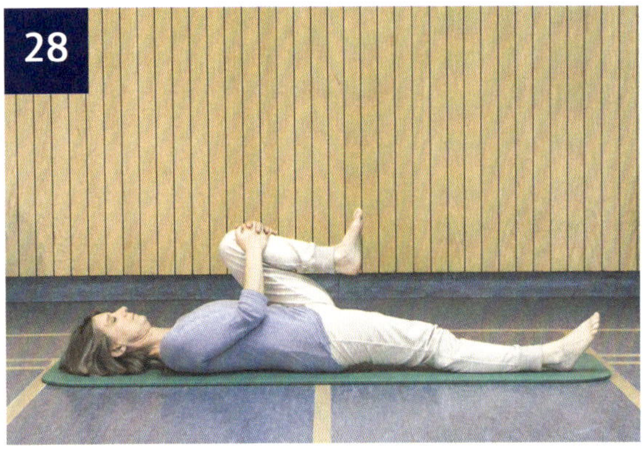

Dehnung der hinteren Oberschenkel-, Gesäß- und Hüftmuskulatur

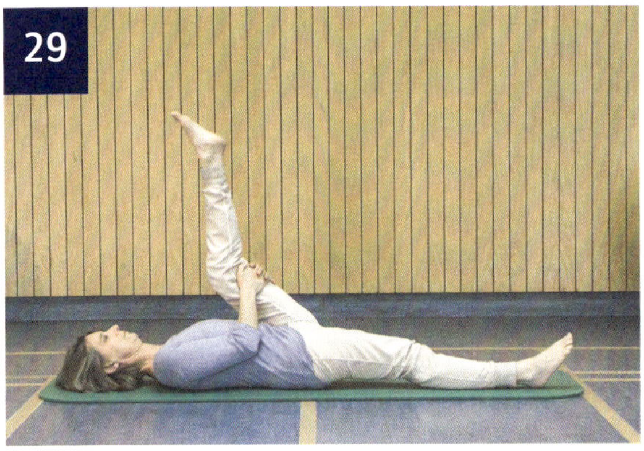

Dehnung der hinteren Oberschenkel-, Gesäß- und Hüftmuskulatur

Alles ausschütteln.

In Rückenlage bleiben.

- Im Sitzen erfolgt eine kurze Reflexion über die Entspannungsphase: Konnte ein Unterschied zwischen tiefem Atmen mit viel Kraftaufwand und dem sanften Atmen gespürt werden? Was hat sich entspannter angefühlt? Häufig ist „weniger" mehr!

Methodische Hinweise

Das Ziel der Atementspannung ist in dieser Kurseinheit, ein Gefühl für den freien und entspannten Atem herzustellen. Beim Dehnen soll das Gefühl vermittelt werden, dass nur ein Muskel, der sich entspannt, gedehnt werden kann.

Ausklang und Aktiv-Aufgaben

Die Teilnehmer kommen in den Stand. Erst werden Hände und Arme, dann Füße und Beine und schließlich Schultern und der ganze Körper ausgeschüttelt. Die Aktiv-Aufgaben werden nochmals besprochen. Die Teilnehmerunterlagen werden verteilt, das Thema der nächsten Stunde wird bekannt gegeben.

Hinweise für die nächste Stunde: Die Teilnehmer werden informiert, dass die Übung des Alltagstrainings in Stunde 5 barfuß oder in Strümpfen erfolgen wird. Es erfolgt die gemeinsame Verabschiedung.

Kurseinheit 5:

Füße, Hüfte und Becken: Eine wichtiges Team

PHASE	INHALTE	DETAILZIELE	DAUER (MIN)
Begrüßung und Schwerpunktthema	• Besprechung der Aktiv-Aufgaben • Vorstellung Schwerpunktthema und Stundeninhalt	• Einstimmen auf den Stundenverlauf	5
Aufwärmen	• Gangvariationen	• Bewusstmachen von Bewegungsvielfalt	5
Alltagstraining	• Information über die funktionelle Einheit Fuß, Hüfte und Becken • Der *kurze Fuß*	• Wahrnehmung der Beinachsen • Wahrnehmung der Längsspannung und Aufrichtung	15
Ganzkörperkräftigung (koordinative Reihe mit Basisübungen im Zentrum)	• Variationen der Basisübungen • Ansteuerung über den *kurzen Fuß* • Kniebeuge • Ausfallschritt • Vorbeuge • Vierfüßlerstand • Liegestütz • Bauchmuskeln im Sitz • Beckenlift • Mobilisierungen und Dehnungen	• Beinachsentraining • Kräftigung der Bein-, Gesäß- und Rumpfmuskulatur • Kräftigung und Stabilisierung der Schulter-, Rumpf-, Hüft- und Gesäßmuskulatur • Rumpfstabilisation • Kräftigung der Rumpfmuskulatur • Kräftigung der Körperrückseite • Beweglichkeit	20
Entspannung	• Sich sammeln und Reflexion der Stunde • Entspannung der Hüftbeuger und der Lendenmuskulatur	• Reflexion der Stunde • Entspannungsfähigkeit der Hüftbeuger und der Lendenmuskulatur	10
Ausklang	• Besprechung der Aktiv-Aufgaben • Verteilung der TN-Unterlagen		5

Stundenüberblick

Zu Beginn wird an das Thema „Aufrichtung" von Kurseinheit 3 angeknüpft. Aufrichtung ist ohne gerade ausgerichtete Beinachsen und ein aufgerichtetes Becken kaum möglich. Um ein Gefühl für die Funktionseinheit Füße-Hüfte-Becken zu bekommen, werden beim Aufwärmen verschiedene Gangarten (z. B. Schlendern, Watscheln, Stolzieren) durchgeführt. Das Alltagstraining beinhaltet den „Klassiker" für Aufrichtung und Beinachsen, den *kurzen Fuß** nach Janda.

Im Kräftigungsteil wird jede Basisübung im Stand über den kurzen Fuß angesteuert, der Fokus liegt auf ausgerichteten Beinachsen. Da dies bereits ein hohes Maß an Konzentration verlangt, wird die koordinative Reihe von den Kurseinheiten 3 und 4 nur geringfügig verändert. Für eine Intensitätssteigerung können bei leistungsfähigeren Gruppen auch leichte Hanteln verwendet werden. Die Entspannungsphase beinhaltet eine Übung zur Entspannung der Hüftbeuger- und Lendenmuskulatur.

Kursphasen

Begrüßung und Schwerpunktthema (10-stündiger Kurs)

Die Kursleitung bespricht mit den Teilnehmern die Aktiv-Aufgaben der letzten Stunde. Gibt es schon mehr Bewegung im Alltag? Wurde gependelt und fleißig geduscht? Hat sich das Sitzen bereits verändert?

Begrüßung und Schwerpunktthema (12-stündiger Kurs)

Die Kursleitung bespricht mit den Teilnehmern die Aktiv-Aufgaben der letzten Stunde.

Ist es gelungen, eine entspannte Atmung im Alltag zu praktizieren? Konnten Bewegungen mit dem Atem koordiniert werden? Wurden Gehstrecken schneller absolviert, und konnte dabei eine entspannte Nasenatmung beibehalten werden?

Wissensvermittlung

Als Überleitung zum Schwerpunktthema bietet sich der Hinweis an, dass Bewegungsmangel und/oder zu viel Sitzen auf Dauer auch Beine, Knie und Hüften unterfordert. Das Gefühl für die Beinachsen und Bewegungsrichtungen der Gelenke geht verloren. Das daraus resultierende, mangelnde Bewegungsgefühl kann deutliche negative Folgen für die betroffenen Gelenke haben: Die Gelenkknorpel werden nur unzureichend ernährt, da hierfür Druck und Entlastung notwendig sind. In den Gelenken können sich Bewegungseinschränkungen entwickeln, die sich negativ auf das betroffene und die benachbarten Gelenke auswirken und eine mühelose Aufrichtung behindern. Es entstehen unter Umständen Fehlhaltungen in allen betroffenen Gelenken, die in Verspannungen, Schmerzen und degenerativen Prozessen münden können.

Bei Teilnehmern, die körperlich anstrengende Berufe ausüben, sollte darauf eingegangen werden, dass es gerade in diesem Fall wesentlich ist, die Beinachsen ausgerichtet und stabil halten zu können.

* Der **kurze Fuß nach Janda** oder die *Propriozeptive Sensomotorische Fazilitation* (PSF) ist in der Manuellen Therapie oder Physiotherapie eine Übung, mit der durch Intensivierung des Fußsohlenkontaktes auf dem Untergrund reflektorisch abgeschwächte, gehemmte Muskelketten aktiviert und durch regelmäßige Wiederholungen physiologisch günstige Bewegungsmuster wieder erlernt und Fehlhaltungen vermindert werden sollen. Namensgeber der Übung ist der tschechische Neurologe Janda. Quelle: Wikipedia

Die Kursleitung fasst den Text der Teilnehmerunterlagen für Kurseinheit 5 zusammen. Die Übung des Aufwärmens nimmt die Thematik auf, indem sie auf Gangvarianten Bezug nimmt.

Aufwärmen

Die Bewegungsmöglichkeiten unserer Füße sind enorm vielfältig. Ermöglicht wird dies durch die komplexe Struktur des Fußes. Es ist überraschend, wie viele verschiedene Wörter die Art des Gehens beschreiben können.

- Die Teilnehmer stehen nach der Begrüßung und Wissensvermittlung noch im Kreis und suchen Worte für verschiedene Arten zu gehen: z. B. schleichen, schlappen, stolzieren etc.
- Der Übungsleiter erklärt, dass für jede Fortbewegungsart der Fuß entsprechend aufgesetzt und bewegt wird. Den Füßen folgt die Körperhaltung: Je nach Fortbewegungsart und emotionalem Befinden wird der Körper z. B. stolz aufgerichtet (stolzieren), gebückt (schleichen) oder kraftlos und traurig gehalten (sich dahinschleppen).
- Nun erhält jeder Teilnehmer ein Kärtchen mit einer Fortbewegungsart (s. Kopiervorlage 1 im Anhang, zweimal kopieren) ohne den anderen zu sagen, was gezogen wurde. Jeweils zwei Kärtchen sind immer doppelt, sodass zwei Teilnehmer identische Karten ziehen. Deshalb muss die Zahl der Teilnehmer gerade sein.
- Die Teilnehmer versuchen, sich entsprechend dem Kärtchen zu bewegen und machen sich bewusst, was das „Spezielle" an dieser Bewegung ist, wie der Fuß eingesetzt wird und die Körperhaltung darauf reagiert.

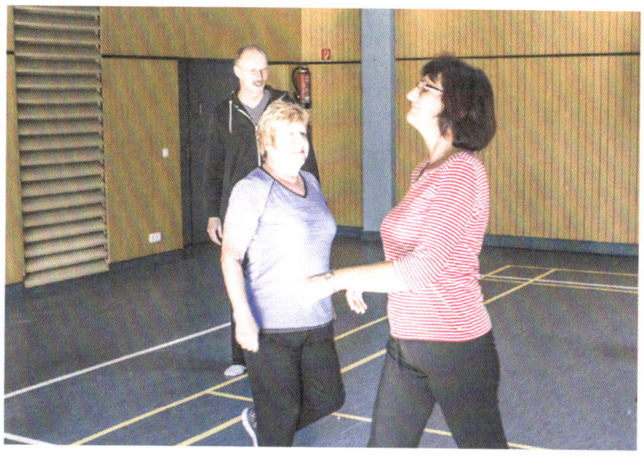

- Ist die Bewegung vertraut, suchen die Teilnehmer den Partner, der die gleiche Gangart gezogen hat.

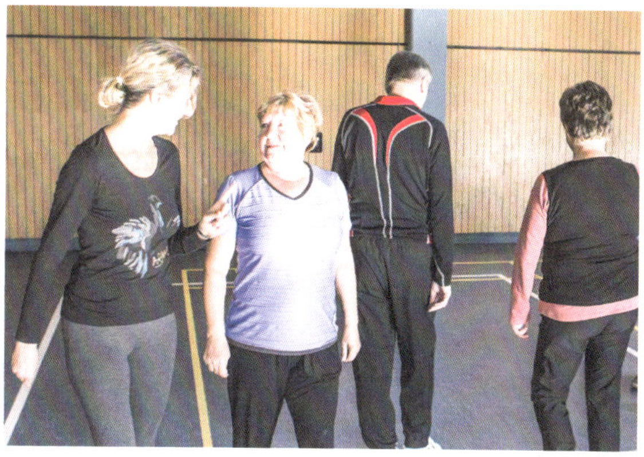

- Danach legen beide ihre Kärtchen in die Schachtel und ziehen neue.

Nach einigen Wiederholungen kommen die Teilnehmer im Kreis zusammen. Es wird gemeinsam überlegt, wie die eigene Bewegungsform im Alltag aussieht. Wie vielfältig bewegen wir uns eigentlich? Geben wir unseren Füßen genug Auslauf?

Alltagstraining

Der *kurze* Fuß von Janda

Diese Übung wurde vom tschechischen Neurologen Vladimir Janda entwickelt, um über die Aktivierung neuromuskulärer Bahnen die aufrichtenden Strukturen des Körpers zu stimulieren und verloren gegangene physiologische Bewegungsmuster wieder neu zu erlernen. Diese Übung ist sehr effizient, da mit nur einer Übung die Fußmuskulatur gekräftigt wird, die Fußgewölbe sich wieder aufbauen, die Beinachsen sich ausrichten und der Rumpf in die Aufrichtung wächst. Die für die Aufrichtung relevanten Muskelketten werden aktiviert, Fehlhaltungen können mit einem genügend großen Übungszeitraum behoben werden.

Die Übung sollte möglichst ohne Schuhe, im Idealfall barfuß, durchgeführt werden. Als Vorbereitung empfiehlt sich die Pendel- und die Duschübung.

Die Übung wird in drei Schritten durchgeführt, ein Schritt baut auf dem nächsten auf.

Ausgangsstellung:

- Die Knie nicht durchstrecken, der untere Rücken ist lang und entspannt, Arme und Schultern sind locker.
- Die Fersen stehen senkrecht zum Boden.
- Kopf in Aufrichtung, der Nacken ist lang und entspannt.
- Diese Ausgangsstellung bewusst wahrnehmen, evtl. mit geschlossenen Augen.

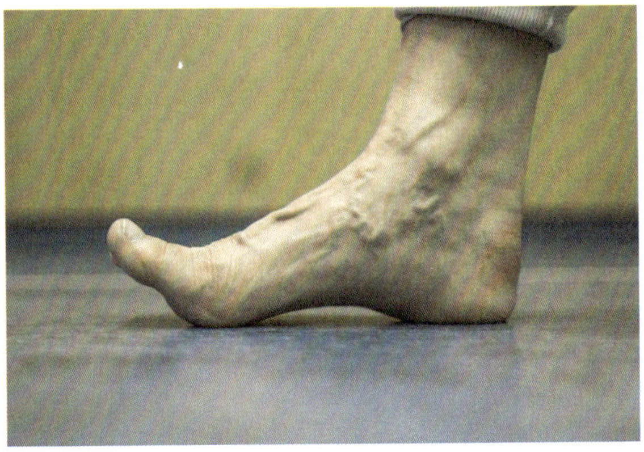

Schritt 1:

- Die Zehen erst abheben und senken, dann so weit wie möglich auseinanderspreizen.

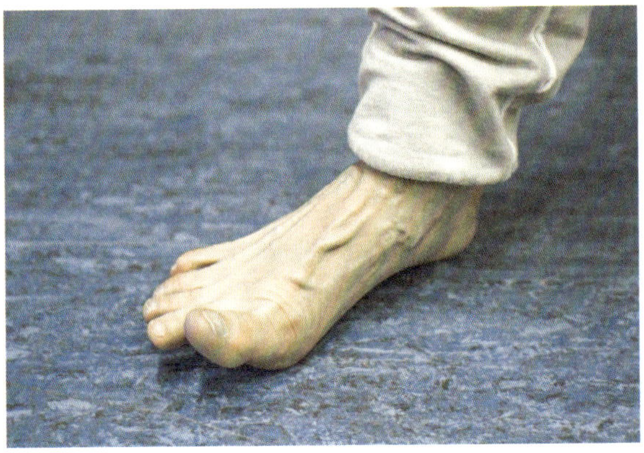

Schritt 2:

- Mit den Fußballen (wie Saugnäpfe) sich am Boden festsaugen.
- Die Zehen drücken in den Boden, ohne zu krallen.
- Nun versuchen, die Strecke zwischen Fersen und Zehen zu verkürzen, dabei werden die Zehen am Boden entlang Richtung Fersen gezogen. Die Bewegung bzw. Verkürzung ist nur minimal, aber spürbar.
- Kein Aufgeben der Spreizhaltung, kein Zehenkrallen!

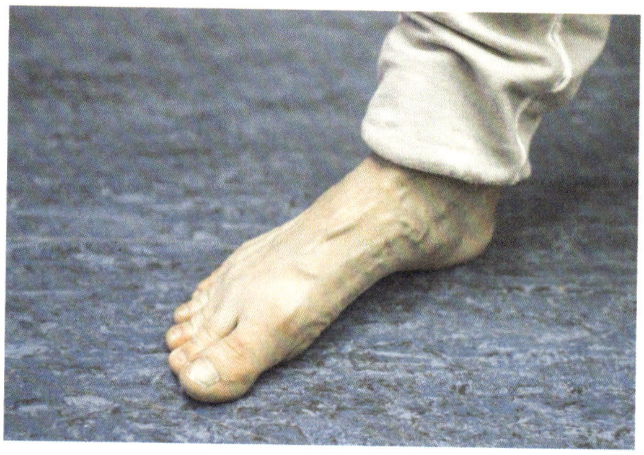

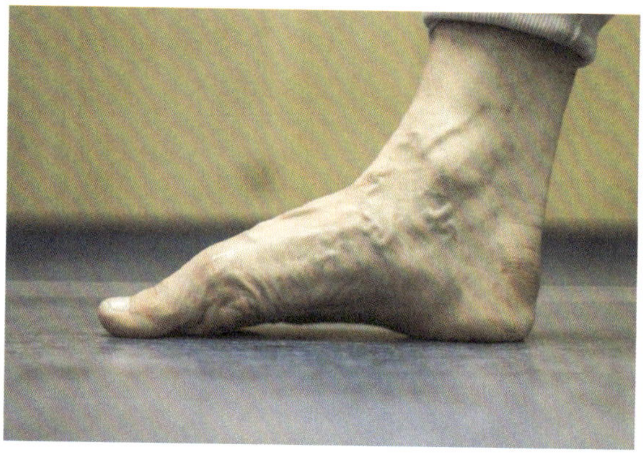

Schritt 3:

- Sich vorstellen, man steht auf einem Tuch, das mit den Füßen sanft nach links und rechts auseinandergezogen bzw. gespannt wird.
- Auf keinen Fall den Druck des Großzehenballens auf den Boden aufgeben! Nicht stark auseinanderziehen!

Aufmerksamkeit lenken auf

- Bis wohin ist Muskelspannung wahrnehmbar?
- Was passiert mit dem Fußgewölbe?
- Wie fühlt sich der Stand am Boden an? Stabil/labil, sicher/unsicher?
- Was passiert mit den Oberschenkeln und der Hüfte?
- Kann sich das Becken nun entspannt aufrichten, d. h., sinkt das Becken entspannt in Richtung Boden?
- Die Atmung fließen lassen.
- Gelingt die Aufrichtung?

Methodische Hinweise

Es ist wichtig, dass die Übung korrekt ausgeführt wird. Es darf nicht zu viel Spannung aufgebaut werden.

Den Teilnehmern sollte Zeit zum Spüren gegeben werden.

Die Spannung wird für einige Sekunden gehalten und 3- bis 4-mal hintereinander wiederholt.

Pro Tag sollten möglichst 10 Übungseinheiten durchgeführt werden (s. Aktiv-Aufgabe der Teilnehmerunterlage).

Die Übung kann auch im Sitzen ausgeführt werden.

Hintergrundwissen für die Kursleitung

Durch das „Ansaugen" von Ballen und Zehen – ohne das Krallen der Zehen – und durch das Heranziehen der Zehen in Richtung Ferse entsteht ein Impuls für den Aufbau von Längs- und Quergewölbe. Das früher praktizierte Krallen und Greifen der Zehen ist kontraproduktiv, da es dafür keine funktionelle Entsprechung gibt. Beim Gehen oder Laufen drücken die Zehen beim Abstoß gegen den Boden, ihre Aufgabe ist es nicht, Dinge vom Boden aufzunehmen, sie sind kein Greiforgan.

Das sanfte Auseinanderziehen der Füße, während der Großzehenballen weiterhin Kontakt zum Boden behält, bewirkt eine leichte Außenrotation des Oberschenkels. Diese Drehrichtung ist funktionell außerordentlich wichtig für die gerade Ausrichtung der

Beinachsen. Dies zeigt sich deutlich an der Position der Kniescheibe, die sich nun nach vorne hin orientiert. Als weiteren Effekt baut sich das Längsgewölbe zusätzlich auf und die Hüfte öffnet sich spürbar, in der Leiste ist mehr Weite zu spüren. Diese Weite ist Balsam für das Hüftgelenk und sie ermöglicht es dem Becken, der Schwerkraft nachzugeben, Kreuzbein und Steißbein sinken passiv Richtung Boden. Allerdings gelingt dies nur, wenn gleichzeitig auch Hüftbeuger und die Lendenmuskulatur in der Lage sind, nachzugeben (s. Übung der Entspannungsphase).

Ganzkörperkräftigung

Durch die Konzentration auf die Ausgangsstellung im *kurzen Fuß* wird die Komplexität der koordinativen Reihe nur leicht erhöht. Es kommen weitere Armbewegungen sowie Veränderungen bezüglich der Ausgangs- und Endpositionen hinzu.

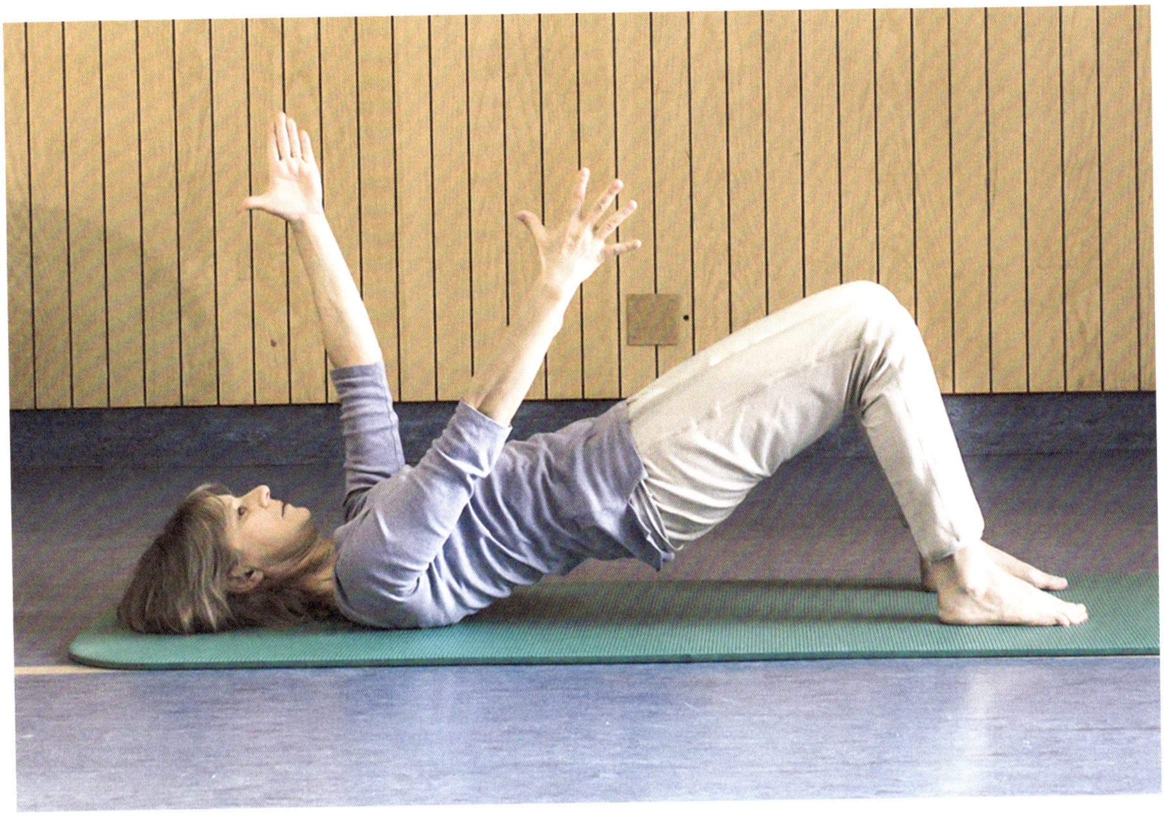

Übungsablauf

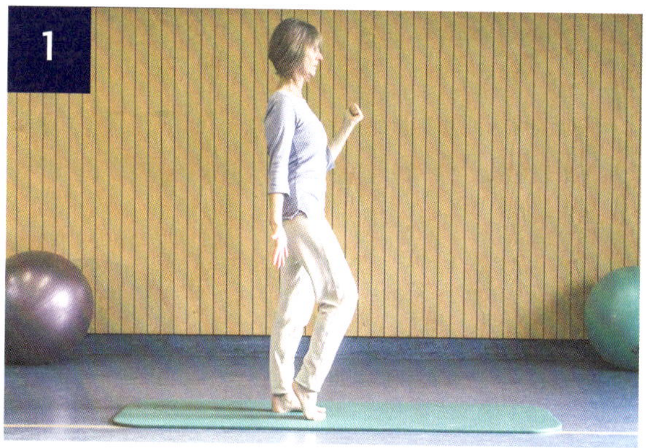

Wechselweises Fersenheben, wechselweise Biceps Curls, dabei ist eine Hand geöffnet, die andere Hand zur Faust geschlossen.

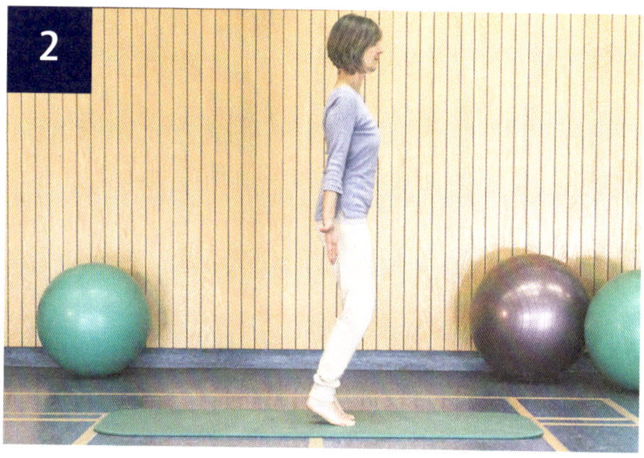

Leichtes Federn.

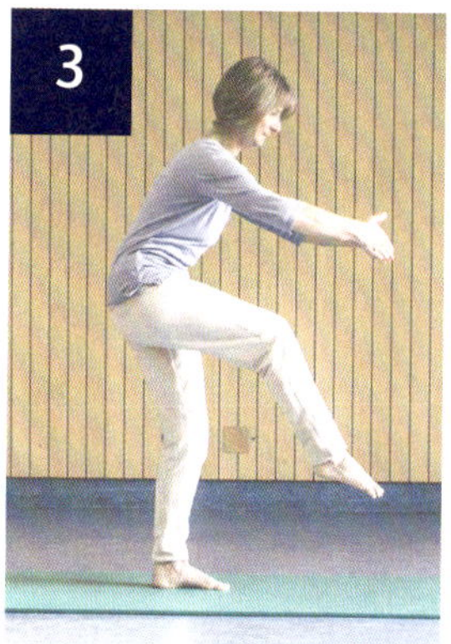

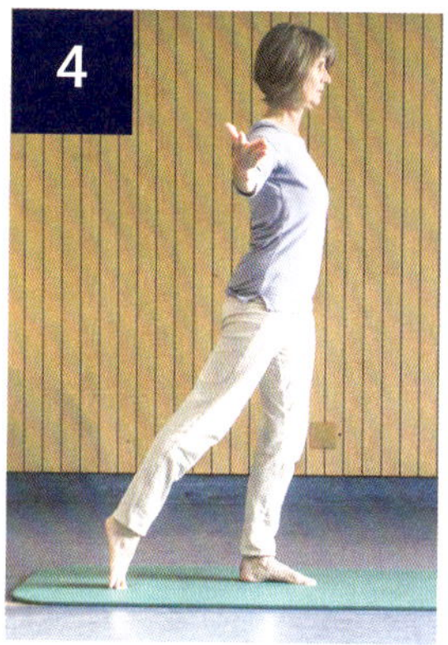

Die Knie heben, der Rumpf bleibt ruhig. Die Arme zur Seite öffnen und vor dem Körper schließen, dabei kommt es zur Extension und Flexion der Wirbelsäule. Wenn die Arme vorne geschlossen werden, das rechte Knie heben und im Anschluss weit hinten mit der Fußspitze aufsetzen. Nach einigen Wiederholungen Seitenwechsel.

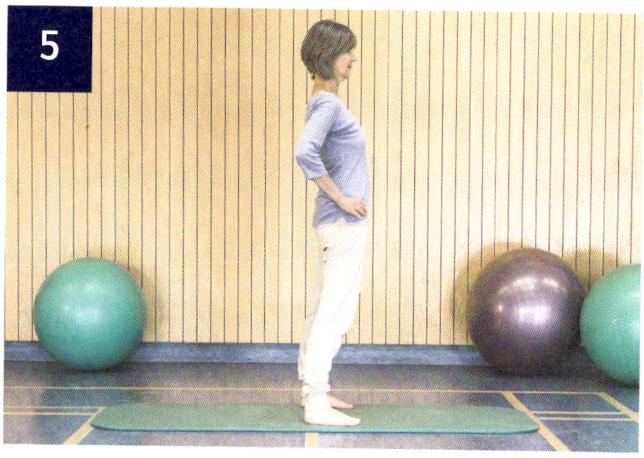

Das Becken kreisen.

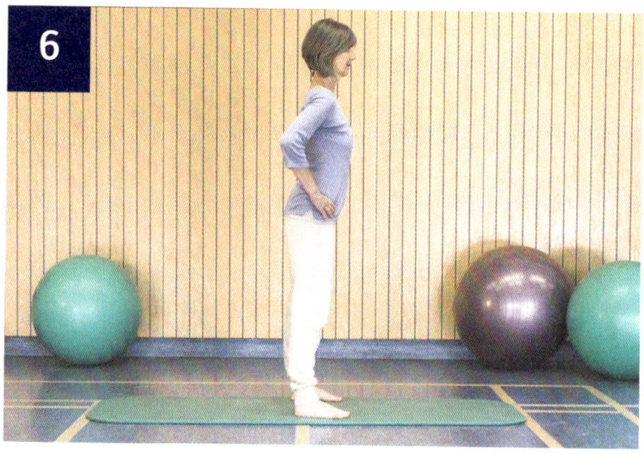

Beckenschaukel

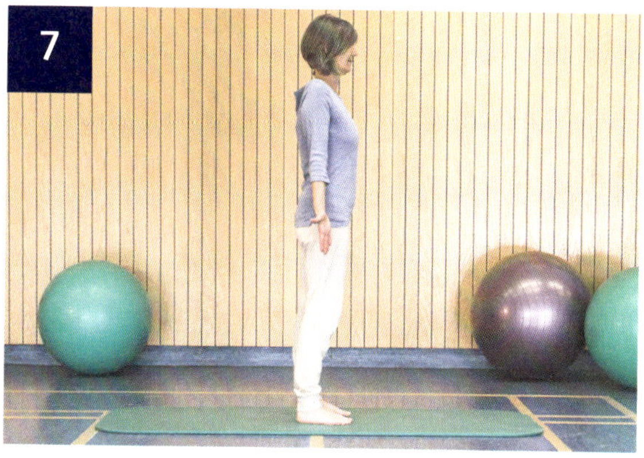

Die Schultern heben – entspannt sinken lassen, kreisen.

8

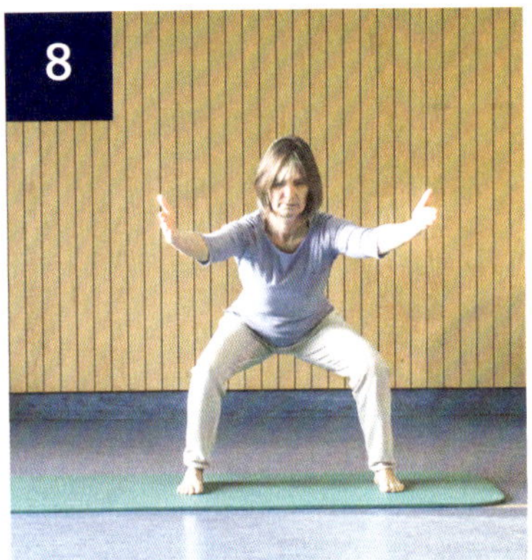

9

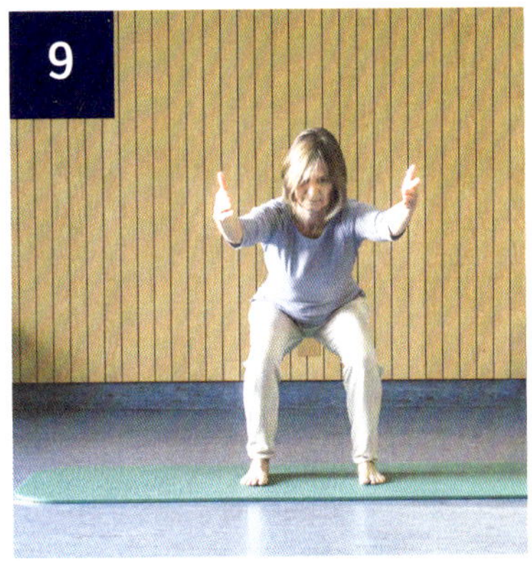

10

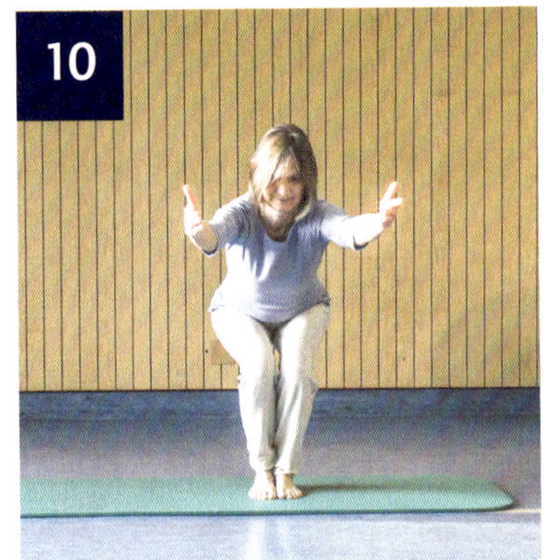

Kniebeuge: Variation der Spurbreite: Zwischen weiter und enger Beinstellung wechseln.

11 Stand, sich in alle Richtungen räkeln und dehnen.

12

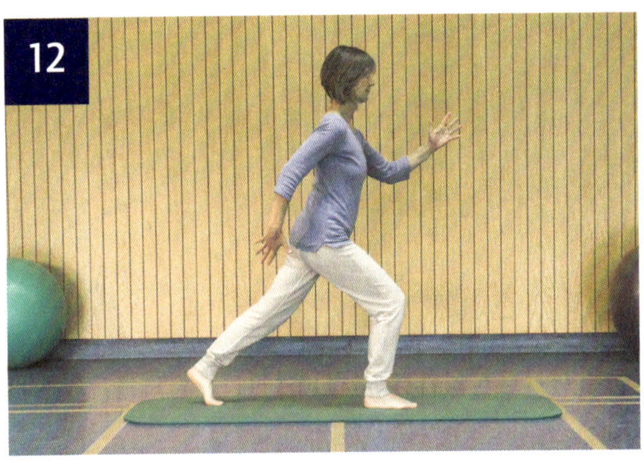

Einen großen Schritt rechts und links im Wechsel machen, dabei werden die Arme gegengleich bewegt.

13

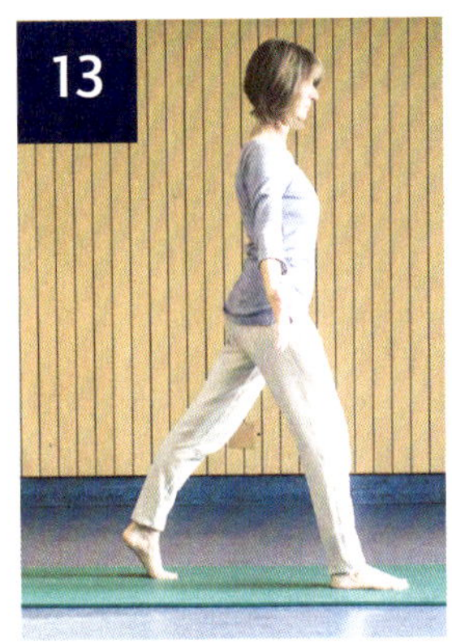

14

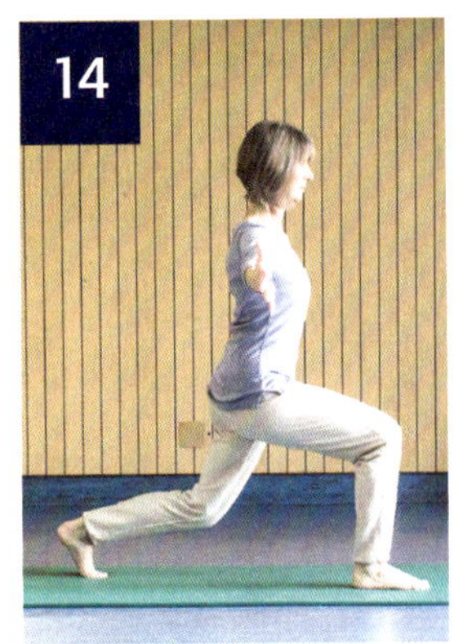

Ausfallschritt rechts: Beim Tiefgehen werden die Arme weit zur Seite gestreckt, die Finger sind gespreizt.

15

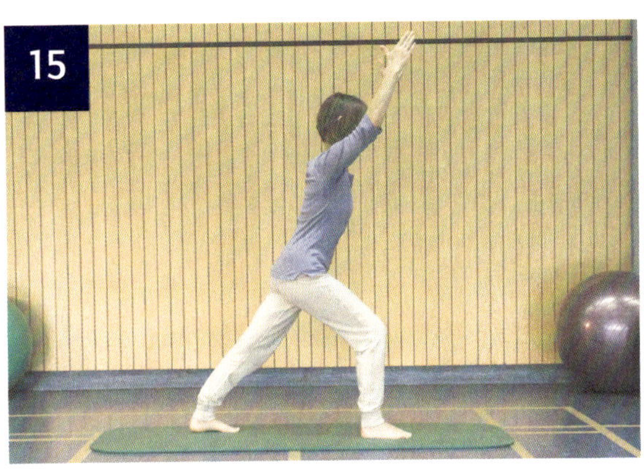

Dehnung der linken Wade und der Oberkörpervorderseite aus dem Ausfallschritt

16

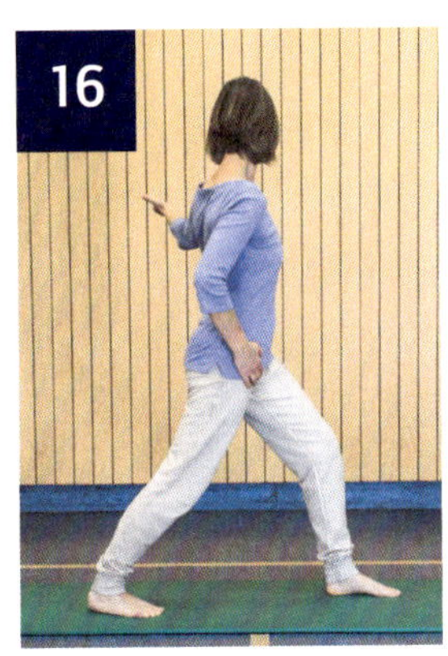

17

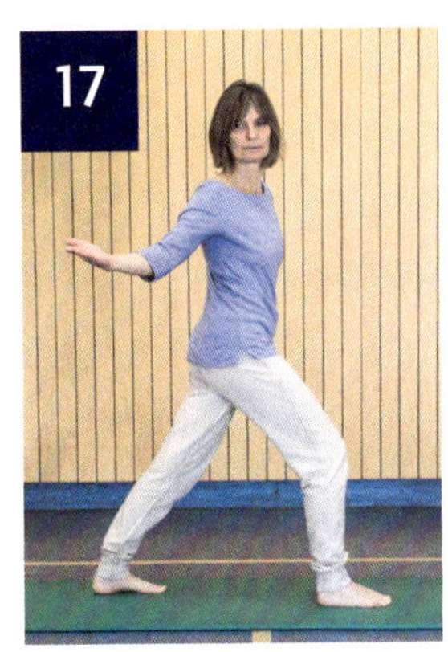

Stand, Rotation der Brustwirbelsäule aus dem Ausfallschritt

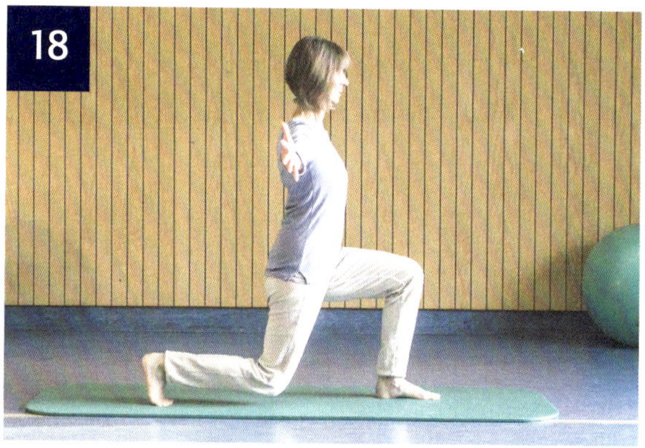

Ausfallschritt links: Beim Tiefgehen werden die Arme weit zur Seite gestreckt, die Finger sind gespreizt.

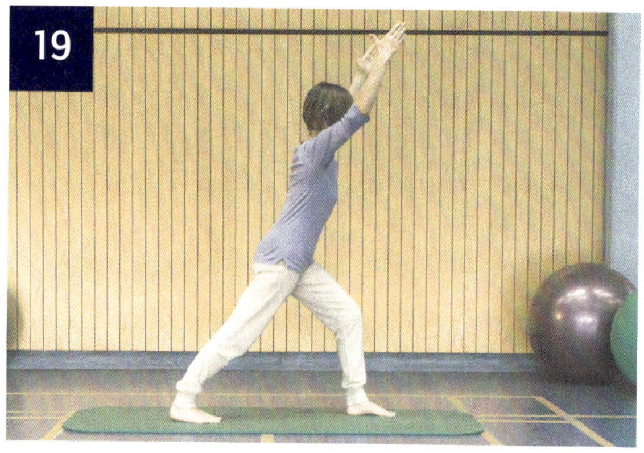

Dehnung der rechten Wade und der Oberkörpervorderseite aus dem Ausfallschritt

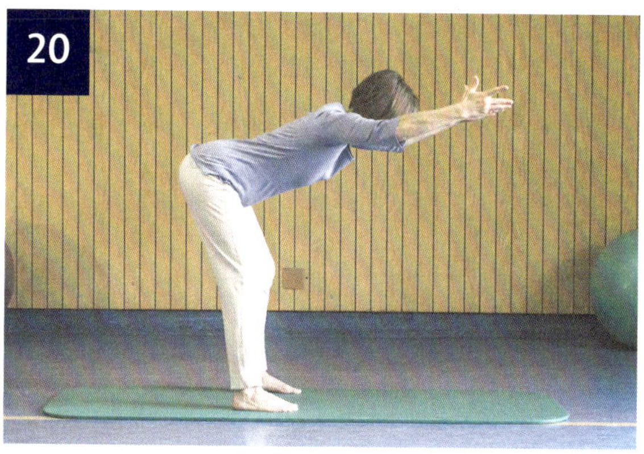

Vorbeuge: Beide Arme beim Vorbeugen nach vorne strecken.

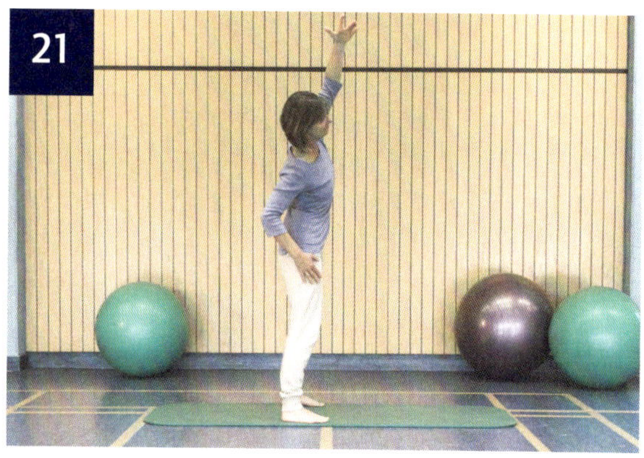

Sich strecken, Seitbeuge

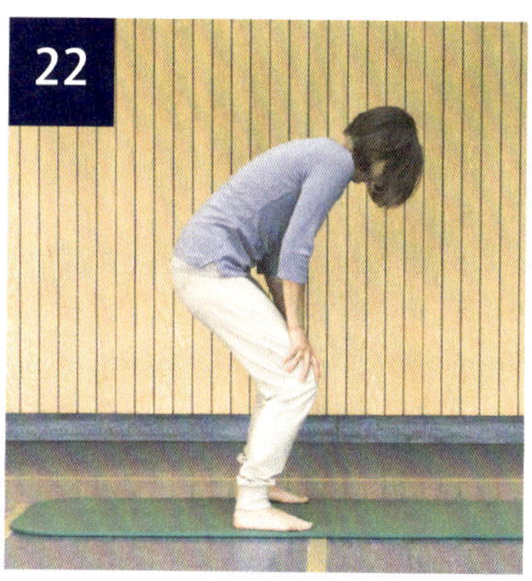

Die Hände liegen auf den Oberschenkeln, den Rücken durchbewegen.

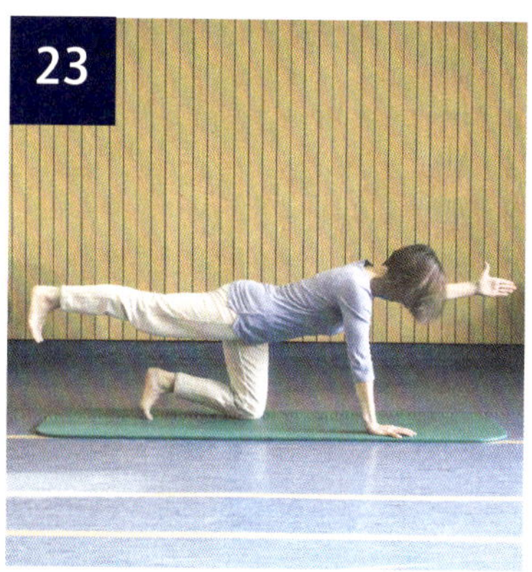

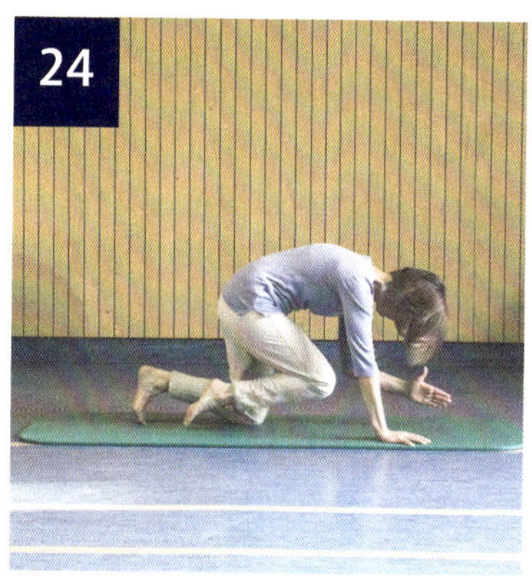

Herunterrollen in den Vierfüßlerstand.

Vierfüßlerstand: Das Bein nach hinten oben strecken, gleichzeitig den gegenüberliegenden Arm nach vorne strecken. Die Ellbogen und Knie unter dem Rumpf zusammenführen. Nach einigen Wiederholungen zur anderen Seite ausführen.

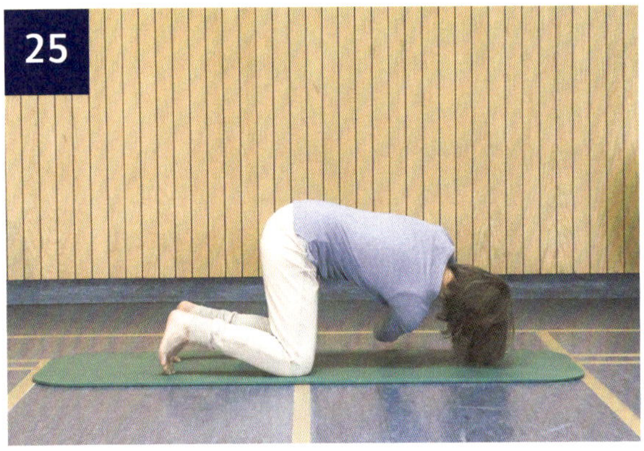

Rotation der Brustwirbelsäule aus dem Vierfüßlerstand

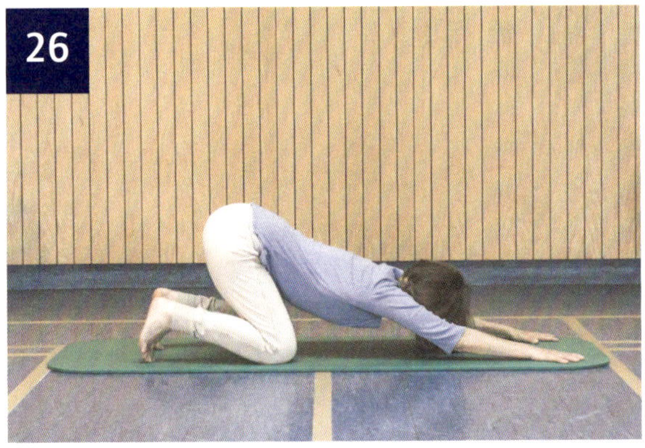

Rutschhalte

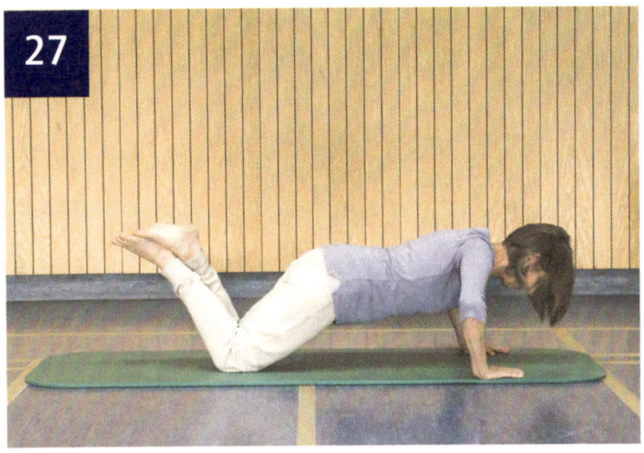

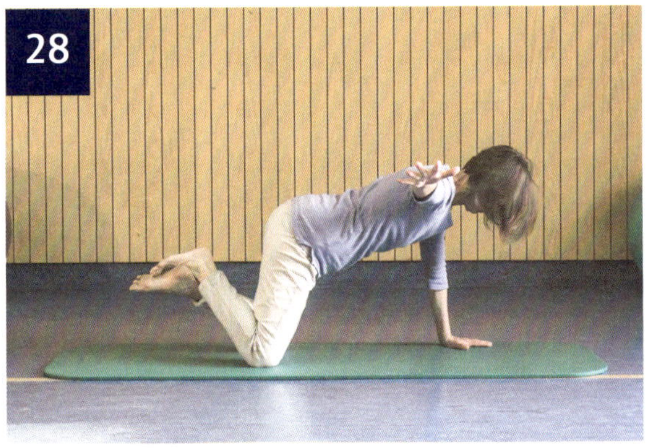

Liegestütz: Beim Hochkommen wechselweise einen Arm zur Seite strecken.

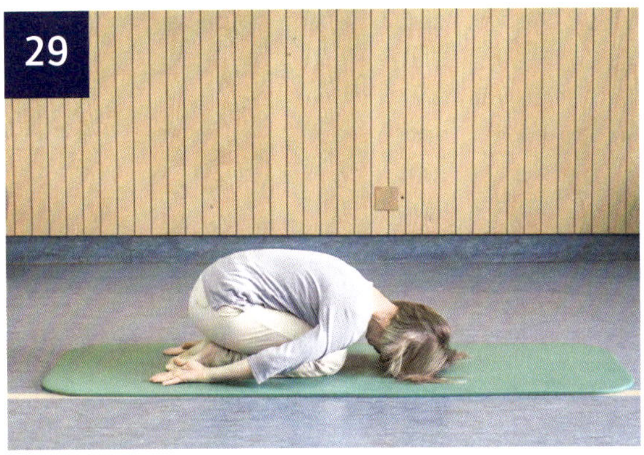

Päckchen

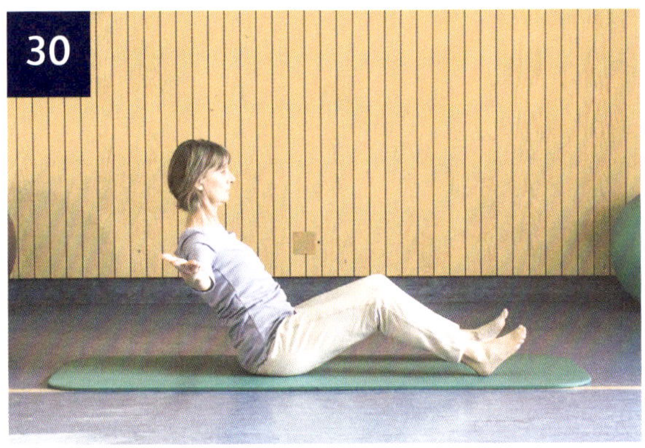

Bauchmuskeln im Sitzen: Beide Arme nach außen und zurück in die Ausgangsposition führen.

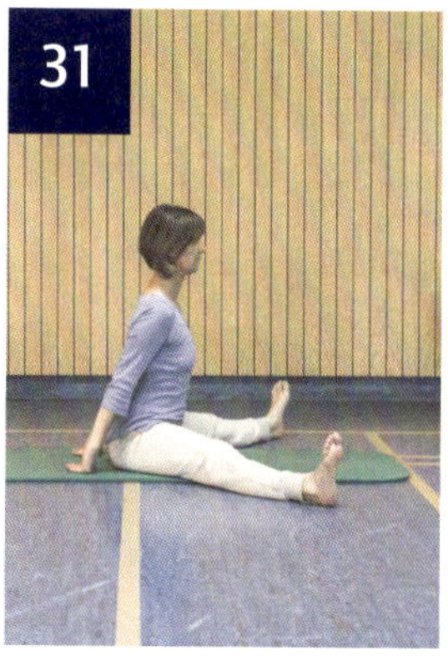

Grätschsitz

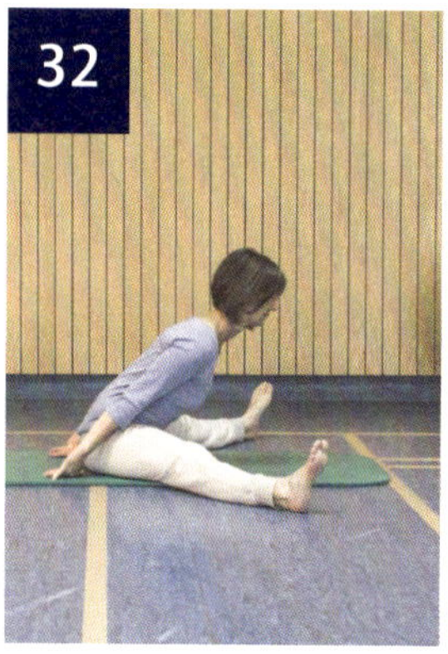

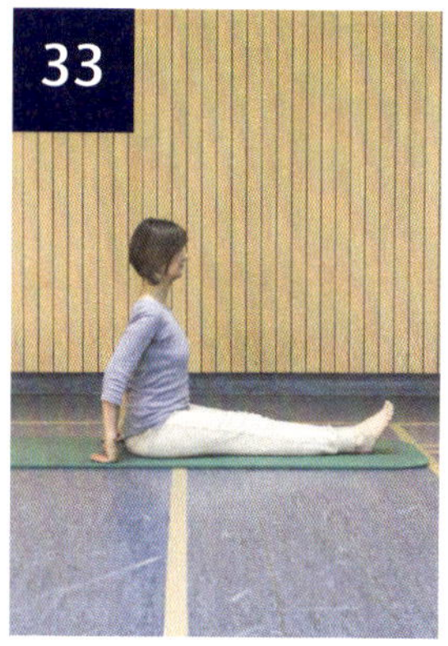

Langsitz

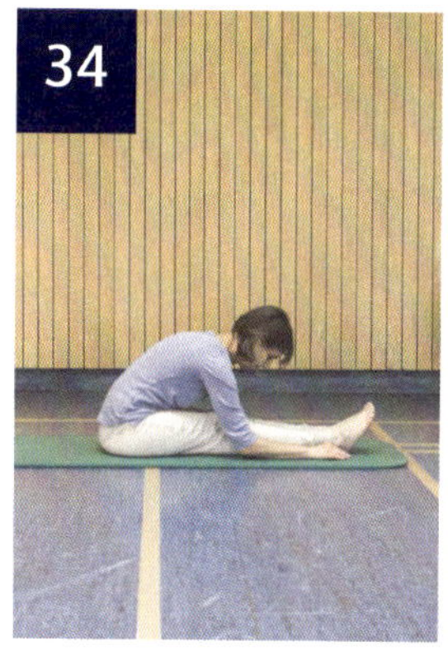

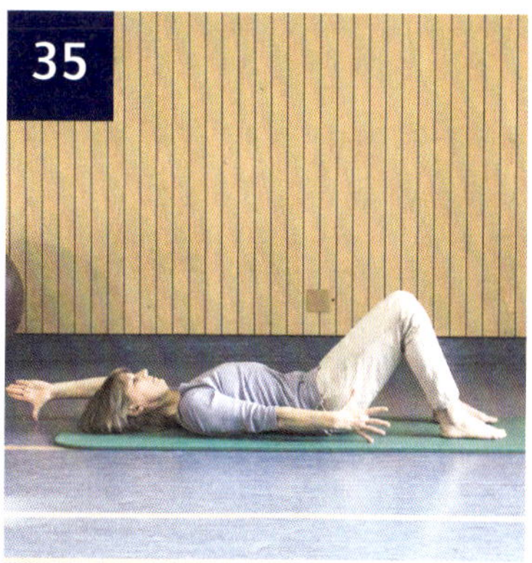

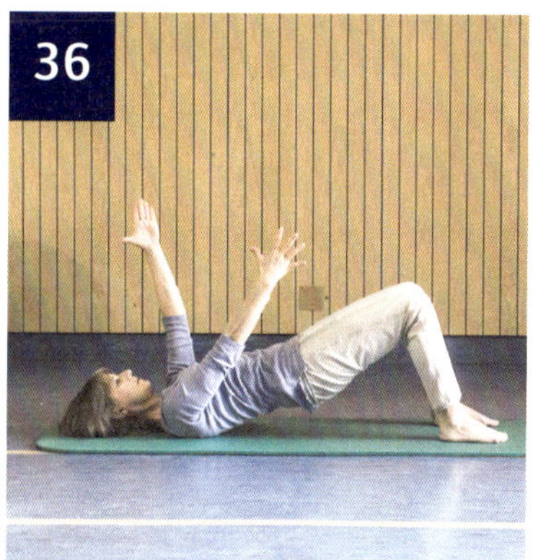

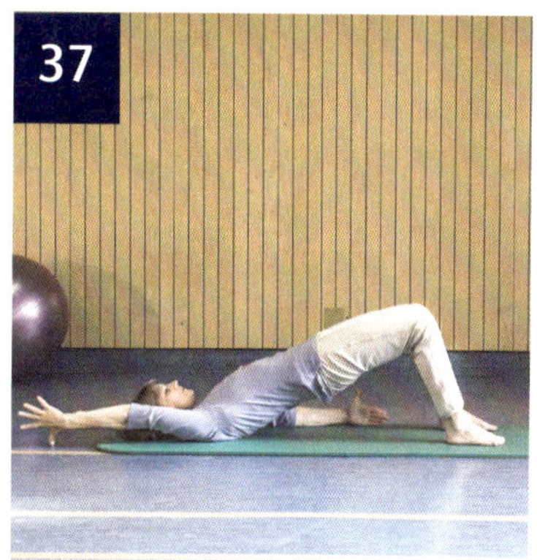

Rückenlage, Beckenlift: Die Arme wechselweise über den Kopf und neben dem Rumpf ablegen.

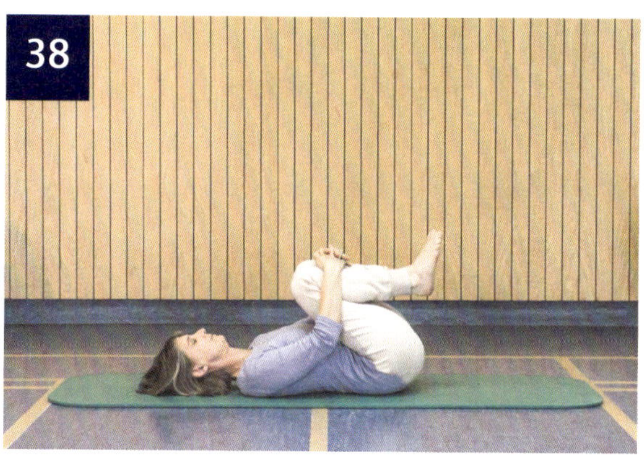

Beide Beine heranziehen, die Hände sind auf den Knien, kreisen.

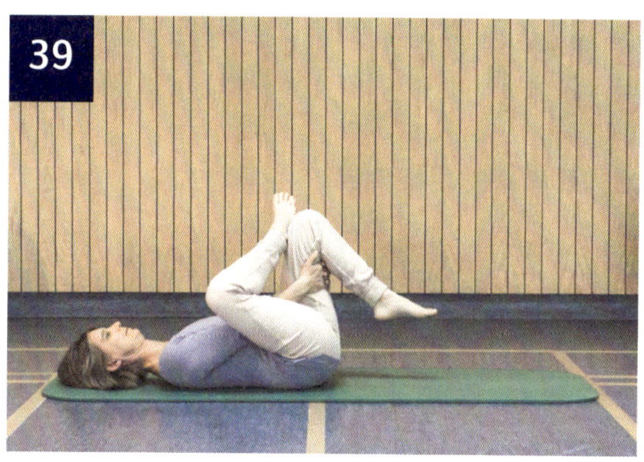

Dehnung der Gesäß- und Hüftmuskulatur, Förderung der Außenrotation im Hüftgelenk

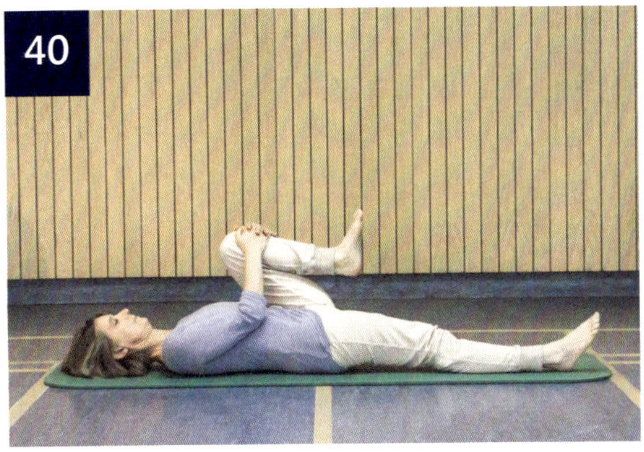

Dehnung der hinteren Oberschenkel-, Gesäß- und Hüftmuskulatur

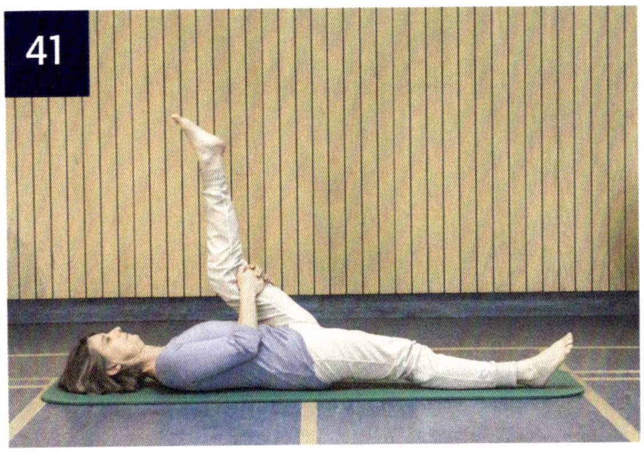

Dehnung der hinteren Oberschenkel-, Gesäß- und Hüftmuskulatur

Alles ausschütteln.

In Rückenlage bleiben.

Methodische Hinweise

- Der Fokus liegt in dieser Stunde auf den Beinachsen. Jede der Basisübungen wird über den *kurzen Fuß* angesteuert.
- Der Kursleiter kontrolliert die Teilnehmer, ob sie in der Lage sind, die Beinachsen auch in der Bewegung korrekt auszurichten.

Entspannung

Material: ein kleines Handtuch, über die Längsseite gerollt

Sammeln

- Kontrollieren der Lage, ob sie sich bequem anfühlt. Ausprobieren, ob es sich besser mit angestellten oder gestreckten Beinen anfühlt. Ruhig die Position noch korrigieren, bis sich die Lage angenehm anfühlt.
- Die Stunde wird vom Kursleiter kurz wiederholt, die Teilnehmer sollen dies gedanklich begleiten: Beim Aufwärmen wurden die Füße durchbewegt und es wurde deutlich, zu was unsere treuen Füße alles fähig sind. Und wie sehr unsere Bewegungen wie in einem guten Orchester zusammen spielen. Die Übung *der kurze Fuß* ist ein weiterer Trainingsbaustein, um die Harmonie des Orchesters zusätzlich zu verbessern. Es wurde versucht, das Gelernte gleich mit in die Kräftigungsphase zu übernehmen.
- Die Teilnehmer strecken die Beine aus und fühlen sich in diese Position ein. Wie liegt der untere Rücken auf? Wie viel Platz ist unter der Lendenwirbelsäule?

Entspannung der Hüftbeuger

- Die Teilnehmer legen sich das mitgebrachte, eingerollte Handtuch quer unter das Becken, sodass die Lendenwirbelsäule nicht ins Hohlkreuz kippt.

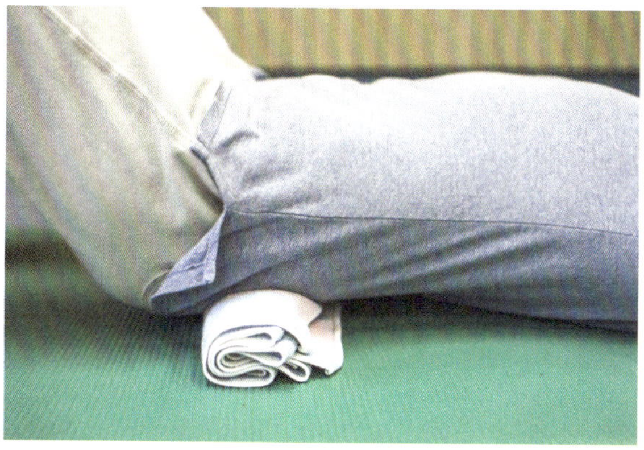

- Beide Knie zum Oberkörper ziehen, die Hände umfassen die Oberschenkel.

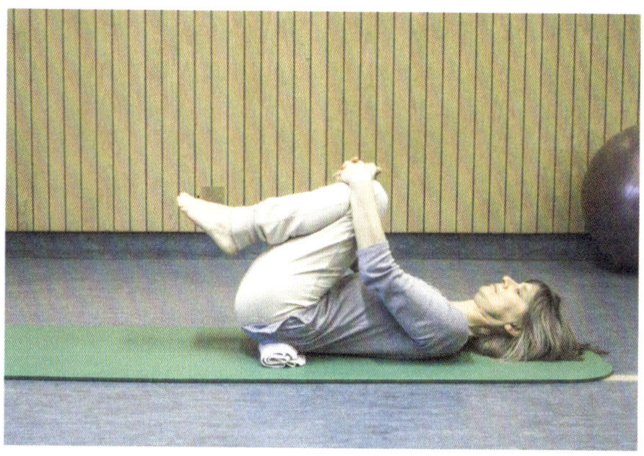

- Ein Bein wird weiterhin sanft gehalten, während das andere am Boden beim Ausatmen entspannt in die Länge gleitet. Die Vorstellung, dass allein die Schwerkraft das Bein bewegt,

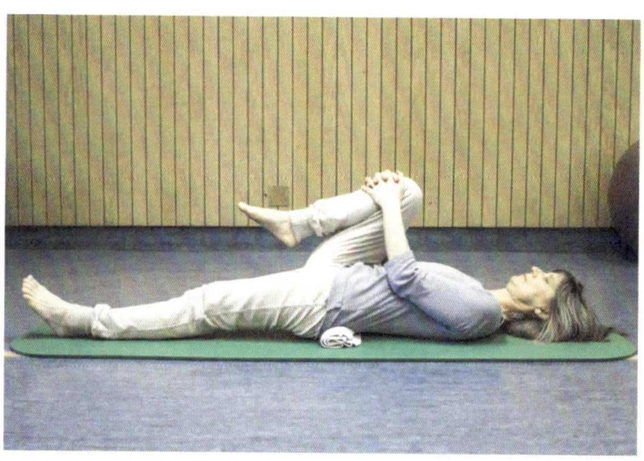

ist hilfreich. Die Dehnung und das Gefühl der Länge von der Ferse bis zum Hinterkopf genießen. Dann das Bein ganz leicht anbeugen, die Ferse rutscht dabei ein wenig in Richtung Gesäß. Sie kann dabei auf dem Boden liegen bleiben oder leicht angehoben werden.

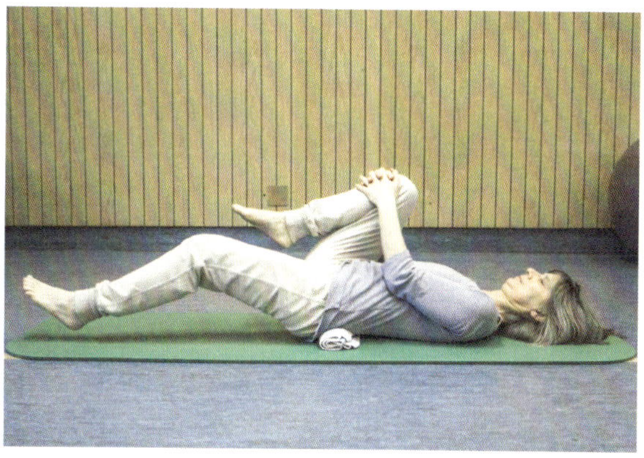

Kurz halten, die Spannung im Hüftbeuger spüren, dann loslassen und wieder in die Länge gleiten.

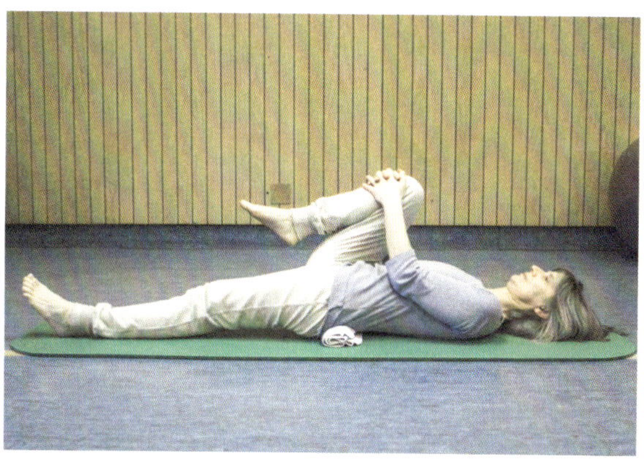

Es kann hilfreich sein, eine Hand in die Leiste zu legen und sowohl die Spannung beim Anbeugen als auch die Entspannung beim Loslassen zu spüren. Nach einigen Wiederholungen das Bein zum Oberkörper ziehen.

- Das Gleiche mit dem anderen Bein wiederholen.
- Beide Beine wieder zum Oberkörper ziehen.

Entspannung des unteren Rückens

- Die Teilnehmer stellen beide Beine auf.
- Sich auf die Atmung konzentrieren, sanft einatmen, das Ausatmen geschieht von alleine.
- Langsam Spannung in der Lendenmuskulatur aufbauen und das Becken gegen das Handtuch drücken. Dabei wölbt sich der untere Rücken leicht ins Hohlkreuz.

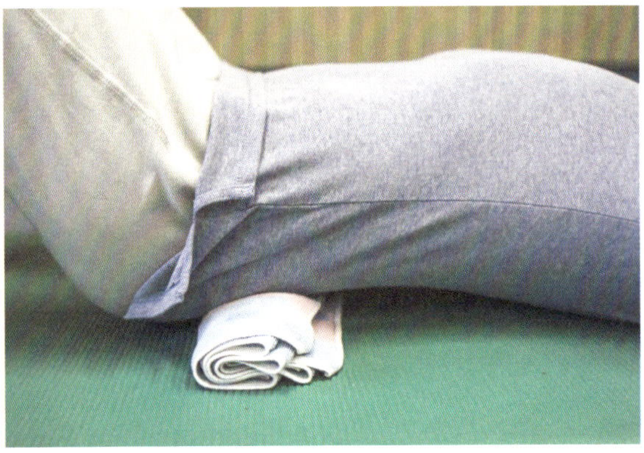

Die Spannung erst bewusst spüren, dann mit dem Ausatmen allmählich loslassen. Der Rücken sinkt wohlig nach unten wie in einer Hängematte.

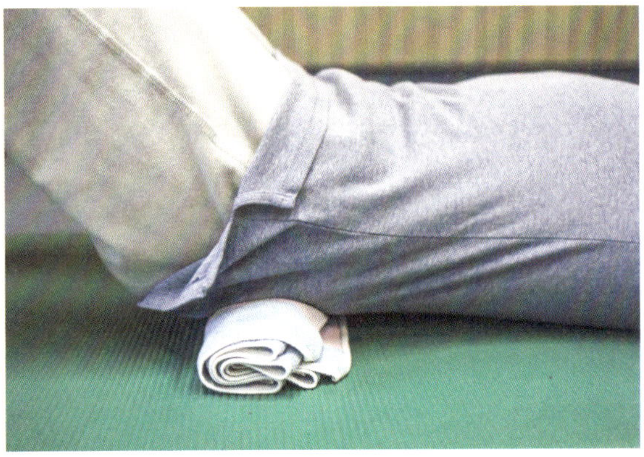

Das Anspannen und Loslassen ein paar Mal wiederholen. Sich vorstellen, dass man mit jedem Ausatmen tiefer in Richtung Matte sinkt. Es kann sein, dass sich das Gefühl einstellt, dass der Platz zwischen Kopf und Handtuch nicht reicht. Dann können Kopf und oberer Rücken etwas weiter kopfwärts neu positioniert werden.

- Das Handtuch entfernen, beide Beine ausstrecken und vergleichen, wie sich das ausgestreckte Liegen im Vergleich zu vorher anfühlt.
- Für einige entspannte Atemzüge die neue Länge genießen.

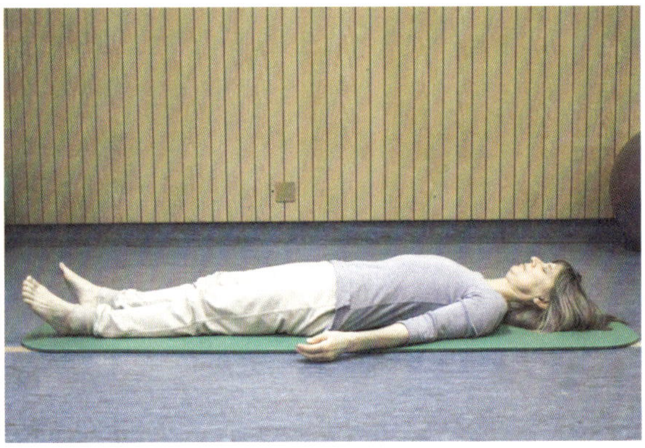

- Langsam über die Seite aufstehen und versuchen, das Gefühl der Länge auch im Stehen zu spüren.

Hinweis für die Kursleitung

Diese beiden Übungen aus der Spiraldynamik machen deutlich, wie sehr ein Zuviel an Spannung im unteren Rücken und in der Hüftbeugemuskulatur die Aufrichtung behindert. Sind diese Bereiche dauerhaft unter zu hoher muskulärer Spannung, werden die Hüften unweigerlich in eine Beugung und die Lendenwirbelsäule in ein Hohlkreuz gezogen.

Teilnehmer, die die Übung nicht gut umsetzen können, finden es häufig hilfreich, wenn der Übungsleiter mit der Hand unter ihrer Lendenwirbelsäule Unterstützung gibt: Mit der Hand ist deutlich zu spüren, ob die Lendenmuskulatur an- und entspannt wird.

Bei Personen mit Flachrücken bringt die Übung keinen Gewinn.

Ausklang und Aktiv-Aufgaben

Die Aktiv-Aufgaben werden nochmals besprochen. Die Teilnehmerunterlagen werden verteilt, das Thema der nächsten Stunde wird bekannt gegeben.

Es erfolgt die gemeinsame Verabschiedung.

Kurseinheit 6:

Die Lendenwirbelsäule hält die Stellung, während die Brustwirbelsäule mit dem Atem tanzt

PHASE	INHALTE	DETAILZIELE	DAUER (MIN)
Begrüßung und Schwerpunktthema	• Besprechung der Aktiv-Aufgaben • Vorstellung Schwerpunktthema und Stundeninhalt	• Einstimmen auf den Stundenverlauf	5
Aufwärmen	• Aufwärmen mit dem Ball	• Vorbereitung für das Bücken und Heben	10
Alltagstraining	• Wiederholung der Kniebeuge und Vorbeuge als Bücktraining	• Anwenden der Rumpfspannung beim Bücken und Heben	15
Ganzkörperkräftigung (koordinative Reihe mit Basisübungen im Zentrum)	• Übungsreihe mit Ball als Handgerät • Kniebeuge • Ausfallschritt • Vorbeugen • Vierfüßlerstand • Liegestütz • Bauchmuskeln im Sitz • Beckenlift • Mobilisieren und Dehnen	• Beachten der Rumpfspannung • Kräftigung der Bein-, Gesäß- und Rumpfmuskulatur • Kräftigung und Stabilisierung der Schulter-, Rumpf-, Hüft- und Gesäßmuskulatur • Rumpfstabilisation • Kräftigung der Rumpfmuskulatur • Kräftigung der Körperrückseite • Beweglichkeit	20
Entspannung	• Entspannte Mobilisation des Rückens mit Ball • Kleine Meditation im Stand	• Wohlgefühl im Rücken herstellen • Reflexion	5
Ausklang	• Besprechung der Aktiv-Aufgaben • Verteilung der TN-Unterlagen		5

Stundenüberblick

Nach der funktionellen Einheit Füße-Knie-Hüfte der vorigen Stunde werden in der Kurseinheit 6 Aufgaben und Bewegungsrichtungen von Lenden- und Brustwirbelsäule erklärt. Dabei werden besonders die beiden Aufgaben der Wirbelsäule – Stabilität und Beweglichkeit – deutlich. Weniger klar ist es häufig, dass jeweils ein anderer Wirbelsäulenabschnitt für eine der beiden Funktionen verantwortlich ist.

Im Sinne von Stabilität werden Bücken und Vorbeugen mit einem stabilen unteren Rücken trainiert, dies erfolgt bereits spielerisch beim Aufwärmen und konkret im Alltagstraining und in der Kräftigungsphase. Während der koordinativen Reihe wird explizit auf die Bedeutung der Mobilisierung für den Rücken und insbesondere auf Rotationen für die Brustwirbelsäule hingewiesen.

Kursphasen

Begrüßung und Schwerpunktthema

Die Kursleitung bespricht mit den Teilnehmern die Aktiv-Aufgaben der letzten Stunde. Hat sich seit der letzten Stunde die Einstellung den Füßen gegenüber geändert? Wurde der *kurze Fuß* geübt?

Das Schwerpunktthema wird mit dem Hinweis vorgestellt, dass Beschwerden der Lendenwirbelsäule ein nicht seltenes Problem darstellen. Häufig liegt der Grund dafür in einer mangelnden Beweglichkeit von Hüfte und Brustwirbelsäule und/oder an Überlastungen und Fehlbewegungen dieses Wirbelsäulenabschnitts. Übungen zur Stabilität und Beweglichkeit des Rückens werden Inhalte der Stunde sein.

Aufwärmen

Material: für jeden zweiten Teilnehmer einen weichen Gymnastikball

Übung 1: Die Teilnehmer gehen oder laufen durch den Raum. Diejenigen, die einen Ball haben, prellen ihren Ball einem Teilnehmer ohne Ball zu. Es sollte zu möglichst vielen und häufigen Ballwechseln kommen. Danach erfolgt die Ballübergabe, indem der Ball gerollt wird, nach einigen Durchläufen, indem der Ball geworfen wird.

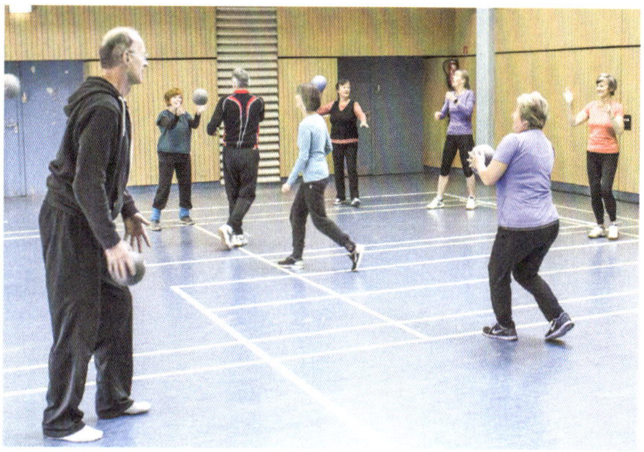

Übung 2: Die Teilnehmer gehen paarweise zusammen, sie haben gemeinsam einen Ball. Dieser wird von A geprellt, von B gerollt, von A geworfen, von B geprellt, von A gerollt usw. Es erfolgt also ein kontinuierlicher Wechsel zwischen Prellen, Rollen und Werfen.

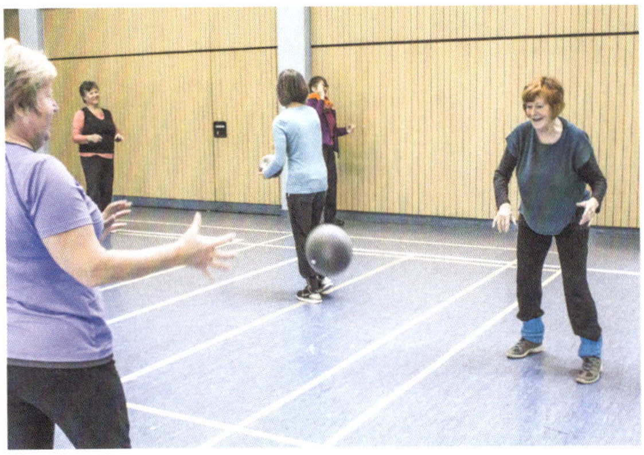

Übung 3: Die ganze Gruppe bildet einen Kreis. Das Spielprinzip „prellen, rollen, werfen" wird beibehalten. Nun wird von der Person, die in Ballbesitz ist, der Name eines Teilnehmers gerufen, der Ball wird dorthin geprellt. Der Adressat fängt den Ball und ruft einen anderen beliebigen Teilnehmer, zu dem der Ball gerollt wird etc. Wenn das Spielprinzip verstanden ist, werden sukzessive weitere Bälle verwendet.

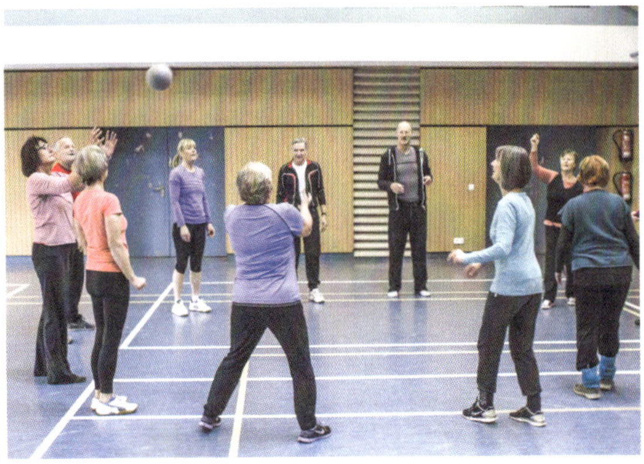

Die Teilnehmer bleiben in Kreisform. Es wird gemeinsam überlegt, warum der Übungsleiter diese Übung zum Aufwärmen ausgesucht hat. Die Begründung (s. methodische Hinweise) leitet zur Wissensvermittlung über.

Methodische Hinweise

- Die Übung leitet spielerisch in das Thema „Bücken" ein und bietet sich an, den Unterschied im Bücken mit und ohne Last zu thematisieren.
- Durch das häufige Bücken und Strecken wird die Wirbelsäule gut durchbewegt, was ihr generell guttut, solange kein Gewicht gehoben wird. Jedes Bücken und Strecken im Alltag sind Wohltaten für den Rücken und sollten nicht „verteufelt" werden. Bücken wird nur dann zum Problem, wenn Lasten aus einer nicht stabilisierten Ausgangsposition angehoben werden.
- Die Übung kann zum Schluss recht lebhaft, wenn nicht chaotisch werden. Dies ist durchaus erwünscht. Wichtig ist allerdings, dass der Name des Adressaten vor der Ballübergabe genannt wird, da sonst Verletzungsgefahr durch den Ball besteht.

Wissensvermittlung

Die Inhalte der Teilnehmerunterlagen werden zusammengefasst und den Teilnehmern erklärt.

Alltagstraining

Bücktraining

Material: verschieden schwere Gegenstände

- Die Kursleitung erklärt das Prinzip des Hebens schwerer und leichter Gegenstände und kommentiert sie anhand der unten aufgeführten Punkte.

- Je nach Gewicht des Gegenstandes muss überlegt werden, ob man das Gewicht aus der Kniebeuge oder aus der Vorbeuge hebt.
- Ist der Gegenstand schwer, sollte folgende Strategie angewendet werden:
  - So an das Gewicht herangehen, dass es möglichst nahe am Körper liegt (wenn möglich, fast zwischen den Füßen).
  - Den *kurzen Fuß* aufbauen.
  - Das Gesäß so weit wie möglich nach hinten schieben („Hintern nach hinten!"), dabei bleiben die Fersen und Schienbeine senkrecht zum Boden.
  - In die Kniebeuge gehen und das Gewicht greifen.
  - Der Körperschwerpunkt befindet sich dabei über den Füßen.
  - Wenn das Gewicht mit den Händen gegriffen wird, die Rumpf- und Gesäßspannung bewusst aufbauen, den Atem nicht anhalten.
  - Den Gegenstand nah am Körper durch Strecken der Beine anheben.
- Die Vorbeuge ist eine gute Übung für Gegenstände, die weiter vorne liegen, wie z. B. etwas aus dem Kühlschrank holen oder das Gepäck/den Einkauf aus dem Kofferraum heben.
- Sind die Gegenstände leicht, können sie nach Belieben gehoben werden.
- Es werden Kniebeuge und Vorbeuge korrekt geübt (s. Basisübungen).

Hinweis der Kursleitung

Die Kursleitung weist darauf hin, dass das bewusste Bücken und Aufheben von Gegenständen Teil der Aktiv-Aufgaben dieser Woche sein wird. Ohne Last kann und soll so viel gebückt und gestreckt werden, wie man will. Mit Last sollte immer bewusst und unter Beachtung der in der Hauptübung besprochenen Punkte gehoben werden. Für alle Varianten gilt, dass das Vorbeugen jeglicher Art stets im Hüftgelenk erfolgt und nicht durch ein Abknicken in der Taille.

Ganzkörperkräftigung (koordinative Reihe)

Material: weiche Bälle

Die Teilnehmer halten während des gesamten Übungsablaufs den Ball in den Händen.

Übungsablauf

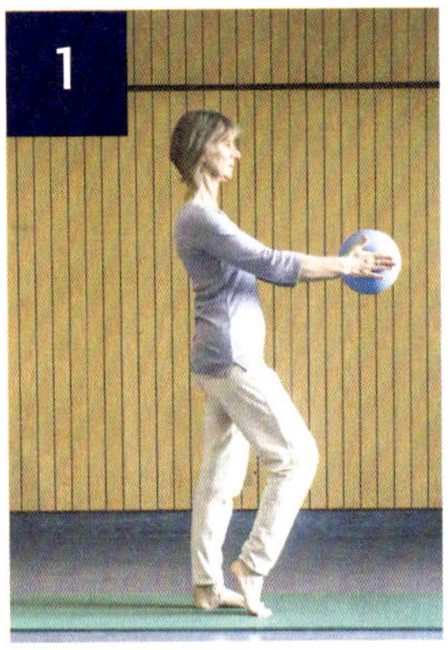

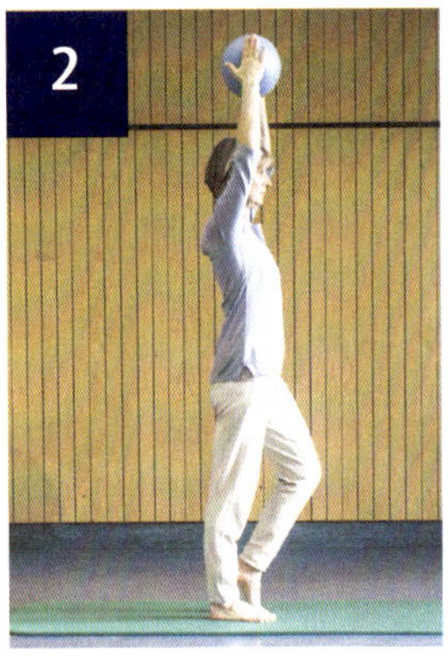

Wechselweises Fersenheben, dabei den mit beiden Händen gehaltenen Ball wechselweise nach vorne schieben und nach oben bewegen.

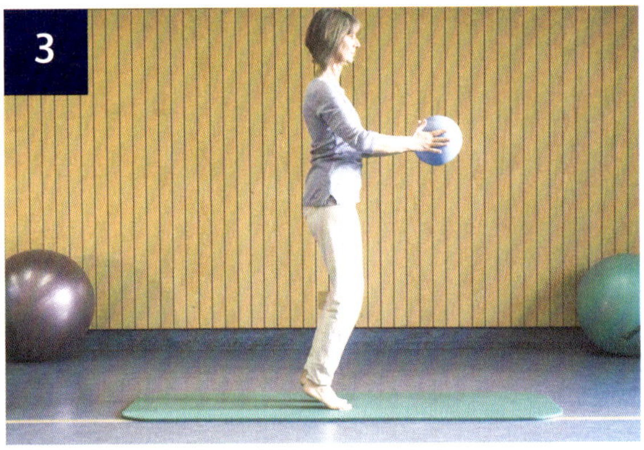

Leichtes Federn

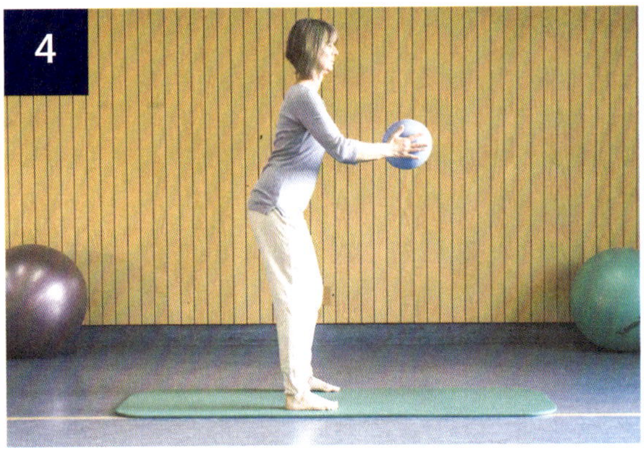

Das Becken kreisen, dabei den Ball gegengleich kreisen.

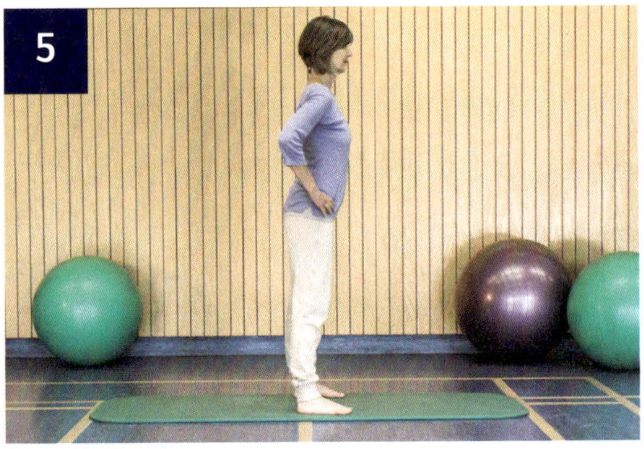

Beckenschaukel

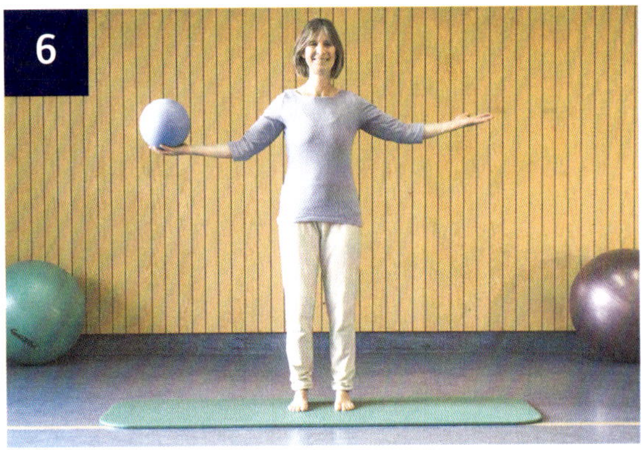

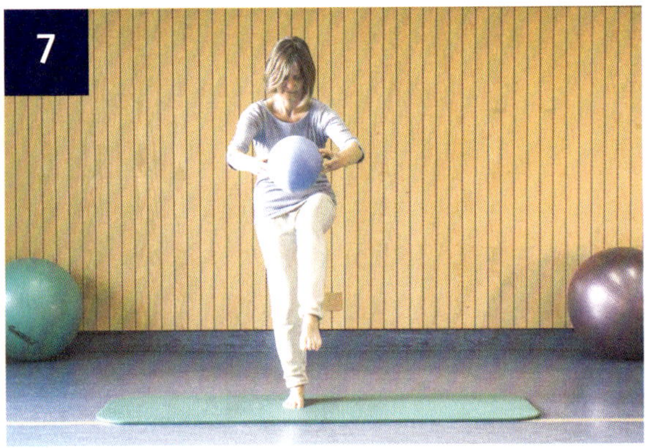

Den Ball in die nach oben geöffnete Handfläche legen, die Arme zur Seite öffnen und vor dem Körper schließen. Wenn die Arme vorne geschlossen werden, jeweils ein Knie heben und den Ball in die andere Hand übergeben. Beim Öffnen der Arme den Fuß wieder abstellen. Wechselweise ausführen.

8

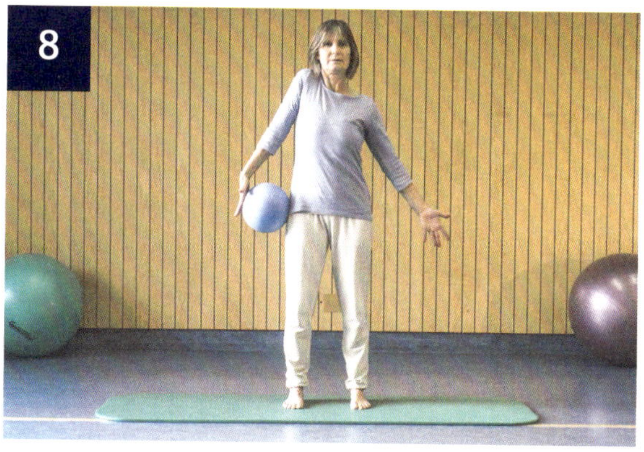

9

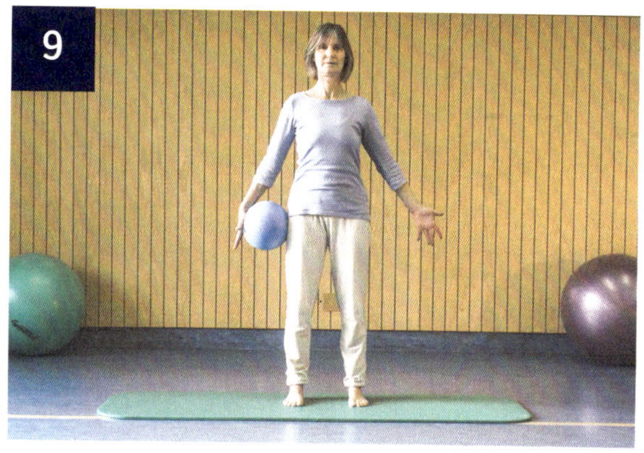

Die Schultern heben und senken: Den Ball mit dem rechten gestreckten Arm mit der Handfläche sanft gegen den Oberschenkel drücken. Die rechte Schulter heben, dabei rollt der Ball am Oberschenkel hoch. *Achtung:* Den Arm nicht beugen! Dann die Schulter entspannt senken, der Ball rollt den Oberschenkel entlang nach unten. Wahrnehmungslenkung: Gelingt dies, ohne die linke Schulter anzuspannen? Seitenwechsel

10

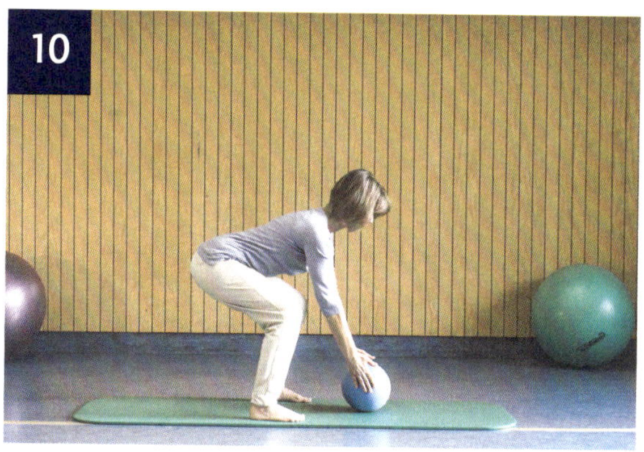

11

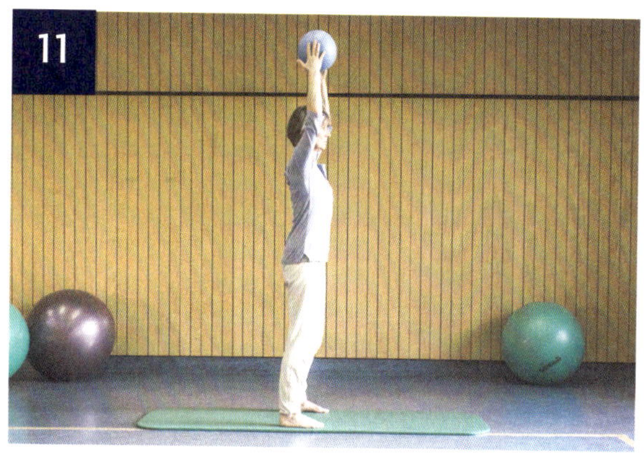

Kniebeuge: Beim Beugen der Beine wird der Ball mit beiden Händen am Boden abgelegt. Danach erfolgt die Streckung und der Ball wird mit beiden Händen Richtung Decke geschoben. Alle Punkte des Alltagstrainings, die das Heben schwerer Gegenstände betreffen, sollten beachtet werden.

12 Stand, sich in alle Richtungen räkeln und dehnen.

13

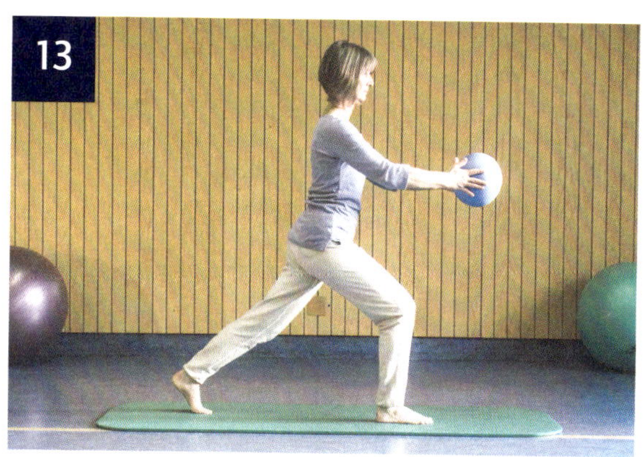

Jeweils ein großer Schritt rechts und links im Wechsel, dabei wird der Ball mit beiden Händen gehalten und beim Schritt vorwärts nach vorne geschoben.

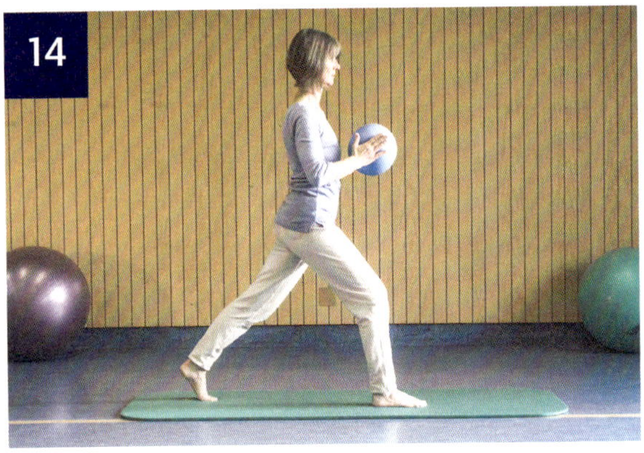

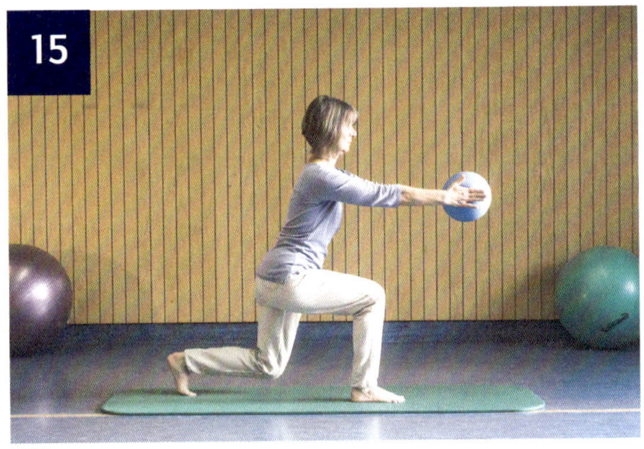

Ausfallschritt rechts: Der Ball wird mit beiden Händen vor der Brust gehalten. Beim Beugen der Beine wird der Ball mit beiden Händen parallel zum Boden nach vorne gestreckt, beim Strecken der Beine wieder zur Brust herangezogen. Der Rücken ist aufgerichtet, der Rumpf bleibt ruhig.

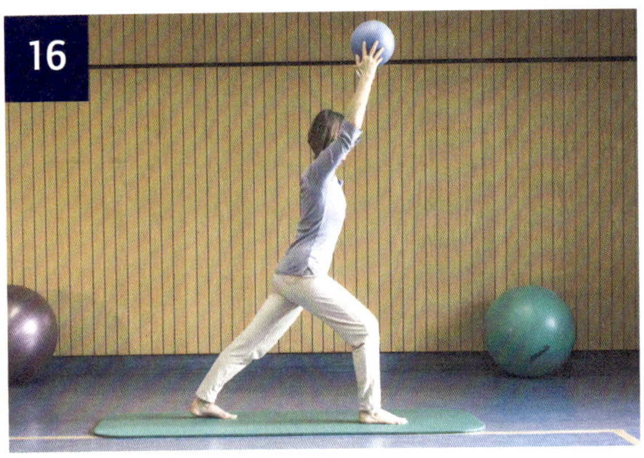

Dehnung der linken Wade und der Oberkörpervorderseite aus dem Ausfallschritt

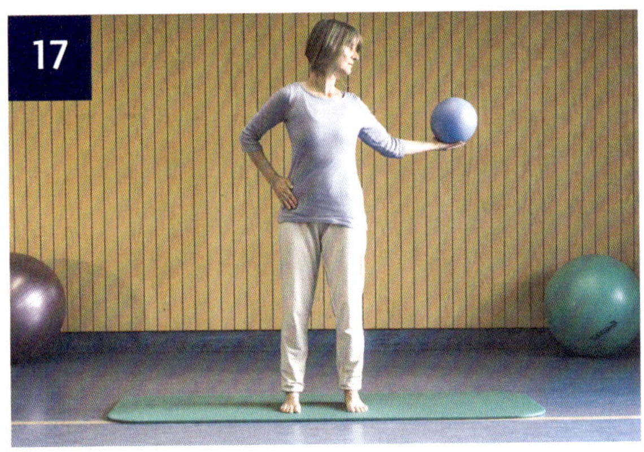

Stand, Rotation. Der Ball liegt in der nach oben geöffneten Handfläche und wird wechselweise seitlich nach hinten gereicht. Das Becken bewegt sich nicht mit, die Rotation findet nur oberhalb des Bauchnabels statt. Die Lendenwirbelsäule bleibt ruhig.

18 Ausfallschritt links

19 Dehnung der rechten Wade und der Oberkörpervorderseite aus dem Ausfallschritt

20

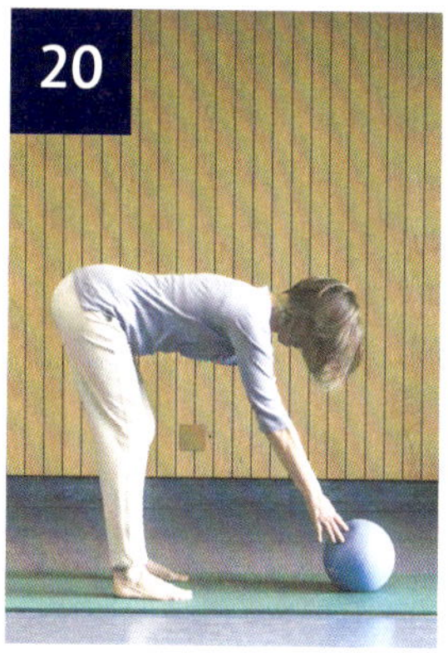

21

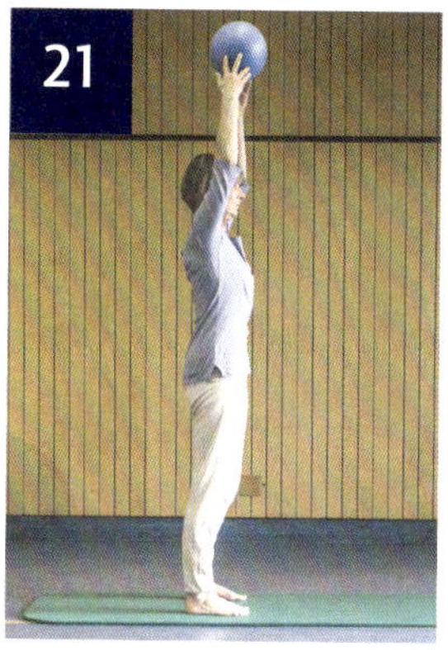

Vorbeugen: Den Ball auf den Boden legen, in die Streckung kommen und beim nächsten Mal den Ball wieder aufheben.

22

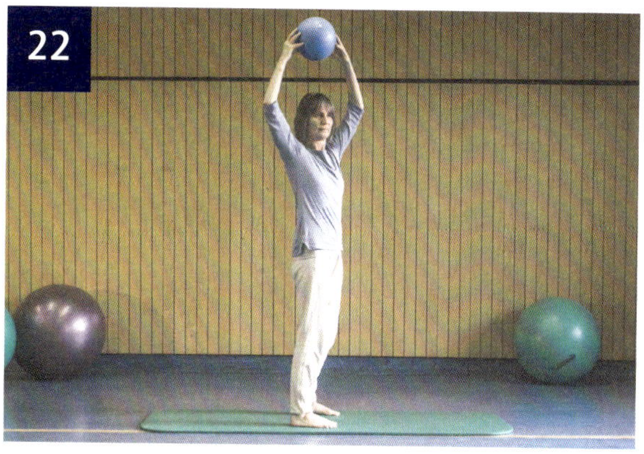

Sich strecken, den Ball mit beiden Händen halten und über den Kopf führen. In dieser Position die Schulterachse rotieren.

23

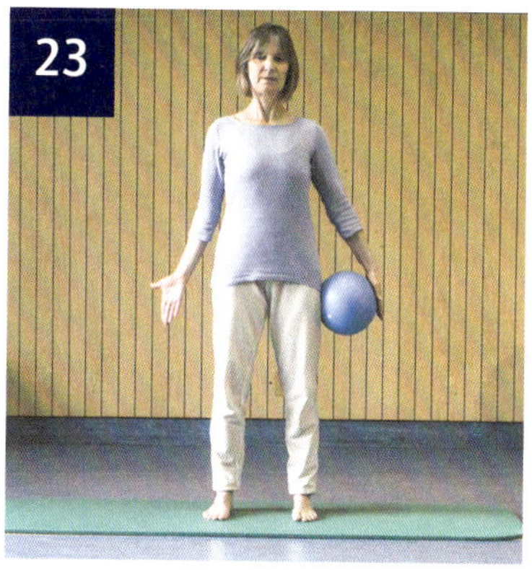

24

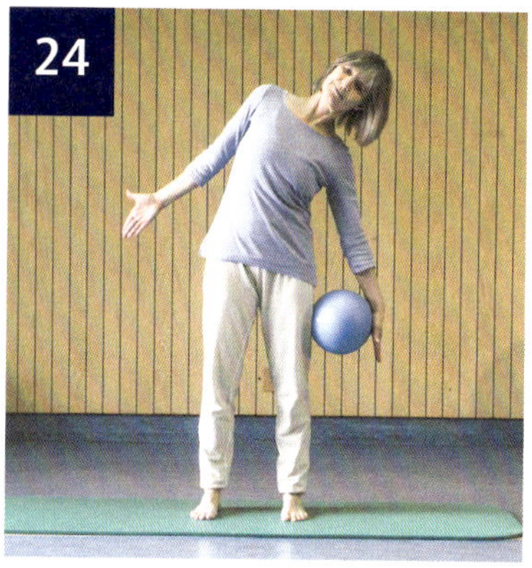

25

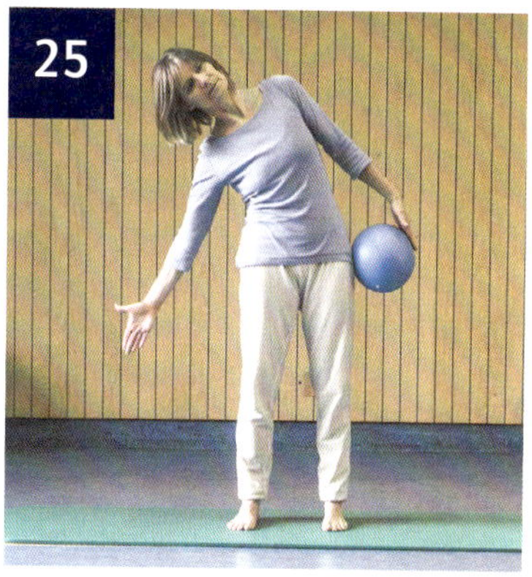

Seitbeuge: Den Ball mit gestrecktem Arm mit der Handfläche sanft gegen den Oberschenkel drücken. Durch die Seitbeuge rollt der Ball am Oberschenkel entlang nach unten und oben. *Hinweis der Kursleitung:* Bei der Seitbeuge sich vorstellen, wie sich die Wirbel auffächern. Für ein besseres Ergebnis wird der Fuß auf der Seite, die sich auffächern soll, in den Boden gestemmt. Wie bei einem Fächer: Wenn man ihn auffächern will, zieht man die beiden entgegengesetzten Enden auseinander.

26

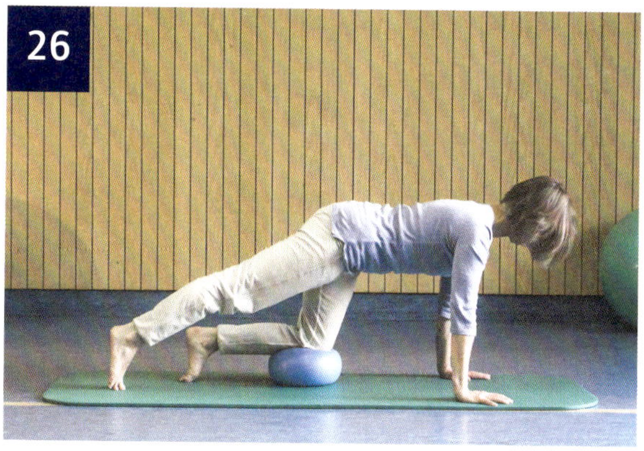

27

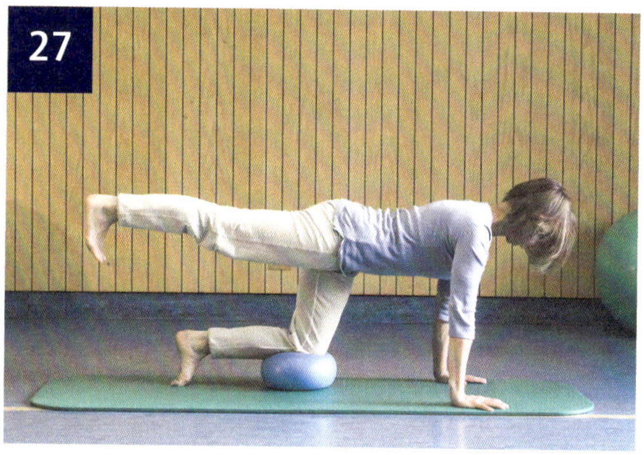

Wirbel für Wirbel herunterrollen in den Vierfüßlerstand, den Rücken durchbewegen.
Vierfüßlerstand: Den Ball unter das linke Knie legen, die Zehen aufstellen oder den Fußrist flach auf den Boden drücken. Das rechte Bein nach hinten strecken, heben und senken. Auf der anderen Seite wiederholen.

28

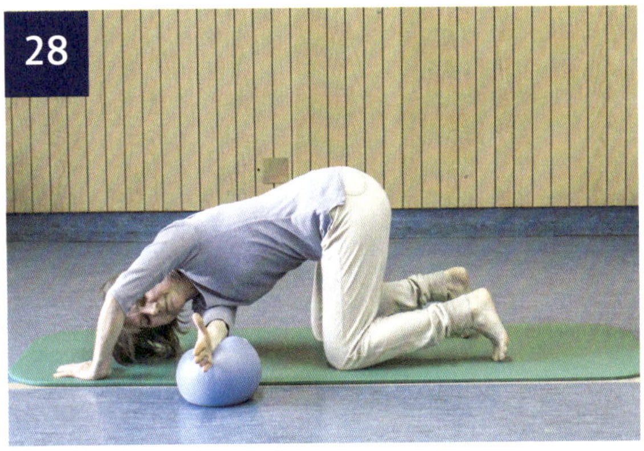

Im Vierfüßlerstand eine Hand auf den Ball legen, ihn in alle Richtungen rollen und sich dabei so lang strecken wie möglich. Auch in die Diagonale und unter der Brust durch rollen, um eine Rotation der Brustwirbelsäule zu ermöglichen. Seitenwechsel.

29

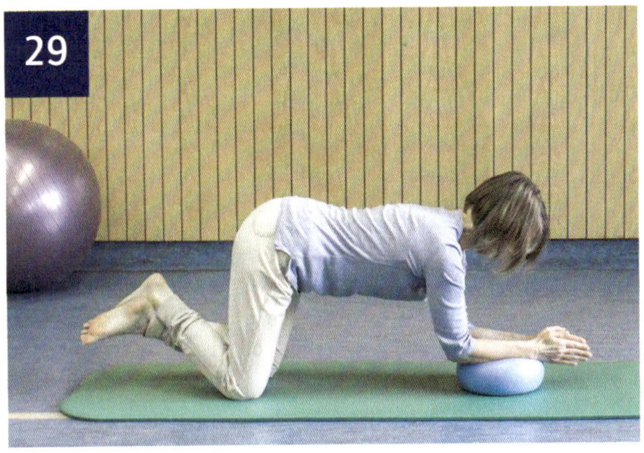

30

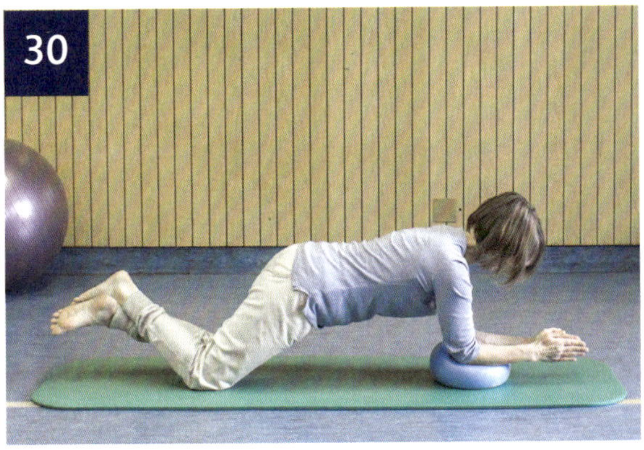

Liegestütz: Die Unterarme auf den Ball legen, sanft vor- und zurückrollen.

31

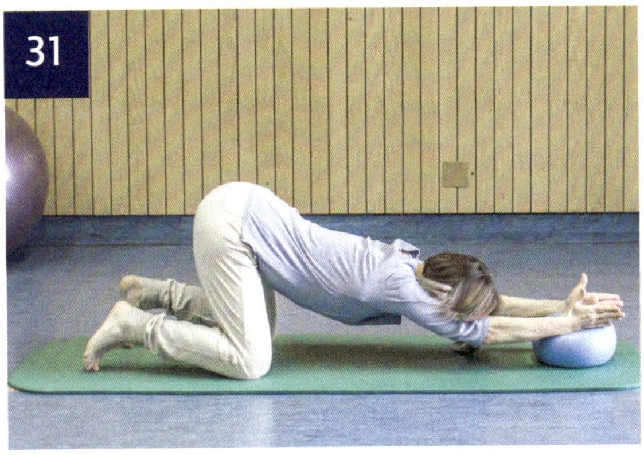

Rutschhalte: Beide Hände auf den Ball legen, den Ball weit nach vorne rollen, dabei das Gesäß nach hinten bewegen. Die Streckung in der Brustwirbelsäule genießen.

32

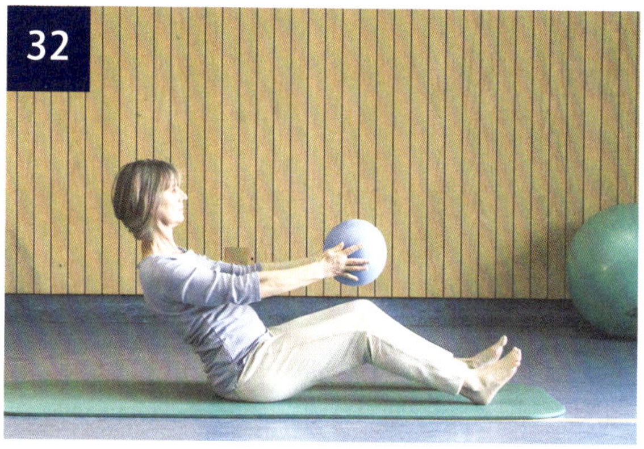

33

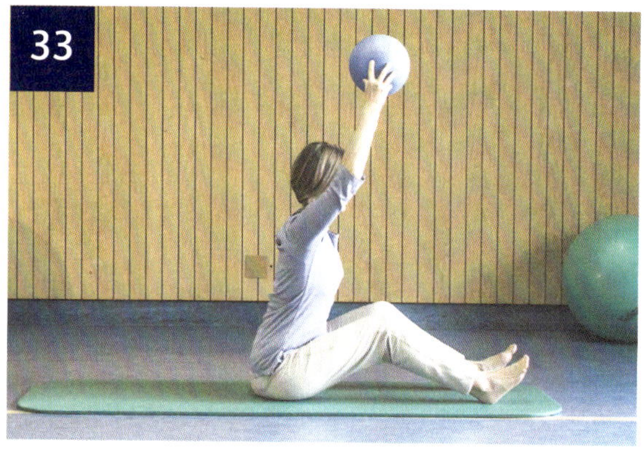

Bauchmuskeln im Sitzen: In den Sitz kommen, die Hände mit dem Ball nach vorne schieben und nach hinten lehnen, wieder in den Sitz kommen und den Ball nach oben über den Kopf führen.

34

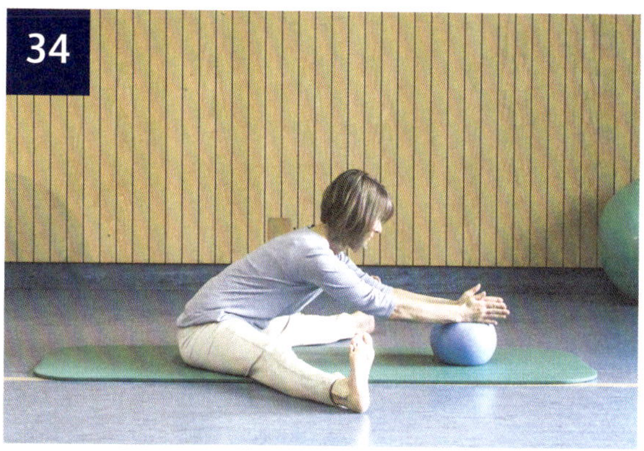

Grätschsitz: Der Ball liegt zwischen den Füßen, mit beiden Händen nach vorne in die Dehnung rollen.

35

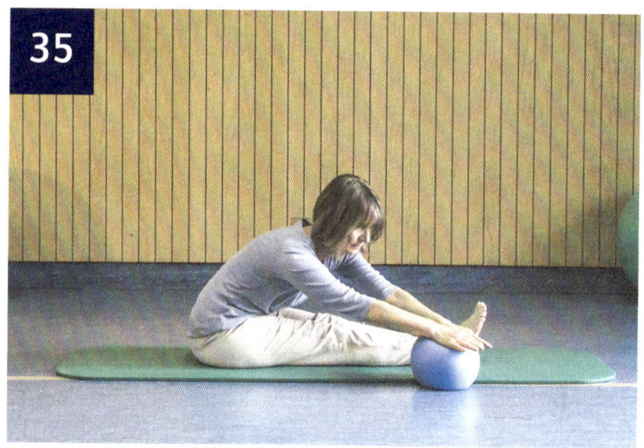

Langsitz: Der Ball liegt rechts von den Beinen, mit beiden Händen in alle Richtungen rollen, dann zur anderen Seite.

36

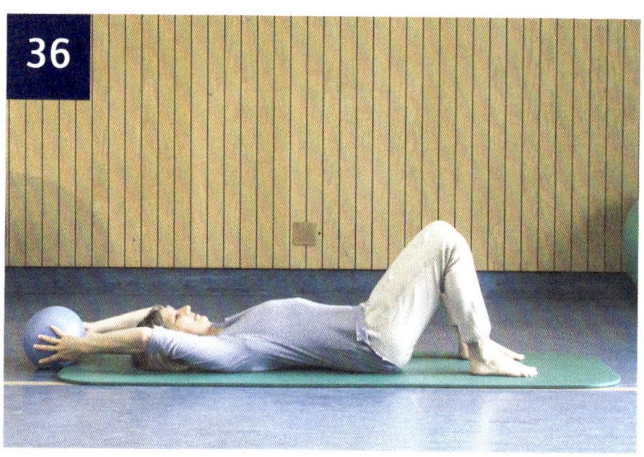

37

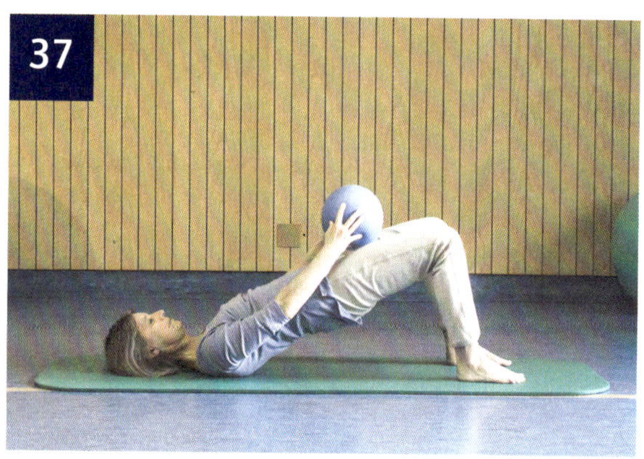

Rückenlage, **Beckenlift:** Den Ball mit beiden Händen halten und hinter den Kopf auf die Matte legen. Beim Heben des Beckens in die Schulterbrücke den Ball zu den Oberschenkeln führen, beim Absenken ihn hinter den Kopf auf die Matte legen. Teilnehmer mit Schulterbeschwerden nehmen den Ball zur Brust statt hinter den Kopf.

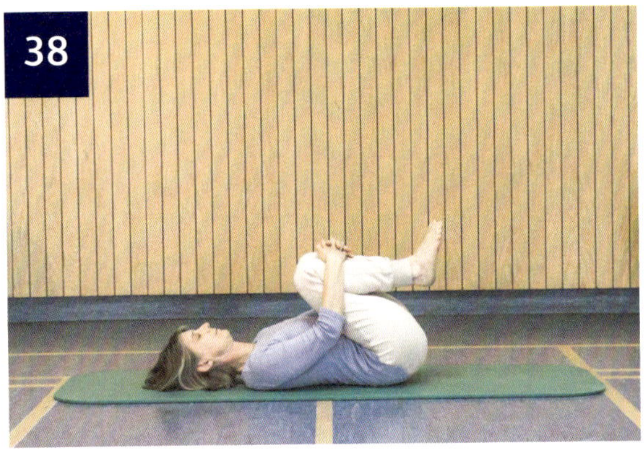

Den Ball ablegen. Beide Beine heranziehen, die Hände sind auf den Knien, kreisen.

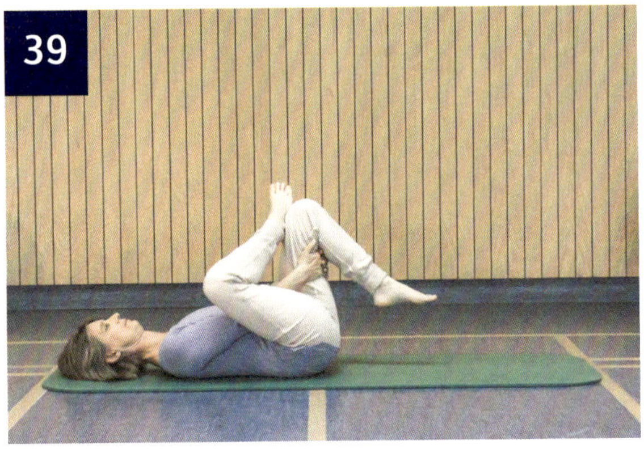

Dehnung der Gesäß- und Hüftmuskulatur, Förderung der Außenrotation im Hüftgelenk

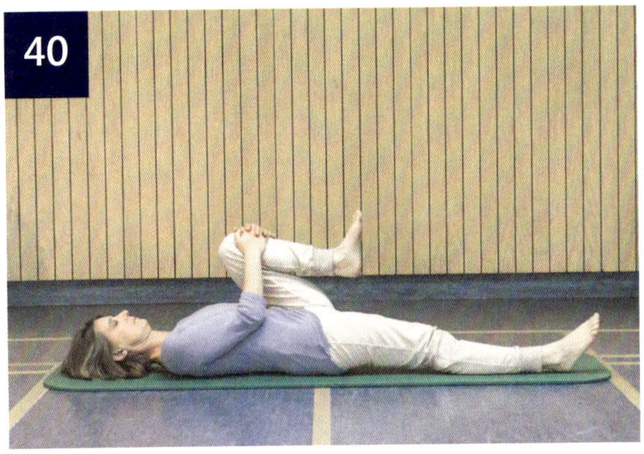

Dehnung der hinteren Oberschenkel-, Gesäß- und Hüftmuskulatur

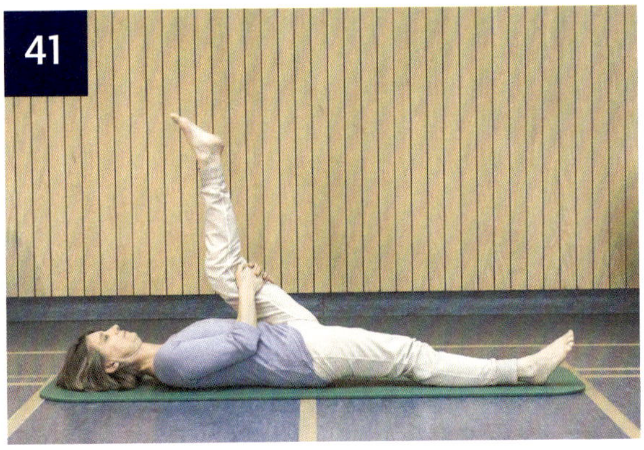

Dehnung der hinteren Oberschenkel-, Gesäß- und Hüftmuskulatur

Alles ausschütteln.

In Rückenlage bleiben.

Methodische Hinweise

- Der Fokus liegt in dieser Stunde auf dem ruhig gehaltenen langen unteren Rücken. Der Übungsleiter kontrolliert die Teilnehmer, ob sie in der Lage sind, die Bewegungen so auszuführen, dass der untere Rücken lang und stabil bleibt.
- Die Basisübungen werden wieder über den *kurzen Fuß* angesteuert.
- Die Kursleitung sollte das Mobilisieren so moderieren, dass den Teilnehmern bewusst wird, wie wichtig dies ist. Je besser sie das „Durchbewegen" spüren können, desto eher werden sie es in den Alltag übernehmen.

Entspannung

Tanz der Wirbelsäule

Material: weicher Gymnastikball

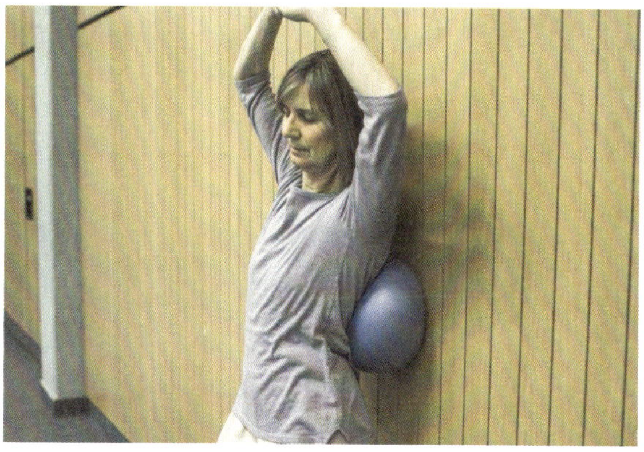

Die Teilnehmer stellen sich mit dem Rücken an die Wand und klemmen den Ball zwischen Brustwirbelsäule und Wand ein. Mit langsamen Bewegungen den Ball an der Wand in alle Richtungen hin- und herbewegen. Nach einiger Zeit gelingt die Bewegung immer besser, sie wird immer geschmeidiger und darf größer werden, auch die Beine dürfen sich beugen und strecken, je kreativer und freudvoller die Bewegung wird, desto besser. Ein seitliches Drehen zur Wand bezieht die Rippen noch mehr ein. Dann verschiedene andere Stellen ausprobieren: Kreuzbein, Lendenwirbelsäule, Gesäß etc. Wer will, kann auch die Augen schließen. Den Ball zur Seite legen und im Stand zur Ruhe kommen.

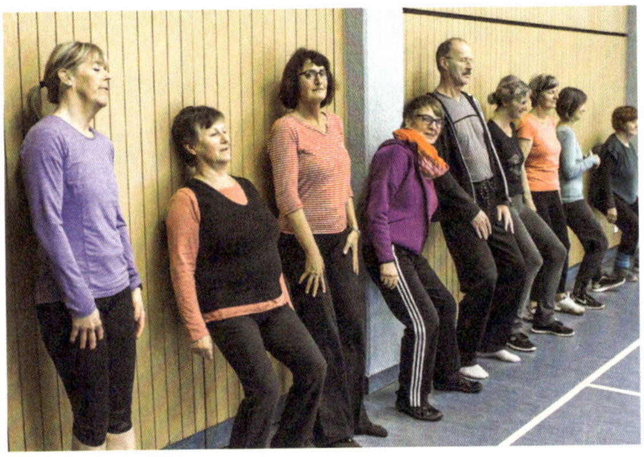

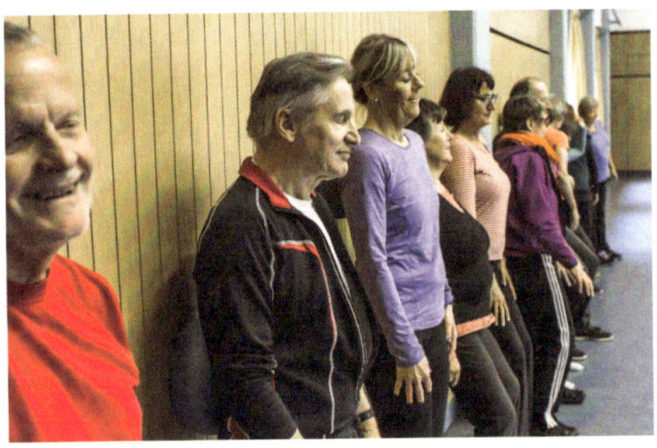

Kleine Meditation im Stand

Wer möchte, kann die Augen schließen. Sich über den Füßen in der Aufrichtung ausbalancieren. Sich in den bewegten Rücken einfühlen. Was hat die Übung mit unserem Rücken gemacht? Wie fühlt er sich an? Wie geht es unserer Atmung? Mit welchen Worten könnten wir unseren Atem nach der Übung beschreiben? Eng oder weit? Festgehalten oder frei? Wird nur ganz oben in der Brust geatmet oder ist der Atem im ganzen Oberkörper zu spüren? Die Teilnehmer bleiben noch einige Atemzüge stehen und horchen in sich hinein.

Methodische Hinweise

Der „Tanz der Wirbelsäule" wird in der Regel von den Teilnehmern als sehr angenehm empfunden. Durch das Feedback des Balls wird die freie Beweglichkeit der Brustwirbelsäule gefördert. Es empfiehlt sich, dass die Kursleitung die Übung selbst mitmacht, am besten an einer Stelle, die von allen gesehen wird. Je deutlicher und genussvoller der Übungsleiter die Übung durchführt, desto eher „trauen" sich die Teilnehmer, sich nach Lust und Laune mit dem Ball zu räkeln oder gar mit ihm zu „tanzen".

Ausklang und Aktiv-Aufgaben

Es erfolgt eine kurze Reflexion der Stunde. Die Aktiv-Aufgaben werden nochmals besprochen. Die Teilnehmerunterlagen werden verteilt, das Thema der nächsten Stunde wird bekannt gegeben.
Es erfolgt die gemeinsame Verabschiedung.

Kurseinheit 7:

Glückliche Schultern

PHASE	INHALTE	DETAILZIELE	DAUER (MIN)
Begrüßung und Schwerpunktthema	• Besprechung der Aktiv-Aufgaben • Vorstellung Schwerpunktthema und Stundeninhalt	• Einstimmen auf den Stundenverlauf	5
Aufwärmen	• Gehen und Laufen im Raum • „Bückspiel"	• Physisches Aufwärmen • Wiederholung Bücken im Kreis und in der Bewegung	10
Alltagstraining	• Information über Auswirkungen von verspannten Schultern	• Wahrnehmung von Spannung und Entspannung der Schulterblätter	15
Ganzkörperkräftigung (koordinative Reihe mit Basisübungen im Zentrum)	• Hinzunahme von einem elastischen Übungsband und Übungen für den Schultergürtel • Kniebeuge • Ausfallschritt • Vorbeuge • Vierfüßlerstand • Liegestütz • Bauchmuskeln im Sitz • Beckenlift • Mobilisierung und Dehnung	• Zusätzliche Kräftigung des Schultergürtels • Setzen von Impulsen für die Aufrichtung • Kräftigung der Bein-, Gesäß- und Rumpfmuskulatur • Kräftigung und Stabilisierung der Schulter-, Rumpf-, Hüft- und Gesäßmuskulatur • Rumpfstabilisation • Kräftigung der Rumpfmuskulatur • Kräftigung der Körperrückseite • Beweglichkeit	20
Entspannung	• Entspannung im Schultergürtel • Atemräume	• Entspannungsfähigkeit des Schultergürtels • Zusammenhang von Weite im Brustraum und Zwerchfellatmung	5
Ausklang	• Besprechung der Aktiv-Aufgaben • Verteilung der TN-Unterlagen		5

Stundenüberblick

Kurseinheit 7 knüpft wieder an die Thematik „Aufrichtung" an. Im Mittelpunkt steht der Schultergürtel, der ebenfalls an einer aufgerichteten und mühelosen Haltung beteiligt ist. Nach vorne fallende Schultern in Kombination mit Rundrücken und überstrecktem Nacken finden sich bei vielen Teilnehmern. Fast zwangsläufig geht diese Fehlhaltung mit einer verspannten Schulter-Nacken-Region einher.

Nach dem Aufwärmen, das spielerisch das Bücken noch einmal aufgreift, wird den Teilnehmern durch Wahrnehmung der verschiedenen Spannungszustände im Schulterbereich deutlich, wie sehr sich ein Zuviel an Spannung auf die Statik auswirkt. Vor allem wird das Augenmerk darauf gerichtet, bei Tätigkeiten der Arme die Schulterblätter tief und entspannt zu lassen. Dabei wird der Zusammenhang zwischen der Stellung des Schulterblatts und der Ausrichtung der Brustwirbelsäule deutlich.

Die koordinative Reihe wird durch Hinzunahme des elastischen Übungsbandes anspruchsvoller, auch hier liegt der Fokus auf tief positionierten Schulterblättern.

Die Entspannungsphase knüpft an den vorigen und den aktuellen Stundenschwerpunkt an. Der Schultergürtel wird entspannt, die Brustwirbelsäule mobilisiert und die Zwerchfellatmung aktiviert.

Kursphasen

Begrüßung und Schwerpunktthema

Die Kursleitung bespricht mit den Teilnehmern die Aktiv-Aufgaben der letzten Stunde. Wurde vor dem Heben von schweren Gegenständen darauf geachtet, den *kurzen Fuß* und Rumpfspannung aufzubauen? Wurde immer wieder in Alltag und Arbeit daran gedacht, die Wirbelsäule zu mobilisieren?

Das Schwerpunktthema wird kurz vorgestellt, aber noch nicht näher erläutert.

Aufwärmen

Übung 1: Die Teilnehmer bewegen sich in verschiedenen Gang- oder Laufvariationen durch den Raum.

Übung 2: Die Teilnehmer bilden einen Kreis, der für das folgende „Bückspiel" etwas enger sein sollte. Ein Teilnehmer bückt sich (entweder Vorbeuge oder Kniebeuge), die beiden Nachbarn rechts und links von ihm drehen sich zueinander und klatschen über der sich bückenden Person beide Hände zusammen. Nun geht das Bücken nach rechts weiter: Der Teilnehmer,

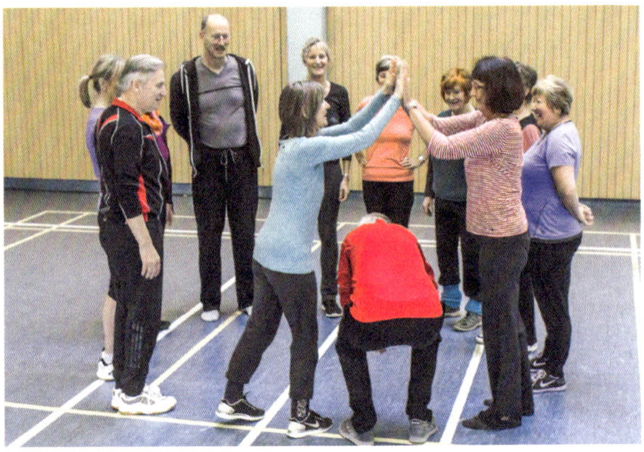

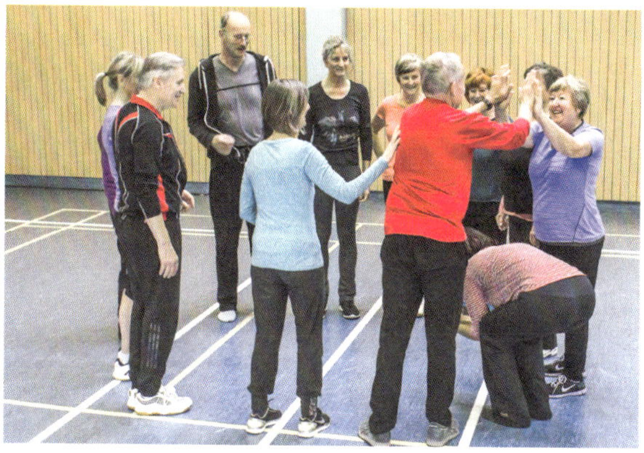

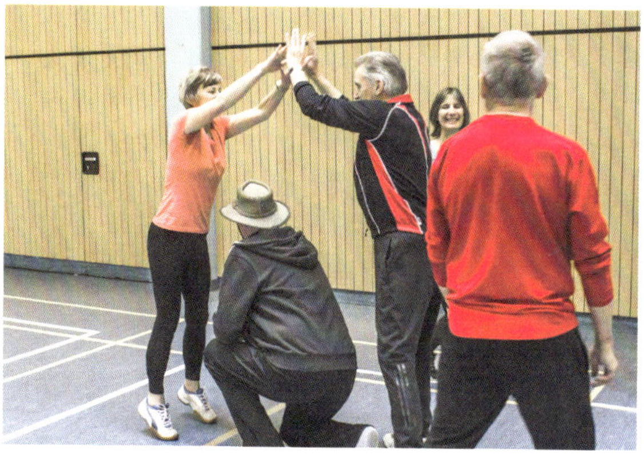

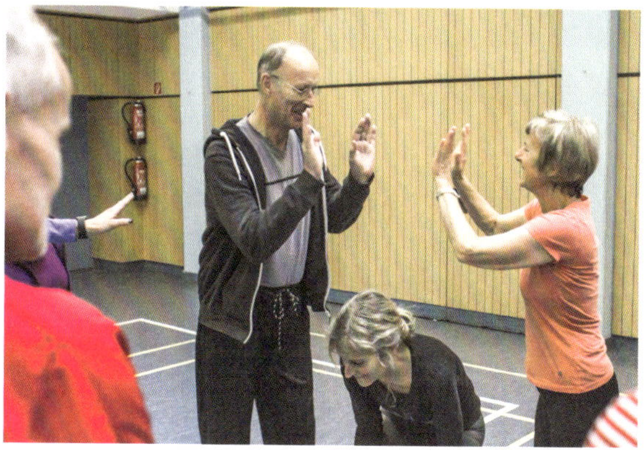

der rechts vom Bückenden war und eben geklatscht hat, ist nun mit dem Bücken dran. Wieder klatschen die beiden Nachbarn über ihm die Hände zusammen. Nach diesem Prinzip wandert das Klatschen nach rechts von Teilnehmer zu Teilnehmer.

Übung 3: Nach zwei oder drei Runden (wenn das Prinzip klar geworden ist), findet das „Bückspiel" in der Bewegung statt. Alle Teilnehmer gehen oder laufen durch die Halle. Ein Teilnehmer wird mit einem Hut, Bändchen oder Ähnlichem markiert. Der gekennzeichnete Teilnehmer bückt sich und es müssen sich zwei Teilnehmer zusammenfinden, die sich neben ihn stellen und über ihm ihre Hände zusammenklatschen. Der Teilnehmer, der sich gebückt hat, geht oder läuft nun durch die Halle und übergibt den Hut einem anderen Teilnehmer, der sich wiederum bücken und von zwei Teilnehmern abgeklatscht werden muss. Je schneller die Übergaben vollzogen werden, desto mehr Schwung kommt auf.

Variation: Das Spiel erhält noch mehr Dynamik, wenn mehr „Markierungen" eingesetzt werden. Denkbar ist auch, die Vorbeuge mit Hut, die Kniebeuge mit Bändchen durchzuführen. Die Teilnehmer kommen im Kreis zusammen.

Wissensvermittlung

Für das Schwerpunktthema wird der Inhalt der Teilnehmerunterlagen zusammengefasst und den Teilnehmern erklärt. Insbesondere sollte der Zusammenhang vorgefallene Schultern – dislozierte Schulterblätter – Rundrücken – überstreckter Nacken – Verspannungszustände – deutlich herausgestellt werden.
Die Übungen des Alltagstrainings entsprechen den Aktiv-Aufgaben der Woche.

Alltagstraining

Die Schultern entspannt sinken lassen

Übung 1: Aufrechter Stand, die Wahrnehmung auf die Schulter-Nacken-Region lenken. Den Kopf in Richtung Brust sinken lassen, der obere Rücken folgt ein wenig der Bewegung. Was passiert mit den Schultern und Armen? Durch das Senken des Kopfs sind die Augen nach unten orientiert.

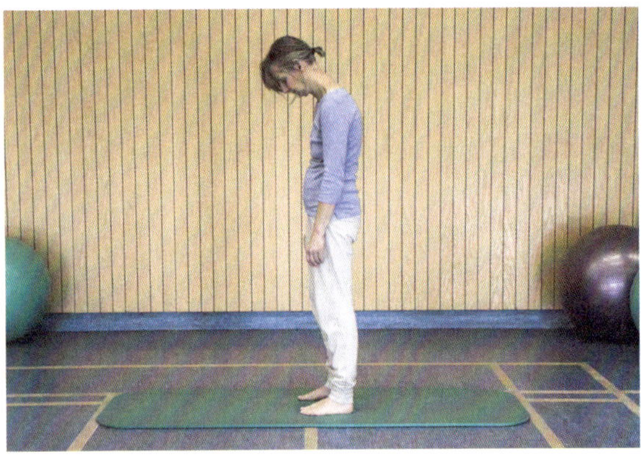

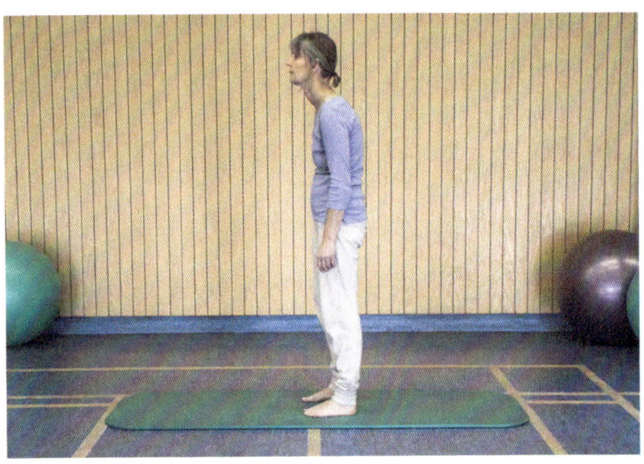

Nun den Kopf so anheben, dass nach vorne gesehen werden kann, ohne den Rücken zu bewegen. Wie fühlt sich nun der Nacken an? Ist diese Position ein wenig vertraut? Kennen wir Personen, die so stehen? Oder erkennen wir uns gar selbst? Vielleicht wenn wir am PC sitzen? Jetzt wird versucht, die Position rückgängig zu machen: Den oberen Rücken strecken, ohne die Position des Kopfs zu verändern. Jetzt schauen die Augen vermutlich nach oben.

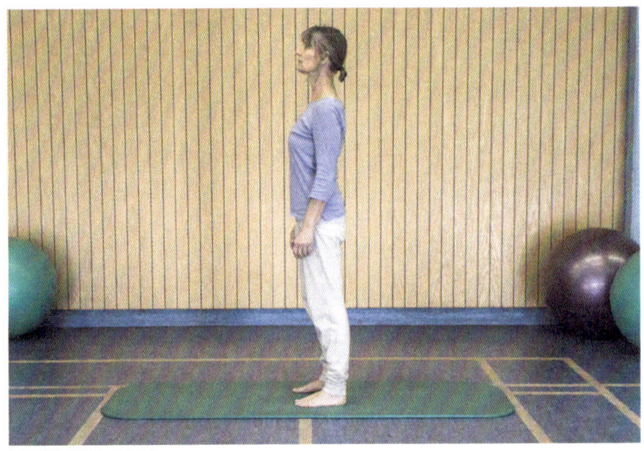

Um den Blick zu korrigieren, wird der Hinterkopf so weit Richtung Decke bewegt, bis der Blick sich geradeaus nach vorne richtet und der obere Rücken aufgerichtet bleibt. In welcher Position befinden sich jetzt Schultern und Arme? Wie fühlt sich der Nacken an?

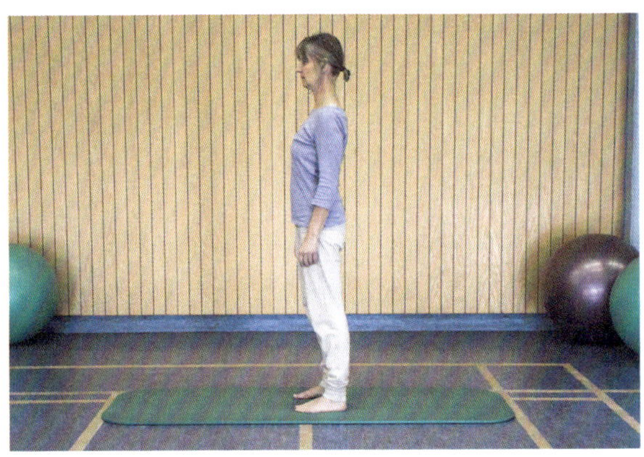

Übung 2: Aus dieser Position die rechte Schulter hochziehen und oben halten. Die Augen schließen. Die Spannung in der Muskulatur und im Nacken wahrnehmen. Dann ganz langsam die Spannung

lösen, die Schulter allmählich der Schwerkraft folgen und sinken lassen. Bewusst loslassen. Mit geschlossenen Augen die rechte und die linke Schulter vergleichen. Fühlen sich die Schultern gleich an? Oder gibt es Unterschiede? Fühlt sich die rechte Schulter tiefer und entspannter als die linke an? Die Augen öffnen.

Danach erst die linke, dann beide Schultern heben, halten und Spannung spüren. Die Schultern langsam und genussvoll in die Breite sinken lassen. Spüren, wie die Schulterblätter hinten an den Rippen nach unten gleiten.

Hinweise für die Kursleitung

Die erste Übung macht den Zusammenhang zwischen rundem Rücken, gestauchtem Nacken und Nach-vorne-Fallen der Schultern deutlich. Teilnehmer, die bereits einen Rundrücken entwickelt haben, werden sich schwertun, sich in der Brustwirbelsäule aufzurichten. Dies ist ein langer Prozess. Allerdings sollte ihnen eine minimale Bewegung in die Aufrichtung möglich und spürbar sein.

Die zweite Übung stellt für viele Teilnehmer ein „Aha-Erlebnis" dar. Es ist meistens erstaunlich, wie viel Spannung in der Schulterregion festgehalten wird. Diese Übung macht dies unmittelbar spürbar.

Ganzkörperkräftigung (koordinative Reihe)

Material: elastisches Übungsband, leichte Stärke

Übungsablauf

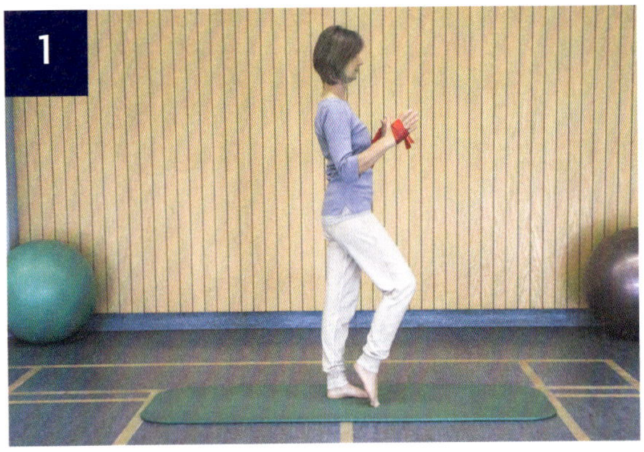

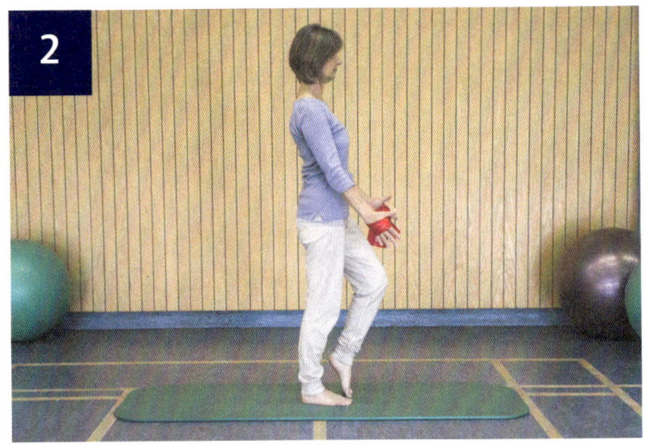

Das Übungsband auf Schulterbreite in beide Hände nehmen, auf leichte Spannung nach außen bringen. Die Ellbogen beugen, der Daumen zeigt nach oben, die Handflächen sind gestreckt, der Ellbogen liegt an der Flanke an. Wechselweises Fersenheben, dabei die Arme beugen und strecken.

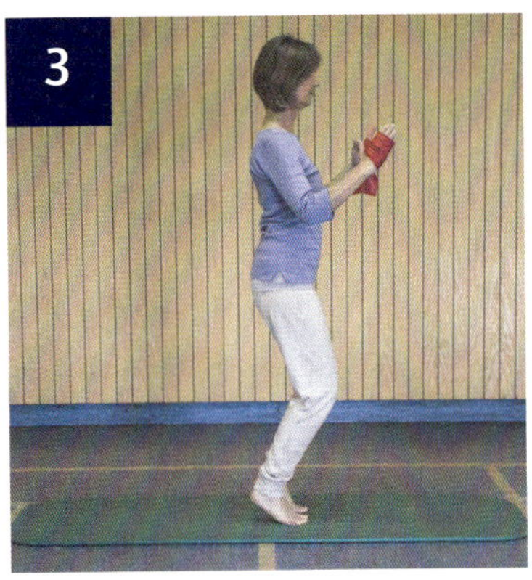

Übungsband wie oben halten, leichtes Federn.

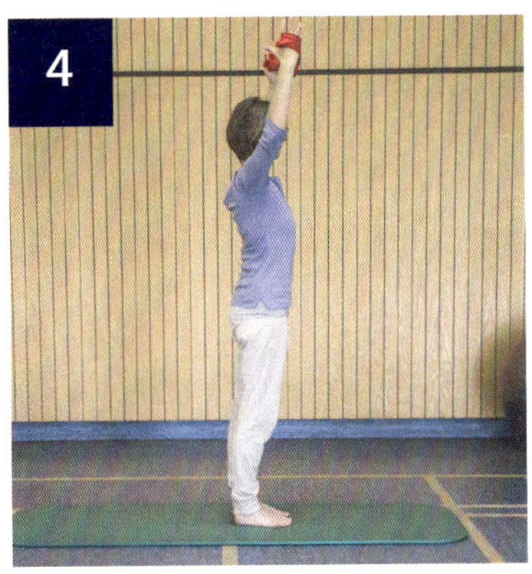

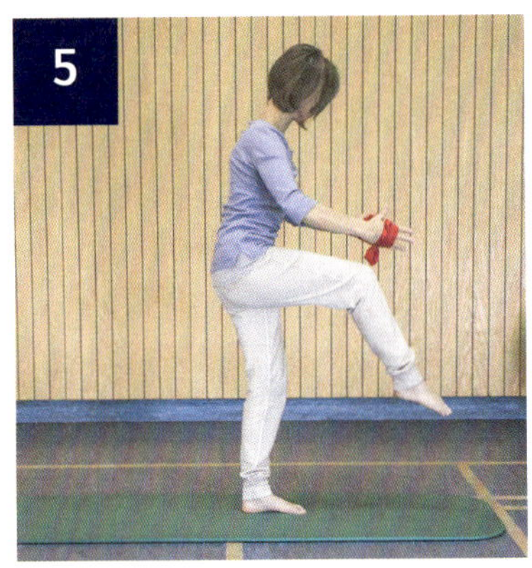

Wechselweise die Knie heben. Das Band mit beiden Händen hoch über den Kopf halten, dann zum angehobenen Knie bewegen, das Band berührt das Knie. Der Rücken kann dabei gerundet werden. Dann den Fuß wieder aufstellen, das Band über den Kopf halten, der ganze Körper ist gestreckt. Das andere Knie heben etc.

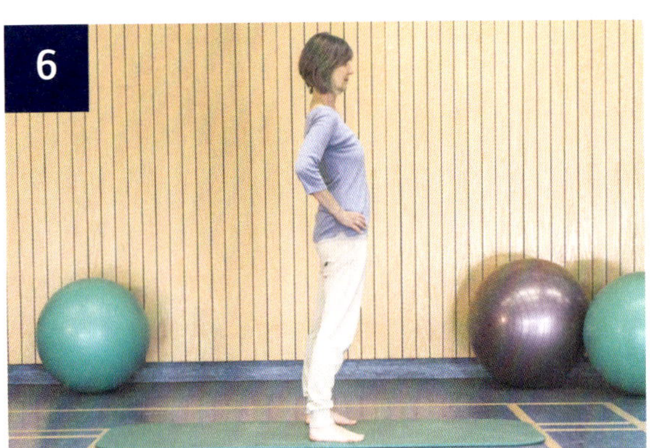

Das Becken kreisen.

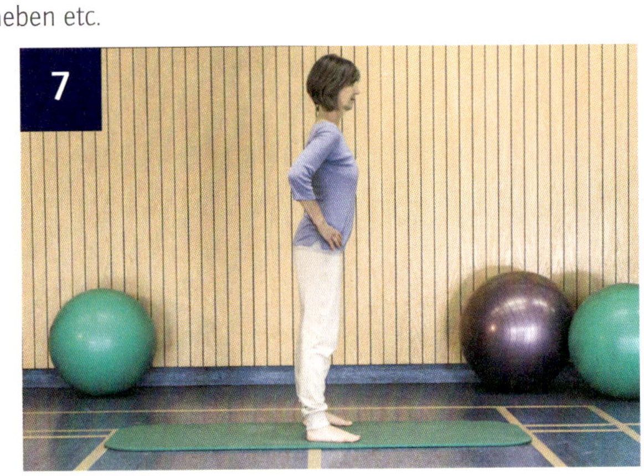

Beckenschaukel

8

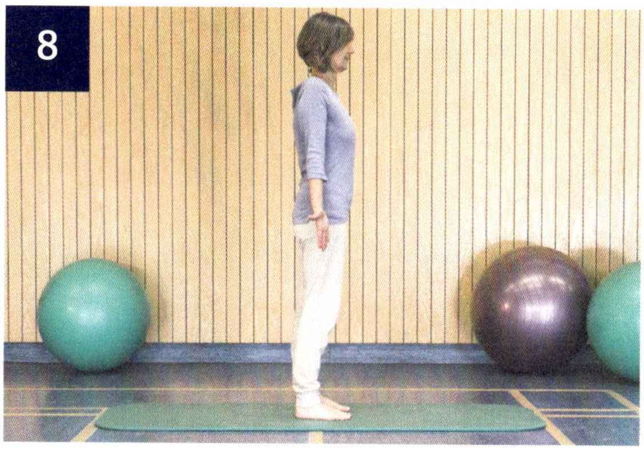

Den Rücken Wirbel für Wirbel abrollen, das Band ablegen. Die Schultern kreisen, heben und entspannt sinken lassen. Den Rücken Wirbel für Wirbel abrollen, das Band aufnehmen.

9

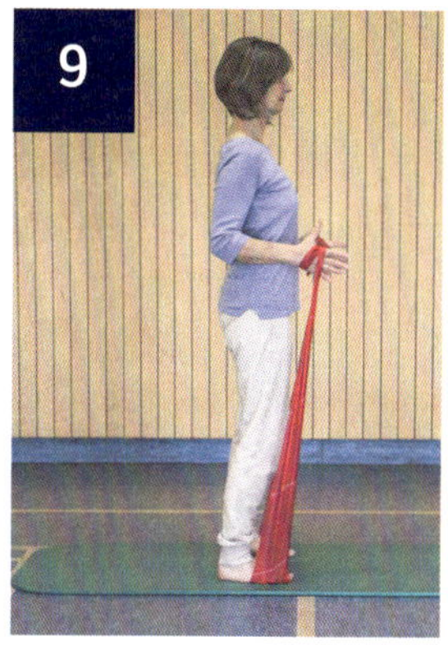

10

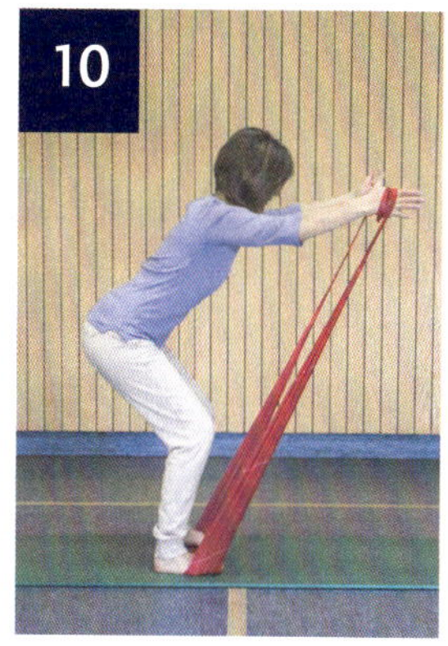

Kniebeuge: Mit beiden Beinen in das Band steigen, beim Beugen der Beine die Hände mit dem Band nach vorne oben führen. Die Schulterblätter bleiben tief.

11 Den Rücken und die Schultern durchlockern.

12 Stand, sich in alle Richtungen räkeln und dehnen.

13

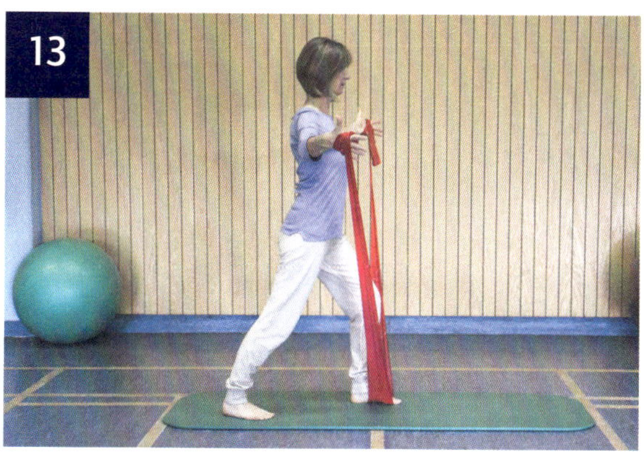

14

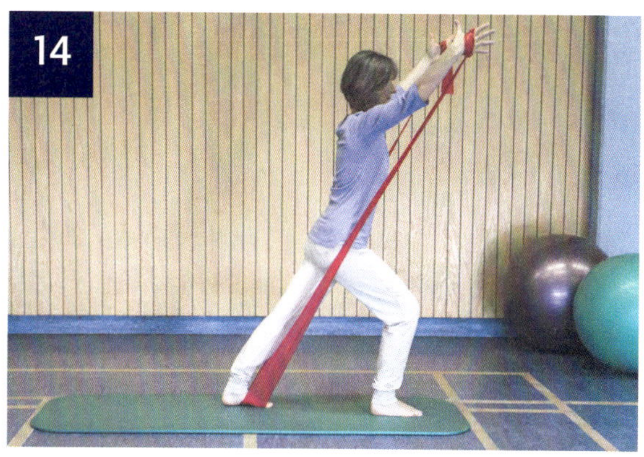

Einen großen Schritt rechts und links im Wechsel: Der linke Fuß steht im Band, der rechte Fuß steht hinter dem Band. Das Band mit beiden Händen nach außen leicht auf Spannung bringen. Mit dem rechten Fuß durch das Band nach vorne steigen, dann beide Arme nach vorne oben bewegen, eine leichte Zugspannung des Bandes bleibt stets erhalten. Die beiden Arme wieder nach außen führen, mit dem Fuß wieder zurücksteigen. Nach einigen Wiederholungen Seitenwechsel

15
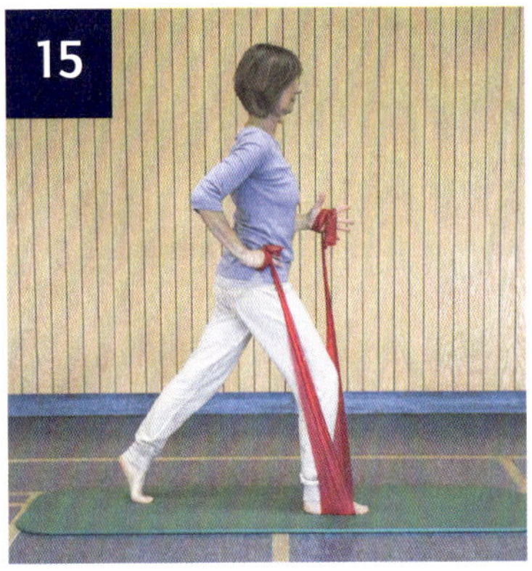

16
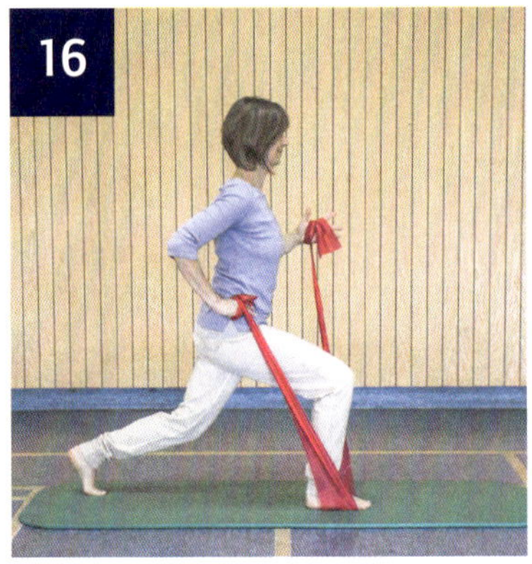

17
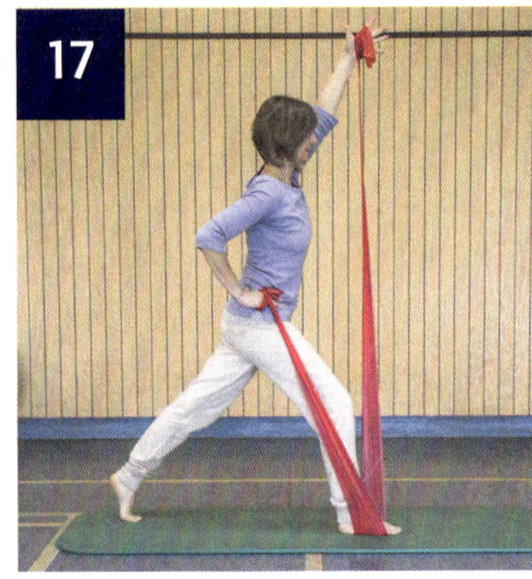

Ausfallschritt rechts: Das rechte Bein ist vorne, der Fuß steht auf der Mitte des Bandes. Das rechte Ende des Bandes wird mit der rechten Hand an der rechten Hüfte fixiert, die linke Hand hält das Band so, dass es leicht gespannt ist. Der linke Ellbogen ist gebeugt (rechter Winkel, die Hand ist geöffnet, die Finger sind gespreizt, der Daumen ist oben) und liegt an der linken Flanke an. Tiefgehen, beim Aufrichten den linken Arm in seiner vollen Länge nach oben strecken, die Länge im ganzen Körper spüren. Der Rücken ist aufgerichtet, der Rumpf bleibt ruhig, die Schulterblätter orientieren sich nach unten. Mehrere Wiederholungen

18
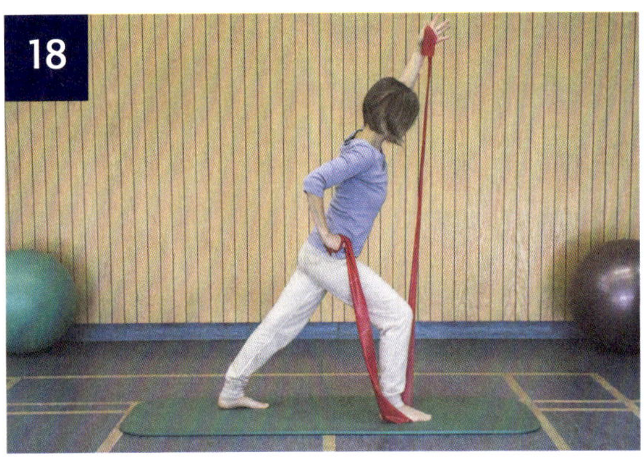

Dehnung der Wade und der Oberkörpervorderseite: Aus der Streckung im Ausfallschritt die Ferse absetzen, der Arm bleibt oben.

19
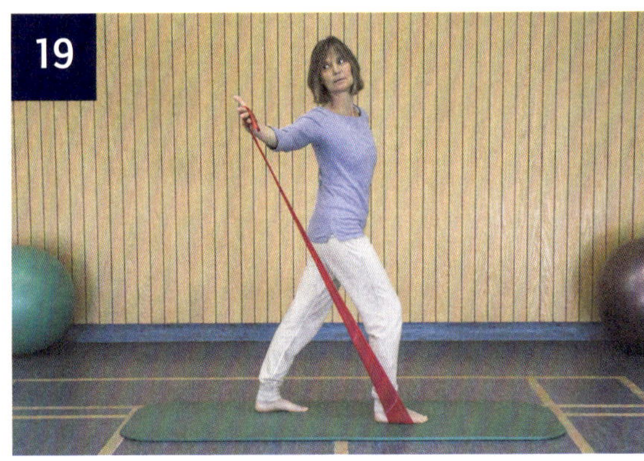

Rotation aus dem Ausfallschritt, das rechte Bein ist noch immer vorne und auf dem Band. Mit dem rechten Arm mit elastischem Band nach rechts in die Rotation gehen, der Daumen zeigt in Bewegungsrichtung. Das Becken bewegt sich nicht mit, die Rotation findet nur oberhalb des Bauchnabels in der Brustwirbelsäule statt. Die Lendenwirbelsäule bleibt ruhig.

20 **Ausfallschritt links:** Das linke Bein ist vorne, der Fuß steht auf der Mitte des Bandes.

21 Dehnung rechte Wade und Körpervorderseite

22 Rotation nach links aus dem Ausfallschritt

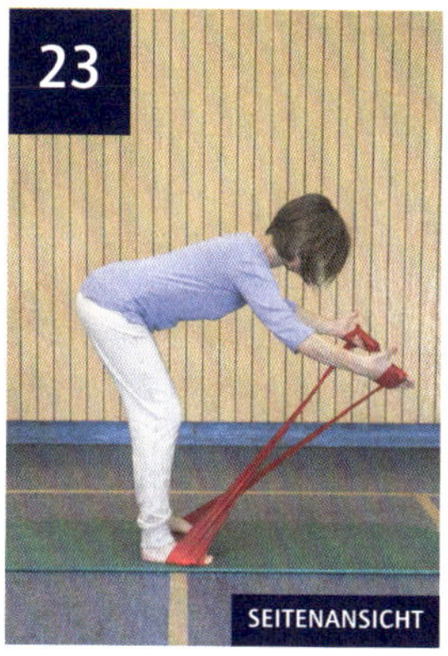

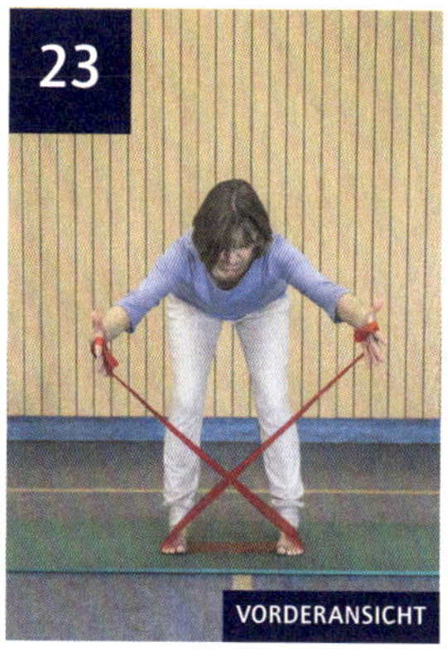

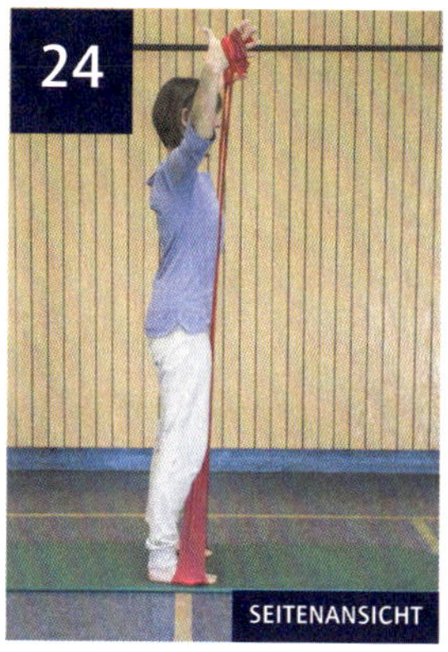

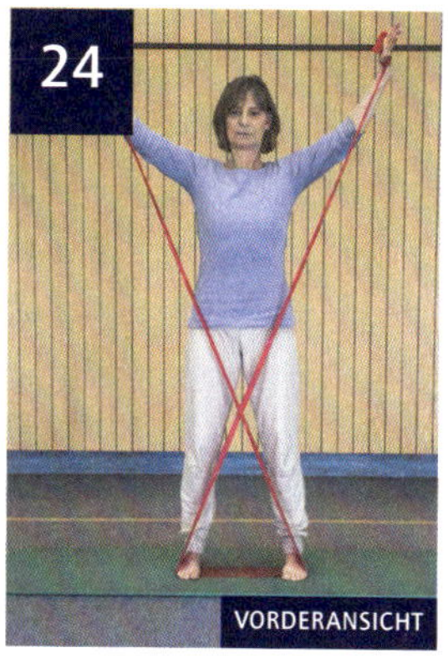

Vorbeuge: Mit beiden Beinen auf dem Band stehen, das Band über Kreuz ohne Spannung halten. Bei der Vorbeuge die Arme nach vorne führen (dabei hat das Band kaum Spannung). Beim Aufrichten erst in den Stand kommen, dann die Arme nach oben außen führen. Am Endpunkt zeigen die Daumen nach hinten.

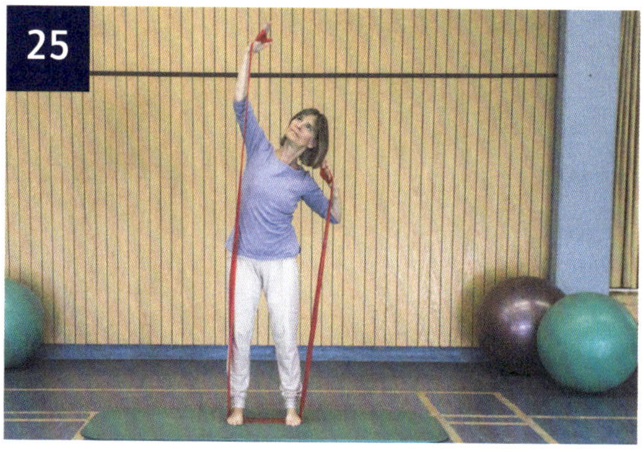

Strecken und Seitbeugen: Stand auf dem Band, wechselweise die Arme mit dem Band nach oben über den Kopf führen und seitlich beugen.

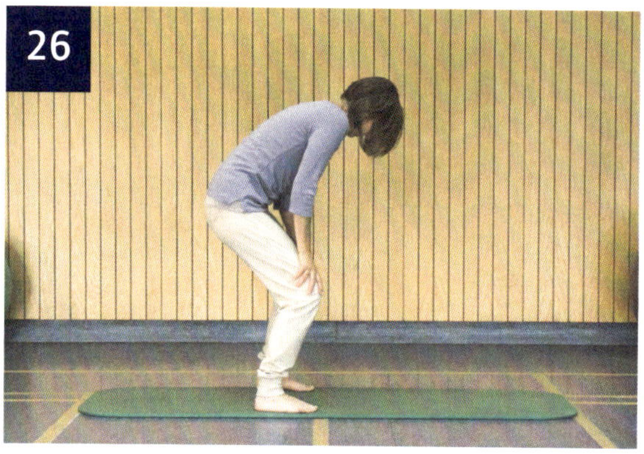

Den Rücken durchbewegen.

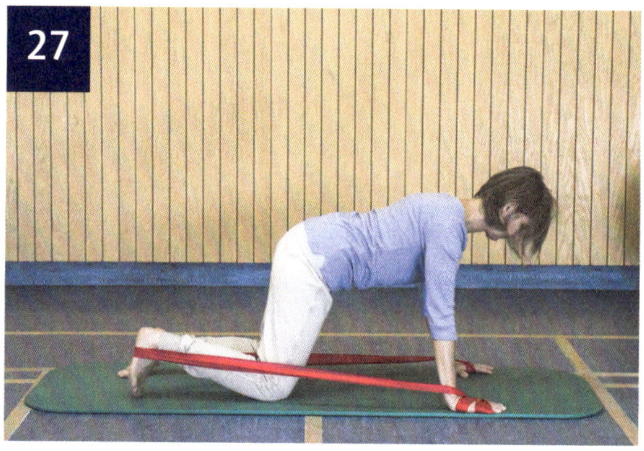

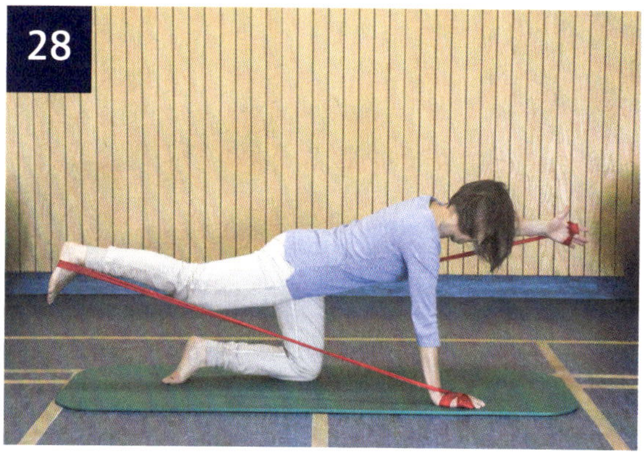

Wirbel für Wirbel herunterrollen in den Vierfüßlerstand, den Rücken durchbewegen.
Vierfüßlerstand: Mit beiden Händen das Band halten, das Band um die rechte Fußsohle legen. Das rechte Bein nach hinten oben strecken. Seitenwechsel

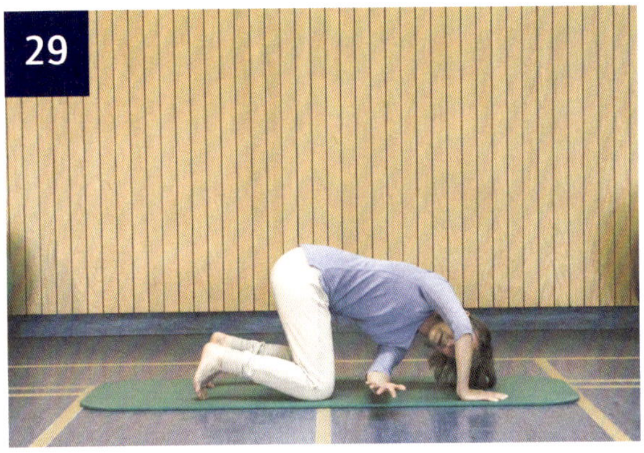

Das Band ablegen, Rotation der Brustwirbelsäule aus dem Vierfüßlerstand: Die Arme wechselweise unter dem Rumpf in die andere Richtung schieben.

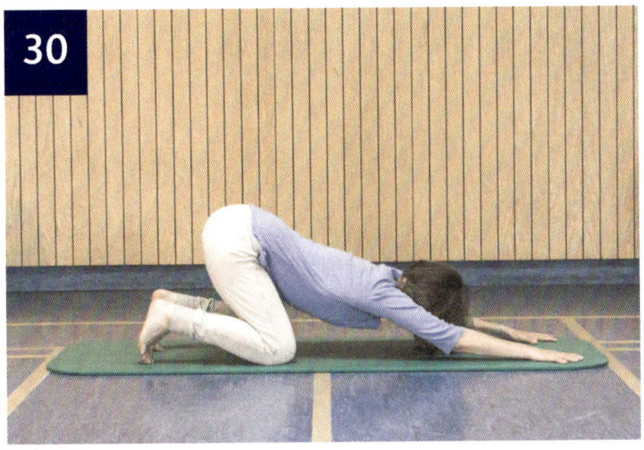

Rutschhalte

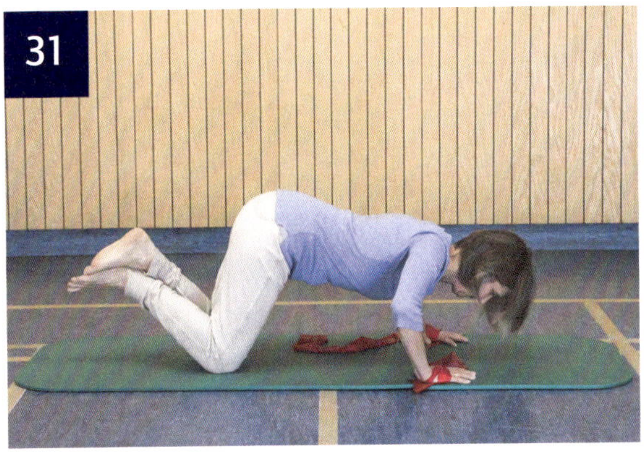

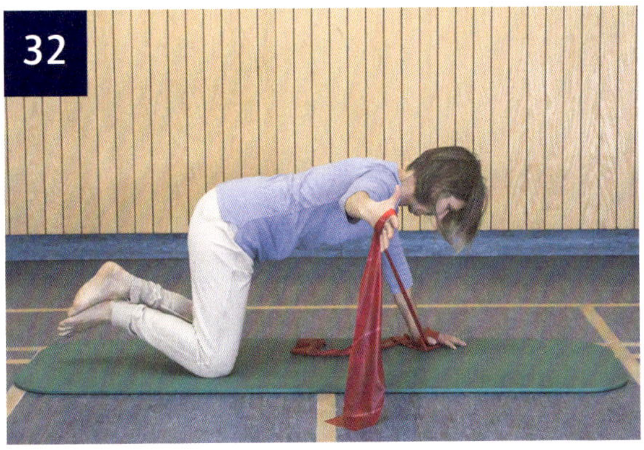

Liegestütz: Das Band mit beiden Händen schulterbreit halten. Liegestütz, wenn die Arme wieder fast gestreckt sind, den rechten Arm zur Seite führen, die Finger sind gespreizt, der Daumen zeigt nach oben. Darauf achten, dass keine Ausweichbewegungen gemacht werden. Seitenwechsel

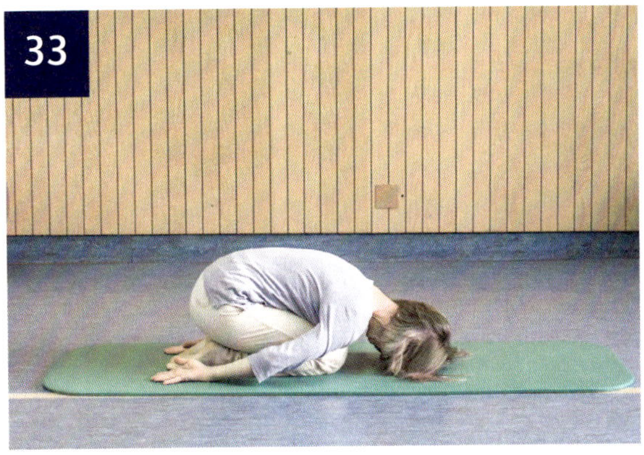

Das Band zur Seite legen, Päckchen.

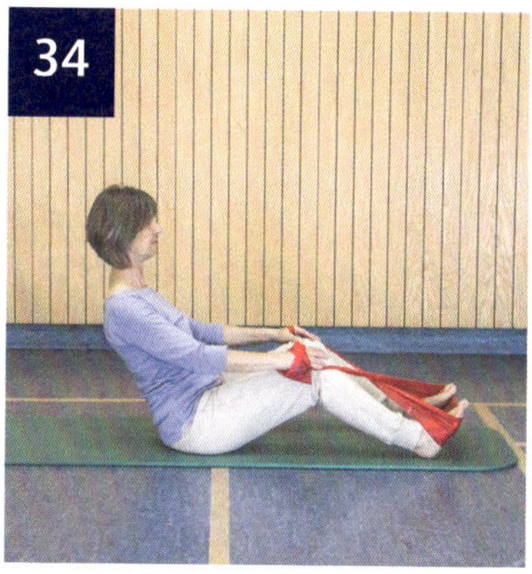

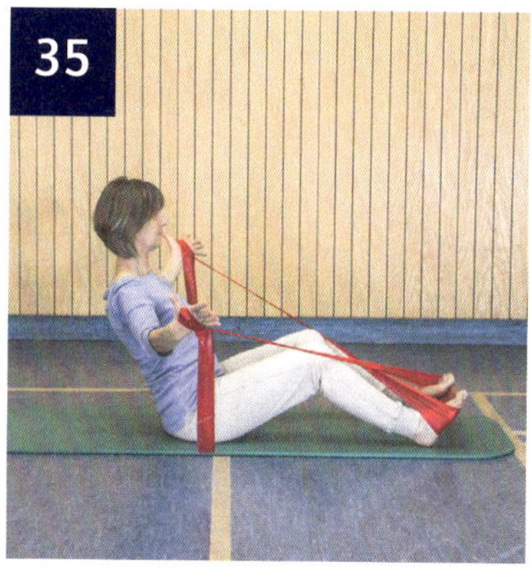

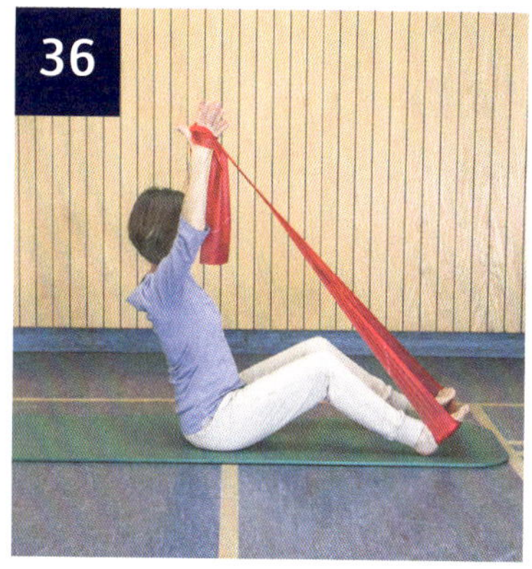

Bauchmuskeln im Sitzen: Das Band über Kreuz über die Füße legen, beide Hände auf die Knie legen, mit dem Becken leicht zurückrollen. Wechselweise beide Arme jeweils einmal zur Seite und einmal nach oben führen. Das Band ablegen.

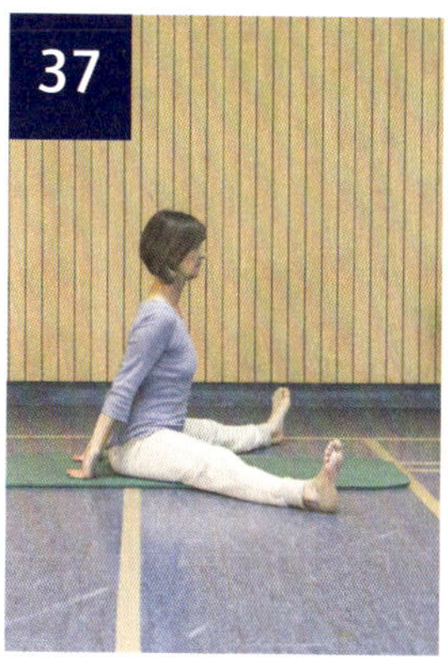

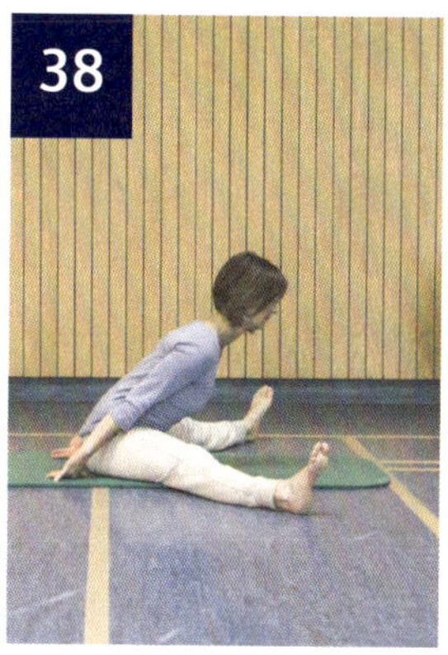

Grätschsitz

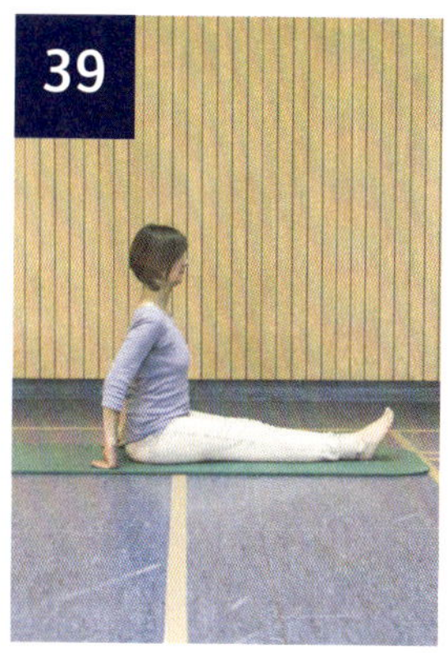

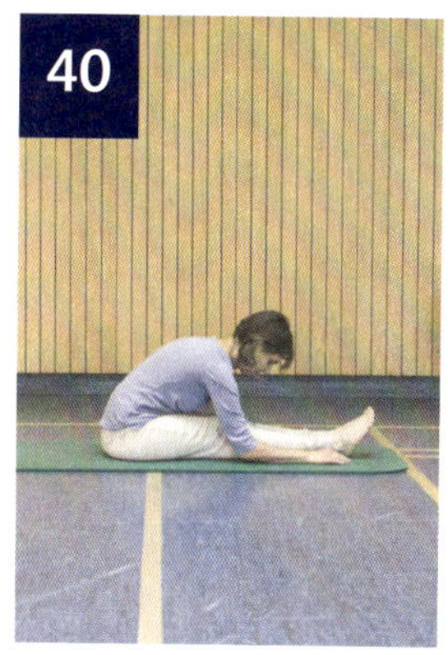

Langsitz

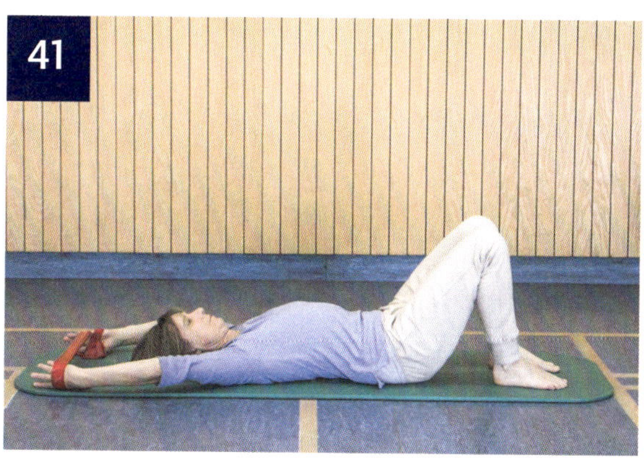

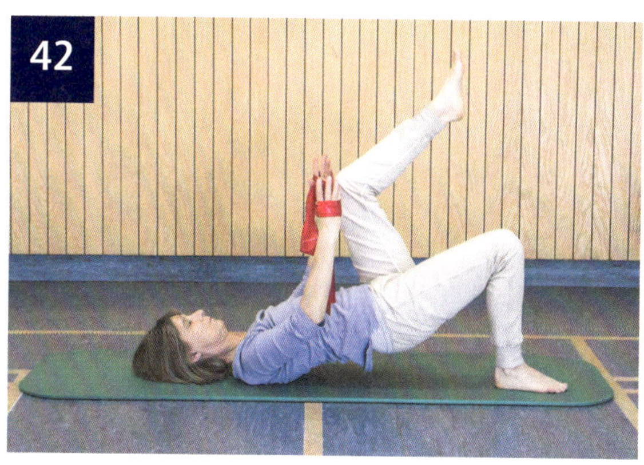

Rückenlage, Beckenlift: Das Band mit beiden Händen halten und hinter dem Kopf ablegen, beide Beine sind angestellt. Die Füße in die Matte stemmen, das Becken heben, das linke Bein anwinkeln und anbeugen. Hüft- und Kniewinkel betragen ca. 90°. Absenken des Beckens und das Bein wieder aufstellen. Hände mit Band wieder hinter dem Kopf ablegen. Seitenwechsel

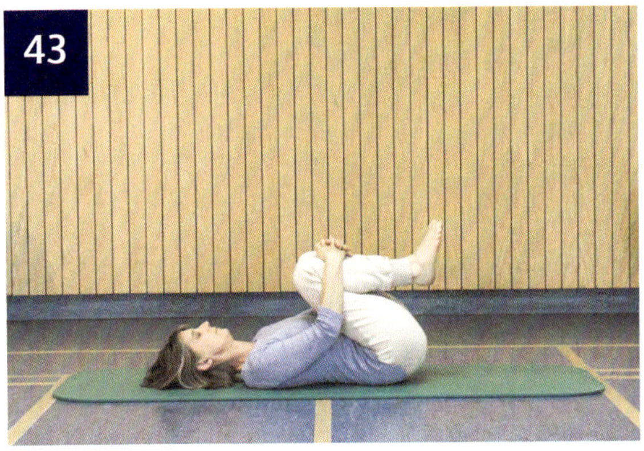

Beide Beine heranziehen, die Hände sind auf den Knien, kreisen.

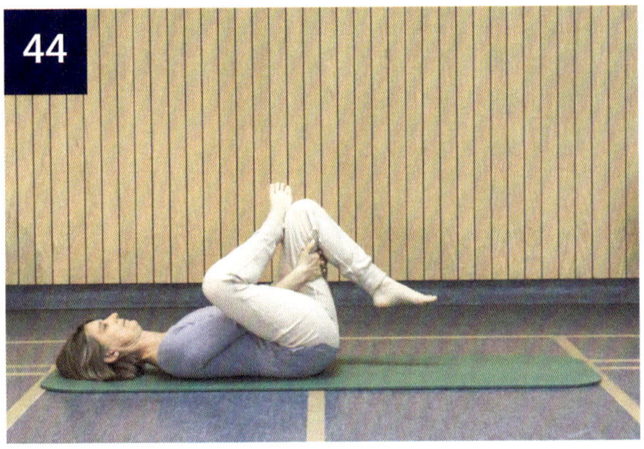

Dehnung der Gesäß- und Hüftmuskulatur, Förderung der Außenrotation im Hüftgelenk

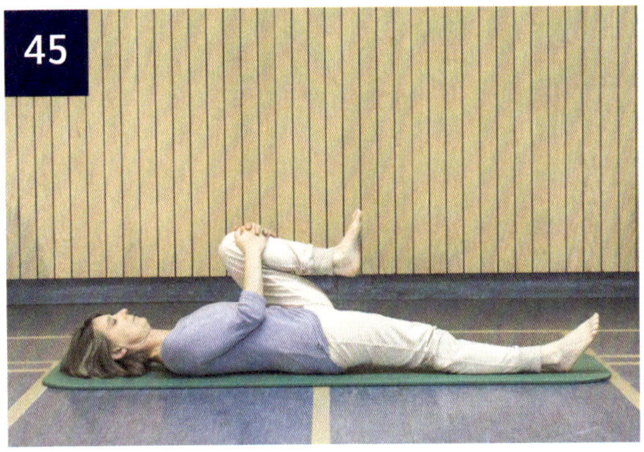

Dehnung der hinteren Oberschenkel-, Gesäß- und Hüftmuskulatur

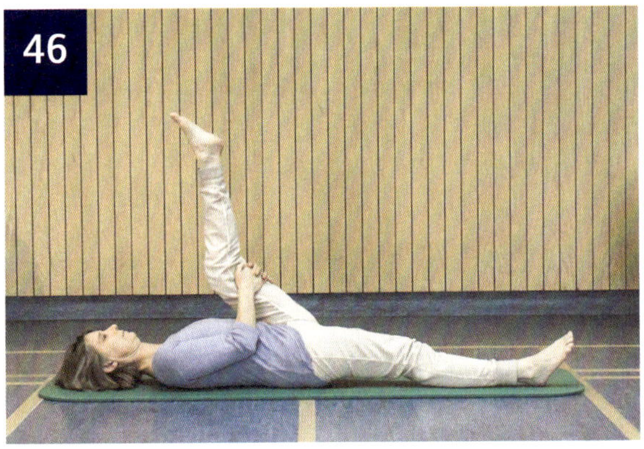

Dehnung der hinteren Oberschenkel-, Gesäß- und Hüftmuskulatur

Alles ausschütteln.

In Rückenlage bleiben.

Methodische Hinweise

- Der Fokus liegt in dieser Stunde auf den nach unten gesenkten Schulterblättern: Bevor die Arme bewegt werden, werden die Schulterblätter verankert. Diese Position wird beibehalten, wenn sich die Arme bewegen und das Band auf Spannung gebracht wird. Die Kursleitung sollte jede Übung so moderieren, dass sich die Teilnehmer dieser Bewegungsansteuerung bewusst werden.
- Da das Band nicht nur zur Kräftigung, sondern auch als Impuls für die Aufrichtung genutzt wird, empfiehlt es sich, eine leichte Stärke zu verwenden. Ist das Band zu stark, ist häufig zu beobachten, dass die Teilnehmer am Band „mit aller Gewalt zerren" und statt in eine Aufrichtung in eine gerundete Haltung mit hochgezogenen Schultern kommen.
- Personen mit Schulterbeschwerden sollten die Übungen nur im schmerzfreien Bereich durchführen.
- Teilnehmer mit akuten Nackenbeschwerden sollten auf das Band verzichten.

Entspannung

Übung 1: Entspannte Schultern in Rückenlage

Die Teilnehmer bleiben in Rückenlage und stellen ihre Beine auf. Kreuzbein und Steißbein schieben Richtung Fersen, sodass der untere Rücken flacher aufliegt. Es werden beide Arme nach oben Richtung Decke bewegt, die Fingerspitzen ziehen senkrecht nach oben. Diese Position sollte kurz gehalten werden. Ist zu spüren, wie die Schulterblätter abheben und dabei der Schultergürtel schmal wird? Was passiert mit dem Nacken? Wölbt er sich? Tritt Spannung im Nacken auf? Wie fühlt sich der Atem an? Wo findet die Atmung statt?

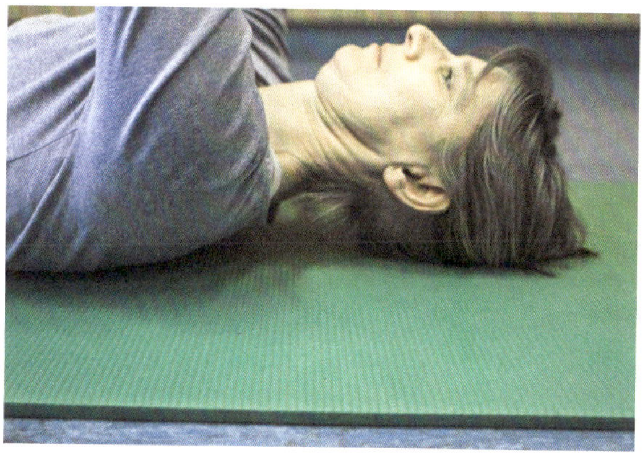

Nun der Schwerkraft nachgeben, die Arme ganz langsam erst senkrecht, dann in weitem Bogen nach außen sinken lassen, die Schulterblätter legen sich allmählich auf der Matte ab. Je langsamer die Bewegung ist, desto besser. Was passiert mit Kopf und Nacken? Gleitet der Hinterkopf mit dem Sinkenlassen der Arme an der Matte nach hinten? Verlängert sich dadurch der Nacken?

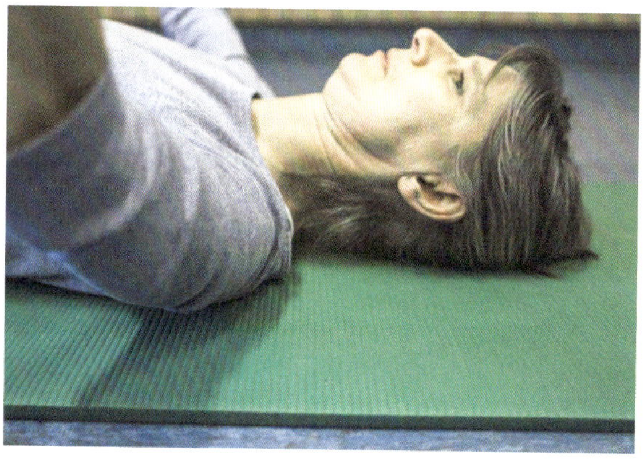

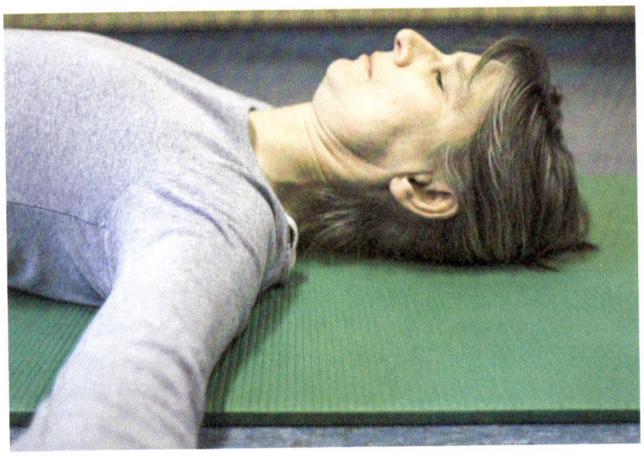

Sobald die Schulterblätter auf der Matte aufliegen, die Arme langsam seitlich ablegen. Können sich die Schultern entspannt und breit auf der Matte ausrichten? Liegen die Schulterblätter flach auf der Matte? Öffnet sich der Brustraum und der Nacken gewinnt weiterhin an Länge?

Die Übung ein weiteres Mal wiederholen und achtsam begleiten.

Übung 2: Atemräume

Die Beine können weiterhin angewinkelt oder gestreckt werden. Die Aufmerksamkeit auf den Atem lenken. Hat der Atem durch die Weite im Brustraum mehr Platz? Fällt das entspannte Atmen leichter, wenn für genug Atemraum gesorgt wird? Das Ausatmen ist passiv und entspannt, das Einatmen ist sanft. Versuchen, mit jedem Ausatmen mehr zu entspannen. Stellt sich das Gefühl ein, tiefer in die Matte zu sinken?

Methodische Hinweise

- Übung 1 macht den Zusammenhang zwischen nach vorn bewegten Schultern, der Stellung des Kopfs und der Stauchung des Nackens deutlich. Darauf sollte mithilfe der Wahrnehmungslenkung hingewiesen werden. Das Sinkenlassen der Schultern schult wiederholt die Entspannungsfähigkeit des Schultergürtels und seine Auswirkung auf den Nacken, ähnlich wie es Intention von Übung 2 des Alltagstrainings war.
- Übung 2 macht den Zusammenhang zwischen Aufrichtung, Positionierung der Schultern und Atembewegung deutlich. Die Bewegung des Zwerchfells kann in der Weite in Verbindung mit dem entspannten Atmen gut gespürt werden. Es sollte eine sanfte Bewegung der Bauchdecke zu spüren sein, aber der Bauch darf auf keinen Fall kraftvoll nach außen „gedrückt" werden. Die Kursleitung sollte visuell kontrollieren, ob sich die Bauchdecke sanft bewegt. Ist ein kraftvolles Atmen unter Einsatz der Bauchmuskeln zu beobachten, sollte auf das entspannte Atmen hingewiesen werden.

Ausklang und Aktiv-Aufgaben

Die Teilnehmer bewegen und schütteln sich so, wie sie Lust und Laune haben und kommen dann in den Stand.

Es erfolgt eine kurze Reflexion der Stunde. Die Aktiv-Aufgaben werden nochmals besprochen. Die Teilnehmerunterlagen werden verteilt, das Thema der nächsten Stunde wird bekannt gegeben.

Es erfolgt die gemeinsame Verabschiedung.

Kurseinheit 8:

Der Schwan und der Geier

PHASE	INHALTE	DETAILZIELE	DAUER (MIN)
Begrüßung und Schwerpunktthema	• Besprechung der Aktiv-Aufgaben • Vorstellung Schwerpunktthema und Stundeninhalt	• Einstimmen auf den Stundenverlauf	5
Aufwärmen	• Aerobicvariationen	• Physisches Aufwärmen • Gruppenbezug • Multitasking	5
Alltagstraining	• „Hans guck in die Luft" • Kopf in ein Handtuch legen, partnerweise • Schub des Hinterkopfs • Lockern der Kopfgelenke • Langer Nacken bei Kopfbewegungen	• Wahrnehmung von Spannung, Verkürzung und Stauchung des Nackens • Mobilisierung der Kopfgelenke	15
Ganzkörperkräftigung (koordinative Reihe mit Basisübungen im Zentrum)	• Kombination von Übungen • Kniebeuge • Ausfallschritt • Kreuzheben • Vierfüßlerstand • Liegestütz • Bauchmuskeln im Sitz • Beckenlift • Mobilisierung und Dehnung	• Koordinative Bewegungsschulung • Verbesserung der Bewegungsqualität • Kräftigung der Bein-, Gesäß- und Rumpfmuskulatur • Kräftigung und Stabilisierung der Schulter-, Rumpf-, Hüft- und Gesäßmuskulatur • Rumpfstabilisation • Kräftigung der Rumpfmuskulatur • Kräftigung der Körperrückseite • Beweglichkeit	20
Entspannung	• Entspannung des Nackens • Entspannter Atem	• Entspannungsfähigkeit des Nackens • Gefühl für den entspannten Atem	10
Ausklang	• Besprechung der Aktiv-Aufgaben • Verteilung der TN-Unterlagen		5

Stundenüberblick

In der vorigen Kurseinheit wurde der Zusammenhang von nach vorne fallenden Schultern und überstrecktem Nacken thematisiert. In dieser Kursstunde wird die Aufrichtung, vom Kopf ausgehend, angesteuert. Die Position des Kopfs ist ganz wesentlich daran beteiligt, ob der Nacken einem Schwanen- oder eher einem Geierhals ähnelt. Auch tragen die funktionellen Bewegungsrichtungen des Kopfs, die in den Kopfgelenken stattfinden und von der Brustwirbelsäule unterstützt werden sollten, ganz entscheidend zu einer entspannten Schulter-Nacken-Region bei. Dies wird im Alltagstraining thematisch aufgegriffen und vertieft.
Die Übungsreihe der Kräftigungsphase erfährt durch die Kombination der Basisübungen untereinander und durch die Kopplung mit Armbewegungen eine weitere koordinative Steigerung.
Die Entspannungsphase widmet sich noch einmal dem langen und entspannten Nacken.

Kursphasen

Begrüßung und Schwerpunktthema

Die Kursleitung bespricht mit den Teilnehmern die Aktiv-Aufgaben der letzten Stunde. Wurde bei Alltagstätigkeiten beobachtet, wie oft die Schultern nach oben gezogen werden? Durften sie dann im Anschluss entspannt nach unten sinken? Was machen die zusätzlichen Aktivitäten?
Das Schwerpunktthema wird kurz vorgestellt, aber noch nicht näher erläutert.

Aufwärmen

Material: einen roten, blauen und gelben Gegenstand

Übung 1: Die Teilnehmer gehen oder laufen durch die Halle, auf Zuruf des Übungsleiters bleiben alle stehen und führen nach eigener Wahl Aerobicschritte am Platz durch. Dies wird mehrmals wiederholt.

Übung 2:

- Die Teilnehmer werden in vier Gruppen aufgeteilt, jede Gruppe stellt sich in eine Ecke der Halle. Der Kursleiter teilt jeder der Gruppen jeweils einen der vier Aerobicschritte aus der zweiten Kurseinheit zu: *March, Step Touch, Knee Lift* und *Heel Dig*. Auf Musik führt jede Gruppe in ihrer Ecke „ihren" Aerobicschritt durch und beobachtet dabei die Schritte der anderen Gruppen. Die Gruppen versuchen, sich zu merken, welche Schritte welchen Ecken zugeordnet werden.

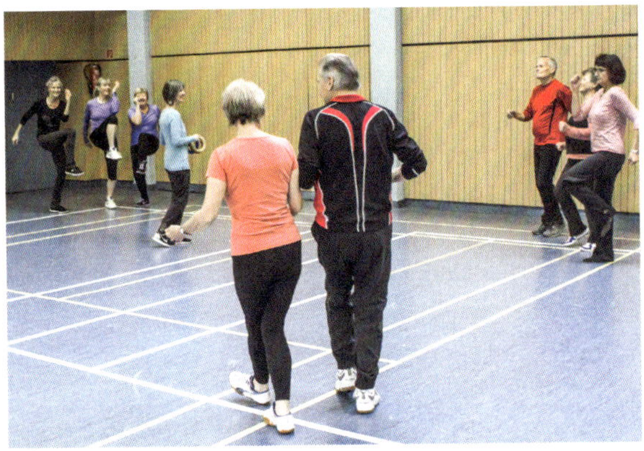

- Wenn die Kursleitung einen roten Gegenstand zeigt (z. B. rote Farbfolie, roten Tennisring etc.), rotiert jede Gruppe eine Position nach rechts und führt dort die entsprechenden Aerobicschritte durch.

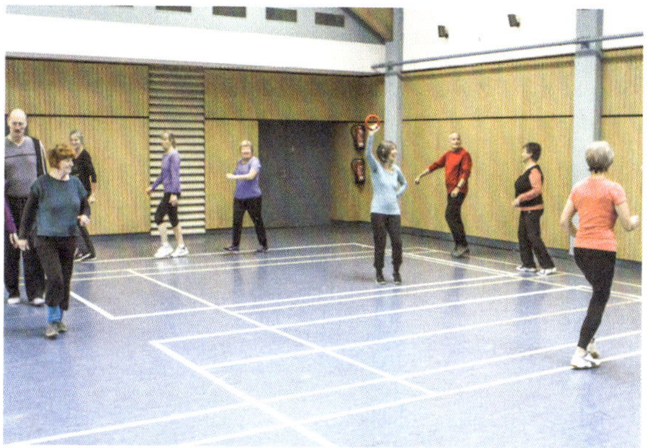

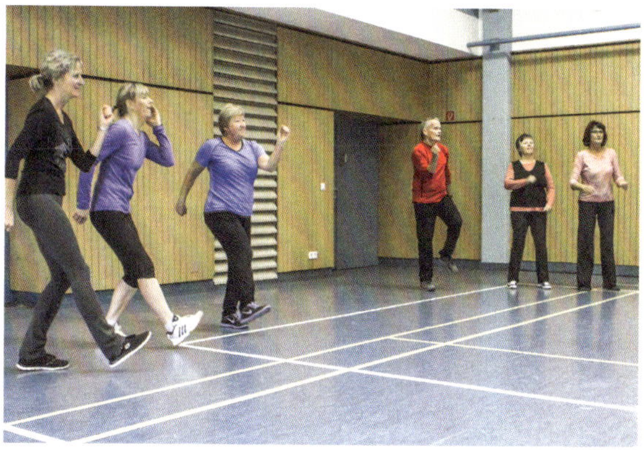

- Zeigt die Kursleitung einen blauen Gegenstand, wird nach links rotiert.
- Zeigt die Kursleitung einen gelben Gegenstand, wird über die Diagonale gewechselt.

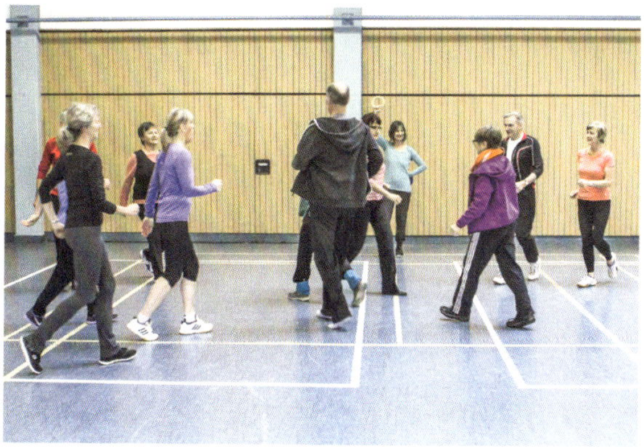

- Falls Teilnehmer mit rot und grün Schwierigkeiten haben, müssten andere Farben gefunden werden. Die Teilnehmer kommen im Kreis zusammen.

Wissensvermittlung

Für das Schwerpunktthema wird der Inhalt der Teilnehmerunterlagen zusammengefasst und den Teilnehmern erklärt. Es empfiehlt sich, am Stundeninhalt der vorigen Stunde anzuknüpfen.
Die Übungen des Alltagstrainings entsprechen den Aktiv-Aufgaben der Woche.

Alltagstraining

Übung 1: „Hans guck in die Luft": Aus dem Stand nach oben zur Decke schauen. Wie schauen wir nach oben? Was passiert im Nacken? Ist er verkürzt und gestaucht? Dann nach unten schauen. Was passiert mit dem Kopf? Hängt er nach unten? Zieht der schwere Kopf nach unten und zerrt an den Nackenmuskeln?

Übung 2: Partnerweise, A ist im Vierfüßlerstand, B kniet vor ihm. Der Kopf von A wird mit der Stirn so in ein gefaltetes und von B gehaltenes Handtuch gelegt, dass A das Gewicht des Kopfs komplett an das Handtuch abgeben kann. Hinterkopf, Nacken und Rücken befinden sich in einer Linie. In dieser Position bleibt A ca. eine Minute.

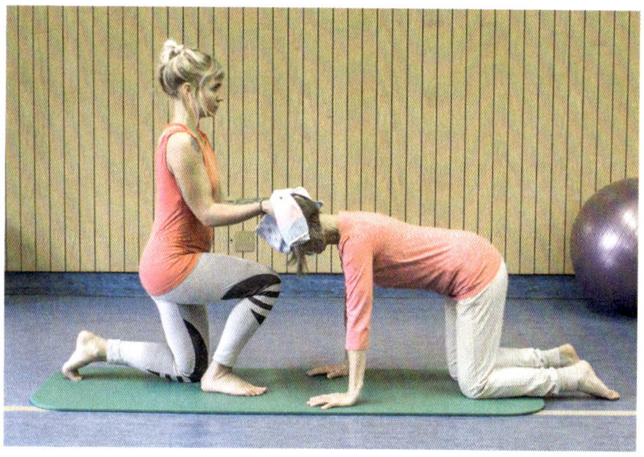

Dann kündigt B an, dass er das Handtuch entfernen wird, dabei soll A aber die Position des Kopfs nicht verändern. A verweilt kurz in der Position und spürt deutlich die Schwere des Kopfs.

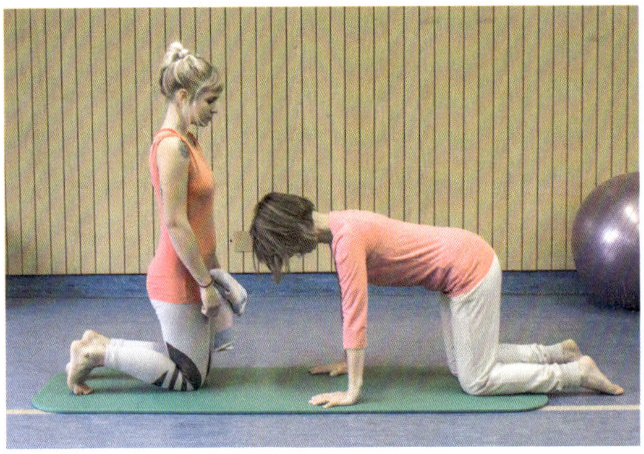

Übung 3: Lockern der Kopfgelenke: *Kurzer Fuß*, „Duschübung", aufgerichteter und ausbalancierter Stand, das Becken entspannt nach unten sinken lassen, die Schulterblätter sind tief und entspannt, den Hinterkopf heben. Mit dem Kopf eine kleine Nickbewegung machen. Die Bewegung sollte nur im obersten Kopfgelenk stattfinden. Dieses lässt sich mit den Fingern tasten: Direkt unter dem Schädel am Übergang zur Halswirbelsäule befindet sich eine kleine „Delle", ausschließlich hier sollte die Bewegung stattfinden. Die Drehachse für die Bewegung liegt zwischen den Ohren. Der Nacken bleibt lang, entspannt und bewegt sich nicht mit. Nach mehreren Wiederholungen das Gleiche mit einer Drehbewegung: Der Kopf gleitet auf dem obersten Kopfgelenk mühelos von links nach rechts, der Nacken bleibt lang, entspannt und bewegt sich nicht mit. Die Drehbewegung sukzessive größer werden lassen, bis schließlich die Brustwirbelsäule mit rotiert und die Drehbewegung unterstützt. Dadurch wird verhindert, dass der Nacken „einklemmt".

Übung 4: Wieder wie in der ersten Übung nach oben und unten schauen. Kann dabei nun der Nacken lang werden und lassen sich Überstreckung und Stauchung vermeiden?

Hinweise für die Kursleitung

- Die erste und die letzte Übung sollten sich im Gefühl für den Nacken deutlich unterscheiden. In der ersten Übung wird beim Nach-oben-Sehen vermutlich der Nacken überstreckt und gestaucht, beim Nach-unten-Sehen hängt er nach vorne und die Nackenmuskeln müssen stark gegenhalten. Bei der vierten Übung müsste deutlich sein, dass durch die Art und Weise, den Kopf zu bewegen, viel Druck aus dem Nacken genommen werden kann.
- Die zweite Übung hat einen deutlichen „Aha-Effekt": Durch das Ablegen des Kopfs auf dem Handtuch können die Nackenmuskeln entspannen. In dem Moment, in dem das Handtuch vom Partner entfernt wird, müssen die Nackenmuskeln sofort Höchstarbeit leisten, um den Kopf zu halten. Das Gewicht des Kopfs, zwischen 5 und 7 kg, ist nun deutlich zu spüren. Hier muss die Kursleitung den Hinweis platzieren, dass dieses Gewicht konstant von

den Nackenmuskeln gehalten werden muss, wenn der Kopf nicht ausbalanciert in der Aufrichtung gehalten wird, sondern nach vorne fällt. Wird der Kopf in den Nacken genommen (Geierhals), staucht das Gewicht des Kopfs die komprimierten Strukturen. Wichtig ist, dass B das Wegnehmen des Handtuchs ankündigt, da sonst der Kopf von A mit einem Ruck nach unten fällt. Das Ankündigen bewirkt, dass A den Kopf in der gleichen Position halten kann und so deutlich die Haltearbeit der Nackenmuskeln und die Schwere des Kopfs spürt.

- Die dritte Übung mobilisiert die Kopfgelenke. Meistens wird für Kopfbewegungen der ganze Nacken mit eingesetzt. Bleibt dieser aber ruhig und übernehmen die Kopfgelenke Axis und Atlas das Nicken und Drehen, wird viel Druck aus dem Nacken genommen. Bei einem Weiterlaufen der Drehbewegung ist die Brustwirbelsäule der natürliche Partner. Dies ist ebenfalls eine Aktiv-Aufgabe: Immer, wenn nach hinten gesehen werden soll (rückwärts einparken, sich umdrehen), sollte der Kopf die Bewegung einleiten und die Brustwirbelsäule der Bewegung folgen.

Ganzkörperkräftigung (koordinative Reihe): Übungsablauf

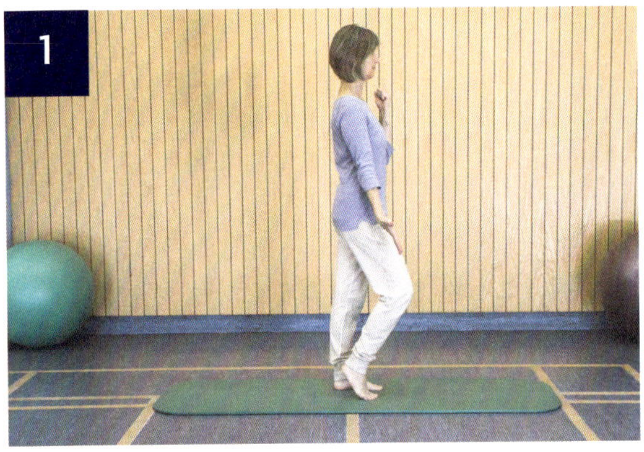

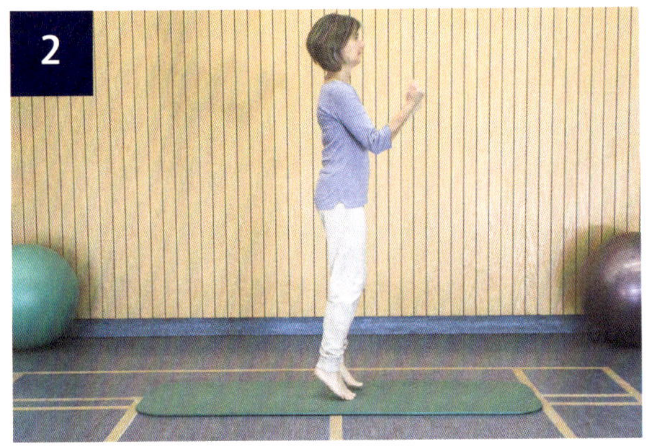

Wechselweise Fersenheben und Federn, beim Fersenheben wechselweise Biceps Curls, beim Federn beide Armen wechselweise beugen und strecken. S. o., mit geschlossenen Augen

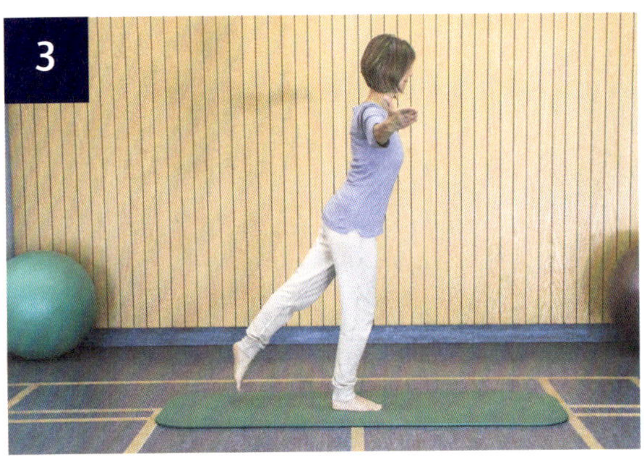

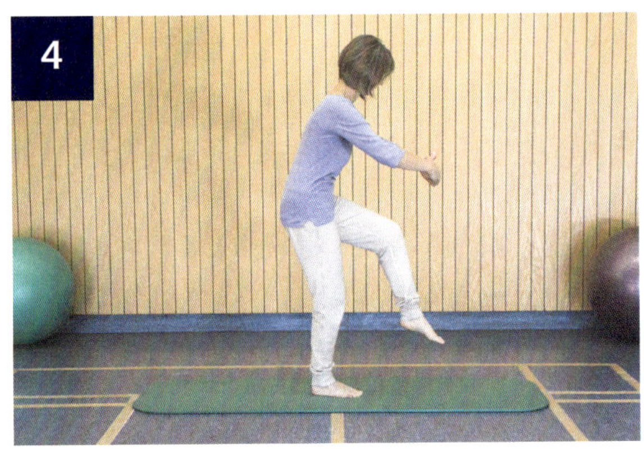

Die Knie heben, der Rumpf bleibt ruhig. Stand auf dem rechten Bein, das linke Bein nach hinten strecken, beide Arme weit nach außen führen, der Daumen zeigt nach hinten. Das linke Knie in Richtung Brust bewegen, beide Arme in weitem Bogen über das vordere Knie führen (als würde man einen großen Ball vor dem Bauch halten), der Rücken darf sich runden. Das linke Bein wieder nach hinten strecken, die Arme zur Seite führen. Mehrere Wiederholungen. Bei Standunsicherheiten kann das Bein jeweils kurz auf dem Boden aufgestellt werden.

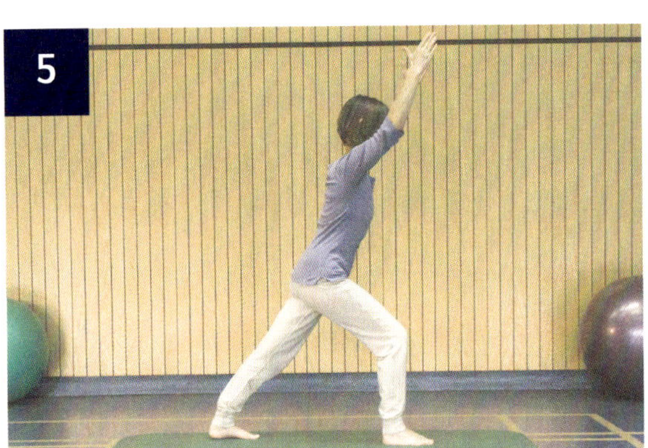

Das linke Bein hinten aufsetzen, Dehnung der Wade und der Oberkörpervorderseite.

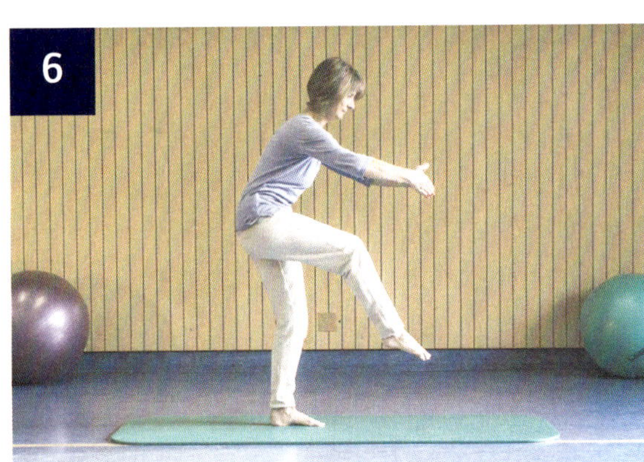

Stand auf dem linken Bein, rechtes Knie heben und anschließend Bein nach hinten strecken mit Öffnen und Schließen der Arme.

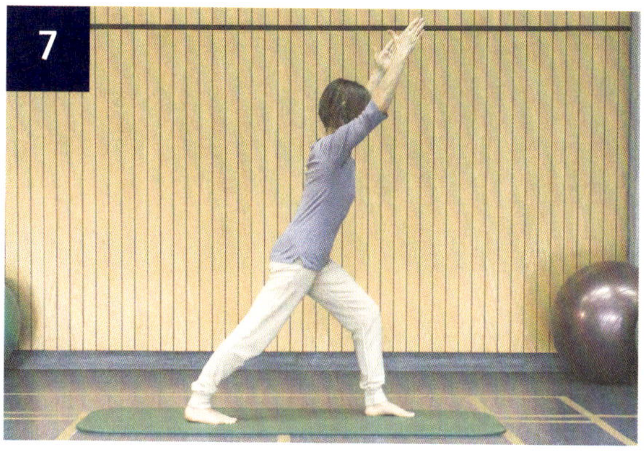

Das rechte Bein hinten aufsetzen, Dehnung der Wade und der Oberkörpervorderseite.

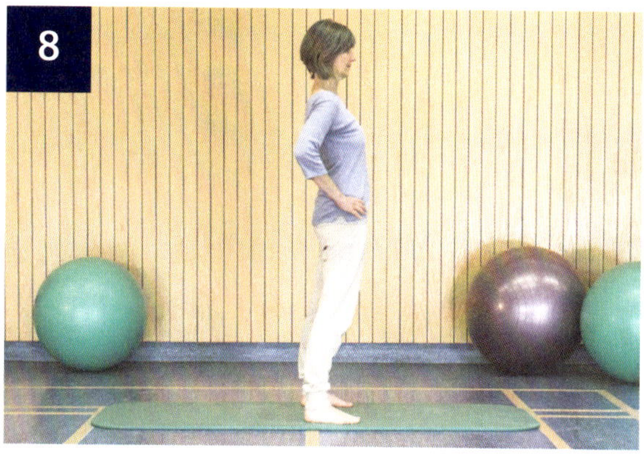

Das Becken kreisen.

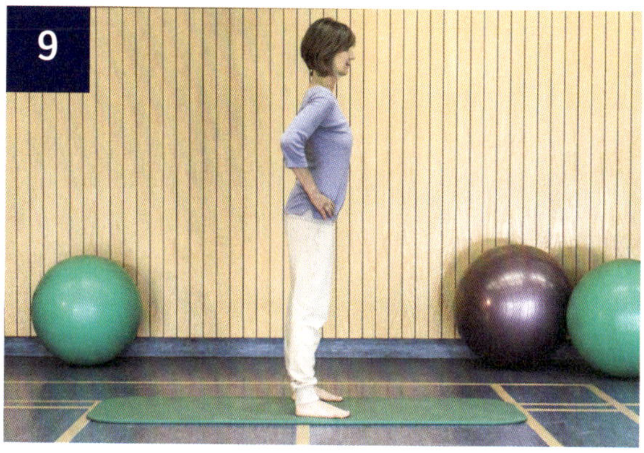

Beckenschaukel

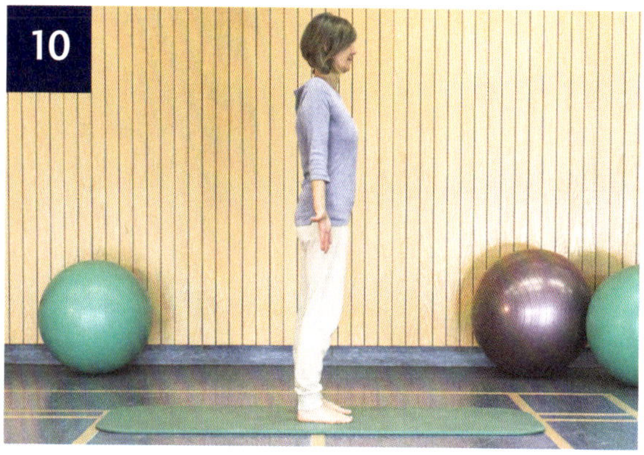

Die Schultern kreisen, heben und entspannt sinken lassen.

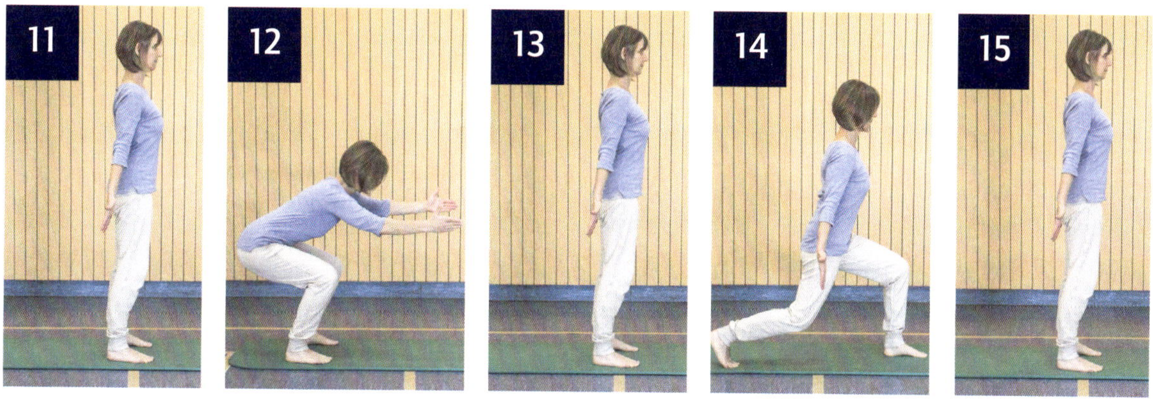

Kniebeuge und Ausfallschritt links im Wechsel: Kniebeuge, dann direkt im Anschluss über den Stand einen Schritt mit dem linken Bein nach vorne in den Ausfallschritt. Wieder zurück über den Stand in die Kniebeuge. Nach einigen Wiederholungen zusätzliche Armbewegungen: Beim Beugen der Knie werden beide Arme nach vorne in Verlängerung der Wirbelsäule gestreckt, beim Strecken der Beine gehen die Arme zurück, beim Ausfallschritt wird der rechte Arm nach vorne genommen.

16 Rotation nach links aus dem Ausfallschritt: Die Arme sind in U-Halte, das linke Bein ist noch immer vorn.

17 **Kniebeuge und Ausfallschritt rechts im Wechsel.**

18 Rotation nach rechts aus dem Ausfallschritt, die Arme sind in U-Halte, das rechte Bein ist noch immer vorn.

19

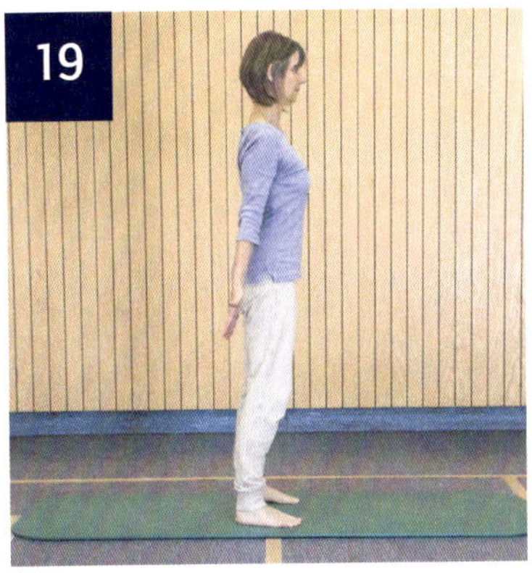

20

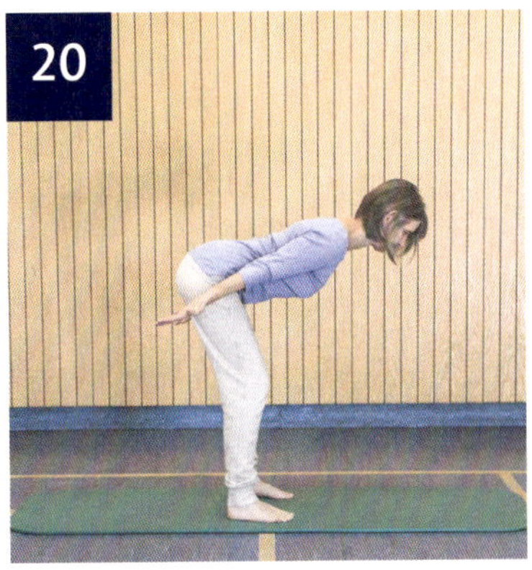

21

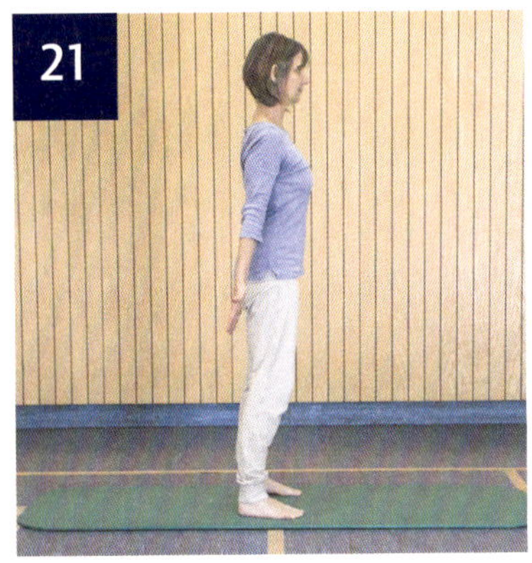

22

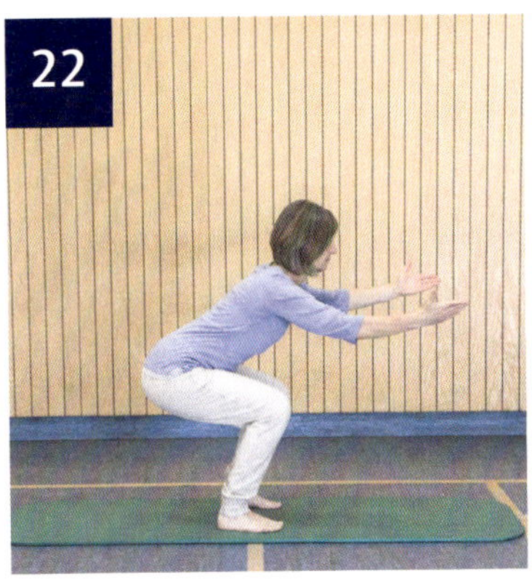

23

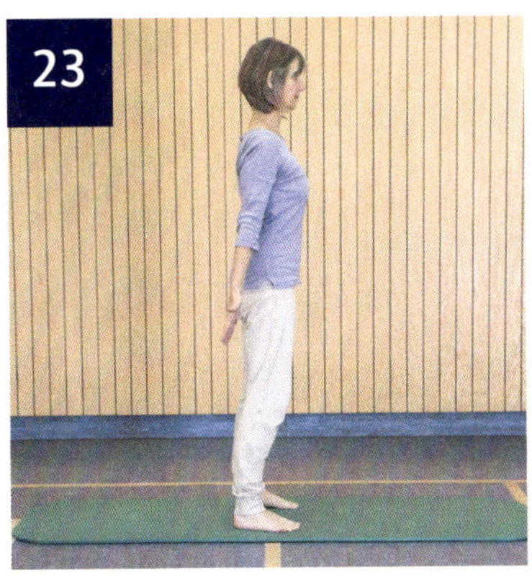

Vorbeuge und Kniebeuge im Wechsel. Aus dem Stand Vorbeuge, zurück in den Stand. Direkt im Anschluss eine Kniebeuge, zurück in den Stand. Diese Abfolge mehrmals wiederholen.

24

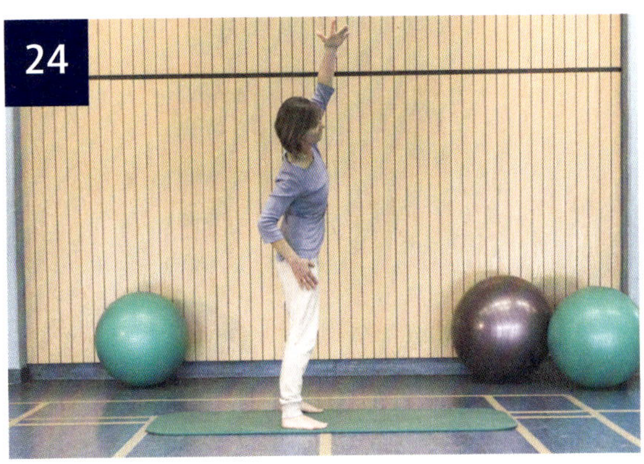

Sich strecken, Seitbeuge

25

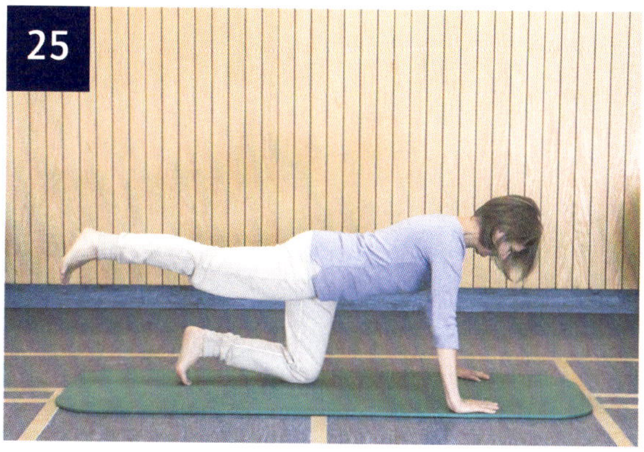

26

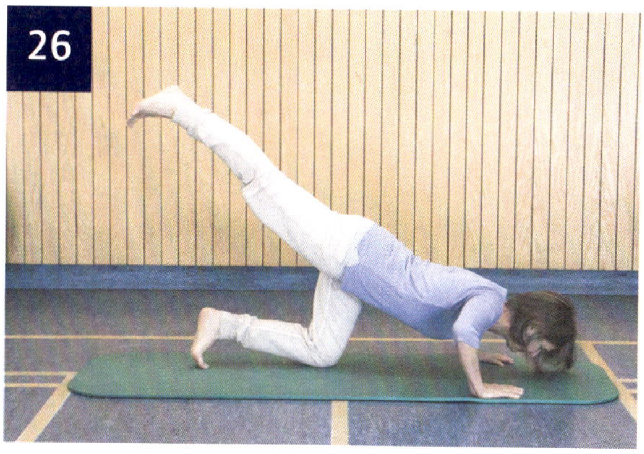

Wirbel für Wirbel herunterrollen in den Vierfüßlerstand, den Rücken durchbewegen.
Vierfüßlerstand und Liegestütz im Wechsel: Im Vierfüßlerstand das rechte Bein nach hinten-oben strecken und dabei gleichzeitig einen Liegestütz durchführen. Mehrmals wiederholen, dann Seitenwechsel

27

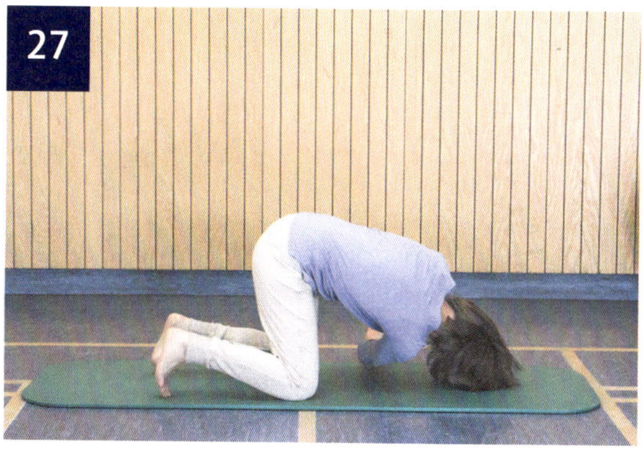

28

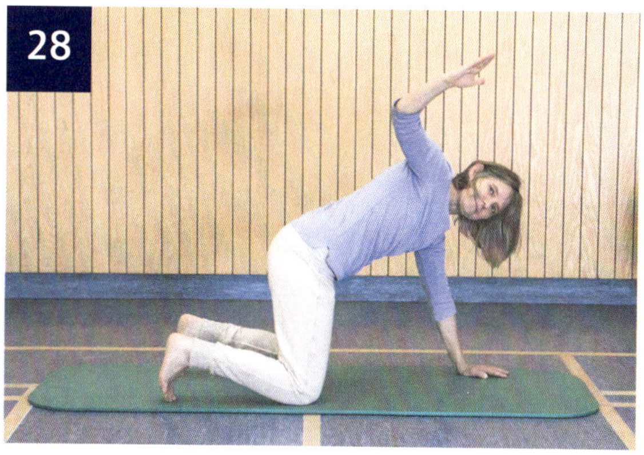

Rotation der Brustwirbelsäule: Im Vierfüßlerstand die rechte Hand unter dem Oberkörper hindurch auf die linke Seite bewegen, direkt im Anschluss den rechten Arm nach rechts oben bewegen. Seitenwechsel

29

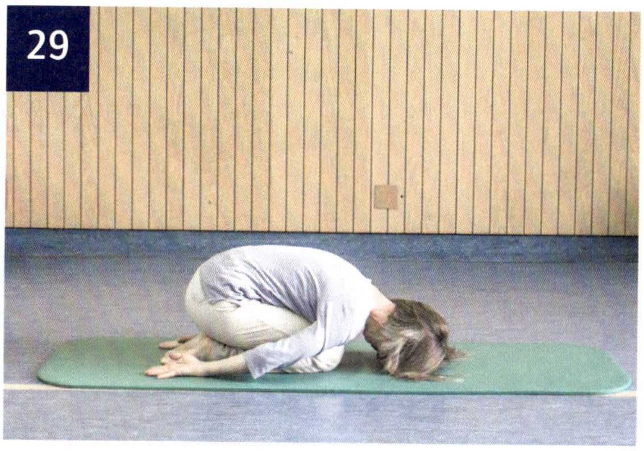

Päckchen

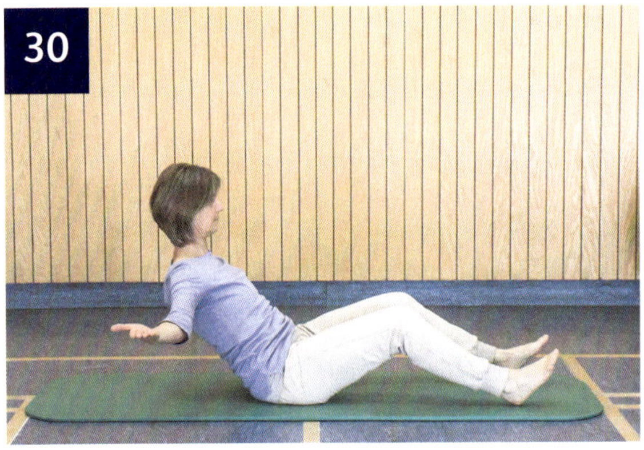

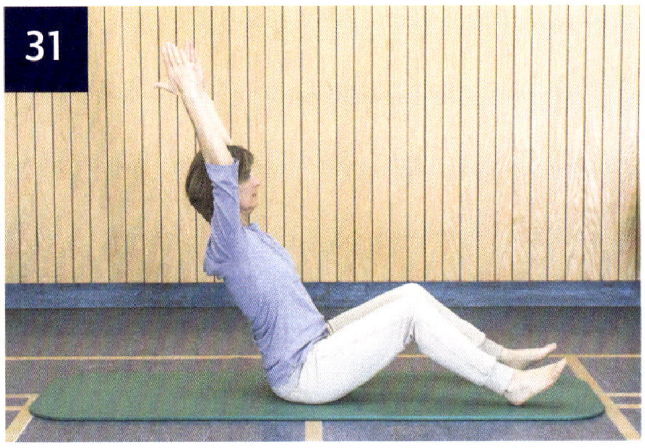

Bauchmuskeln im Sitzen: Leicht mit dem Becken zurückrollen, jetzt mit mehr Rücklage, der Rücken ist lang. Beide Arme von vorne weit zur Seite (der Daumen zeigt nach hinten) führen, zurück nach vorne und dann nach oben über den Kopf führen (der Daumen zeigt nach hinten), die Rücklage wird beibehalten. Mehrere Wiederholungen

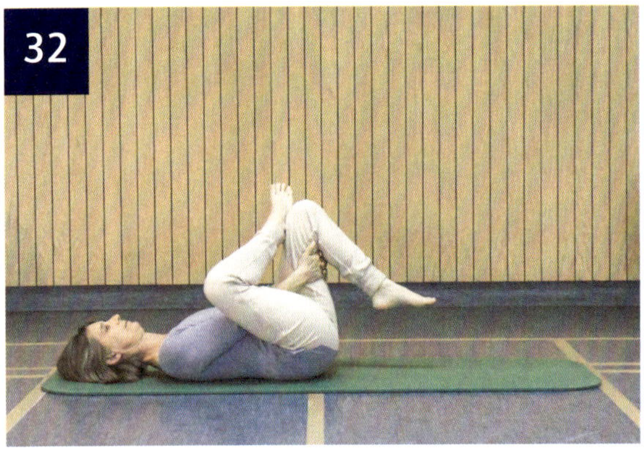

Dehnung der Gesäß- und Hüftmuskulatur, Förderung der Außenrotation im Hüftgelenk

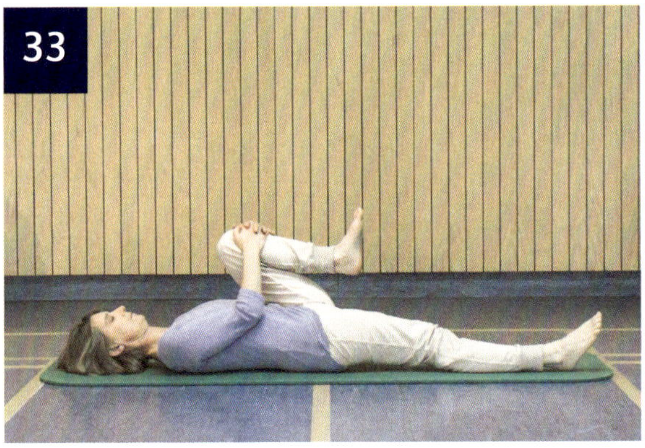

Dehnung der hinteren Oberschenkel-, Gesäß- und Hüftmuskulatur

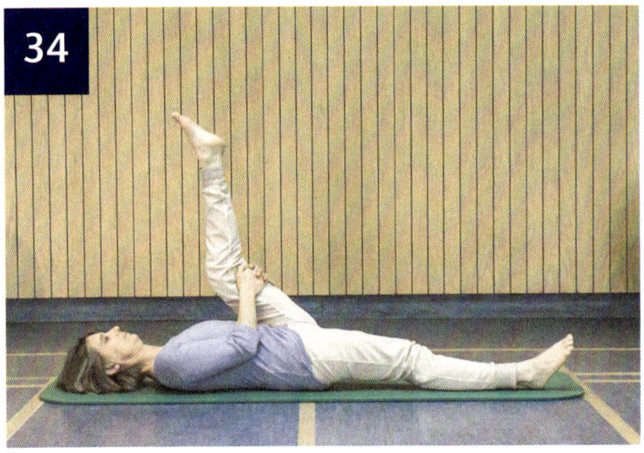

Dehnung der hinteren Oberschenkel-, Gesäß- und Hüftmuskulatur

Alles ausschütteln.

In Rückenlage bleiben.

Methodische Hinweise

- Die koordinative Reihe ist in dieser Kurseinheit durch die Kombination der Basisübungen deutlich komplexer. Die Kräftigung erhält dadurch wesentlich mehr Dynamik. Dabei sollte beachtet werden, dass weiterhin die Kriterien für die Bewegungsausführung beachtet werden: Gerade Beinachsen, stabiler und ruhiger Rumpf, langer unterer Rücken, Schulterblätter tief und breit. Der Abstand zwischen Schultern und Ohren sollte möglichst groß sein, damit der Nacken an Länge gewinnt.

Entspannung

Übung 1: Die Teilnehmer liegen in Rückenlage und finden eine Position, die für sie angenehm ist. Kreuzbein und Steißbein werden in Richtung Fersen geschoben, der untere Rücken gewinnt an Länge. Der Hinterkopf gleitet an der Matte entlang und gibt dem Nacken Weite. Nun mit dem Hinterkopf sanften Druck gegen die Matte aufbauen, lösen. Mehrere Wiederholungen. Dann den Kopf sanft und schwerelos nach rechts und links rollen.

Übung 2: Die Nase zeigt in Richtung Decke. Mit der Nase kleine Bewegungen machen, z. B. eine liegende Acht, Kringel malen, den Namen schreiben etc.

Übung 3: Zur Ruhe kommen und den Atem entspannt werden lassen: sanft einatmen, sanft und gelöst ausatmen. Sich vorstellen, mit jedem Ausatmen sinkt der Körper tiefer und wohliger in die Matte.

Methodische Hinweise

- Übungen 1 und 2 lockern und mobilisieren die Kopfgelenke. Je kleiner und feiner die Bewegung mit dem Kopf ausfällt, desto wohltuender ist sie in der Regel.
- Übung 3 lässt die Teilnehmer wieder den entspannten Atem spüren.

Ausklang und Aktiv-Aufgaben

Die Teilnehmer bewegen und schütteln sich so, wie sie Lust und Laune haben und kommen dann in den Stand.

Es erfolgt eine kurze Reflexion der Stunde. Die Aktiv-Aufgaben werden nochmals besprochen. Die Teilnehmerunterlagen werden verteilt, das Thema der nächsten Stunde wird bekannt gegeben.

Es erfolgt die gemeinsame Verabschiedung.

Kurseinheit 9:

Ausbalanciert und im Gleichgewicht

PHASE	INHALTE	DETAILZIELE	DAUER (MIN)
Begrüßung und Schwerpunktthema	• Besprechung der Aktiv-Aufgaben • Vorstellung Schwerpunktthema und Stundeninhalt	• Einstimmen auf den Stundenverlauf	5
Aufwärmen	• Gangvariationen • Gangvariationen mit „Einfrieren"	• Bewusstmachen von Bewegungsvielfalt • Gedächtnistraining • Multitasking • Gleichgewichtsfähigkeit	10
Alltagstraining	• Tandemstand • Tandemgang • Einbeinstand • Mit Zusatzaufgaben	• Übungen zur Gleichgewichtsfähigkeit	10
Ganzkörperkräftigung (koordinative Reihe mit Basisübungen im Zentrum)	• Zusatzbewegungen mit Tennisring • Basisübungen auf instabiler Unterlage • Kombination mit den Basisübungen • Kniebeuge • Ausfallschritt • Vorbeuge • Vierfüßlerstand • Liegestütz • Bauchmuskeln im Sitz • Beckenlift • Mobilisierung und Dehnung	• Verbesserung des Gleichgewichts • Training der Tiefenmuskulatur • Koordinative Bewegungsschulung • Verbesserung der Bewegungsqualität • Kräftigung der Bein-, Gesäß- und Rumpfmuskulatur • Kräftigung und Stabilisierung der Schulter-, Rumpf-, Hüft- und Gesäßmuskulatur • Rumpfstabilisation • Kräftigung der Rumpfmuskulatur • Kräftigung der Körperrückseite • Beweglichkeit	25
Entspannung	• Entspannter Atem • Freie Fantasiereise	• Innere Balance	5
Ausklang	• Besprechung der Aktiv-Aufgaben • Verteilung der TN-Unterlagen		5

Stundenüberblick

Alle Kursphasen in dieser Einheit – bis auf die Entspannung - enthalten Übungen für die Gleichgewichtsfähigkeit. Bereits in der letzten Stunde wurden Gleichgewichtsübungen in die Kräftigungsphase integriert, allerdings noch ohne Hintergrundinformationen. Diese erfolgen nun in dieser Stunde.
Die Übungsreihe der Kräftigungsphase wiederholt die Kombinationen der Basisübungen untereinander. Allerdings werden die Basisübungen nun auf instabilen Unterlagen durchgeführt, wodurch sich die sensomotorische Komponente deutlich erhöht.
Die Entspannungsphase geht auf den Aspekt der inneren Balance ein.

Kursphasen

Begrüßung und Schwerpunktthema

Die Kursleitung bespricht mit den Teilnehmern die Aktiv-Aufgaben der letzten Stunde. Wie geht es dem Nacken? Konnte er sich entspannen und in die Länge wachsen? Falls ja, hat sich dies auf den Schultergürtel ausgewirkt?
Das Schwerpunktthema wird kurz vorgestellt, ohne näher darauf einzugehen.

Aufwärmen

- Die Teilnehmer gehen oder laufen durch den Raum. Der Übungsleiter stellt verschiedene Gang- oder Laufarten vor und zwar in folgender Reihenfolge: vorwärts – rückwärts – seitwärts rechts – seitwärts links – große Schritte – kleine Schritte – laut – leise. Die Teilnehmer merken sich die Reihenfolge.

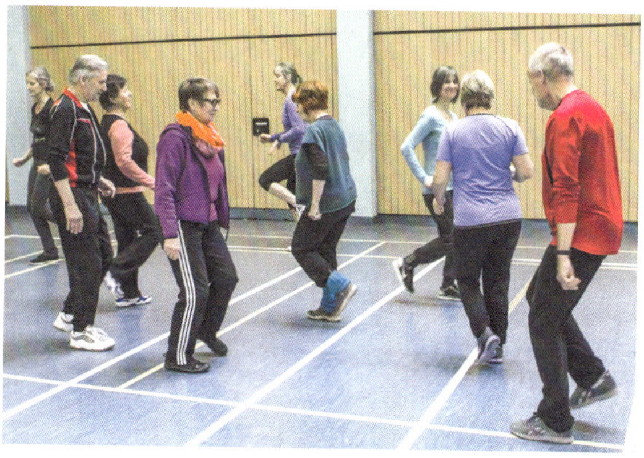

- Auf ein akustisches Signal hin wechseln die Teilnehmer in die jeweils nächste Gang- oder Laufart.
- Wenn das Übungsprinzip „Wechseln der Gangart in immer der gleichen Reihenfolge bei akustischem Signal" vertraut ist, erfolgt die nächste Stufe: Beim Zeigen eines optischen Signals bleiben die Teilnehmer sofort „wie angewurzelt" stehen. Sie bleiben so bewegungslos wie möglich stehen, so lange das optische Signal

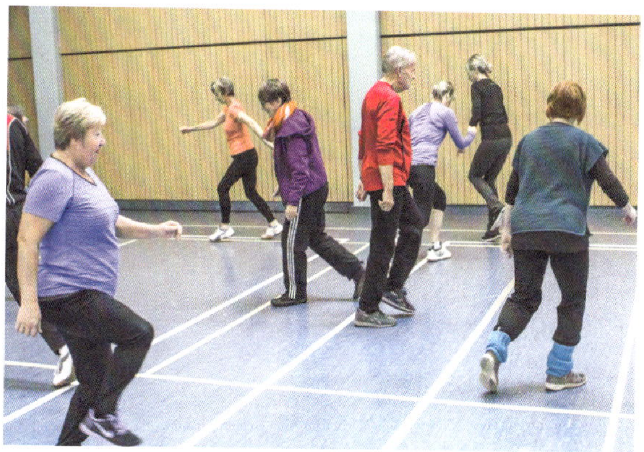

gezeigt wird. Danach bewegen sie sich in der jeweiligen Gangart weiter.

- Es wird ein Ball hinzugenommen, der wahllos beim Gehen, Laufen oder Stehen von Teilnehmer zu Teilnehmer geworfen wird. Die obigen Regeln bleiben erhalten.

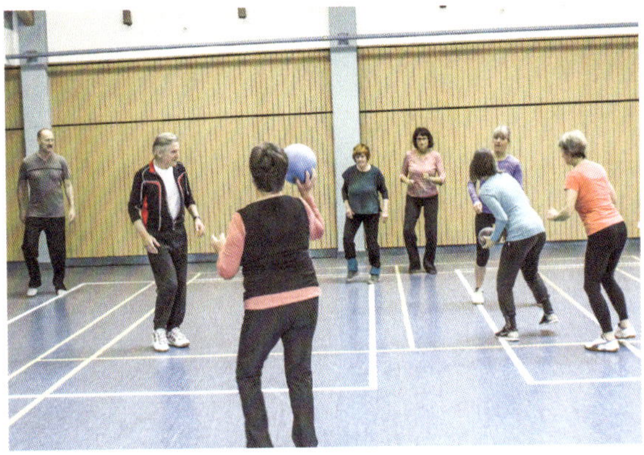

- Die ganze Gruppe bildet einen Kreis. Fiel beim Bewegungsstopp das Halten des Gleichgewichts schwer? War es immer wieder ein anderes Standbein oder wurde ein Zwischenschritt gemacht, damit immer auf dem gleichen Standbein gestanden werden konnte? Fiel das Wechseln von einer Bewegungsform zur nächsten mit Ball genauso leicht wie vorher? Warum fällt es mit Ball schwerer?

Wissensvermittlung

Ausgehend von den Erfahrungen mit dem „Einfrieren" beim Aufwärmen, wird das Schwerpunktthema anhand der Teilnehmerunterlagen zusammengefasst und den Teilnehmern erklärt.

Alltagstraining

Da die Aktiv-Aufgaben dieser Woche nicht explizit erklärt werden, sondern die Teilnehmer nur allgemein zu einem Gleichgewichtstraining ermuntert werden, sollte im Weiteren immer wieder die Möglichkeit angesprochen werden, wie die Gleichgewichtsübungen in den Alltag integriert werden können.

Material: Tennisring. **Alternative:** Sand- oder Bohnensäckchen, oder Bohnen in einen Strumpf füllen und zuknoten. Die Teilnehmer finden sich zu Paaren zusammen, jedes Paar erhält einen Tennisring.

Übung 1: Die Paare stellen sich im Tandemstand gegenüber auf und werfen sich den Tennisring zu.

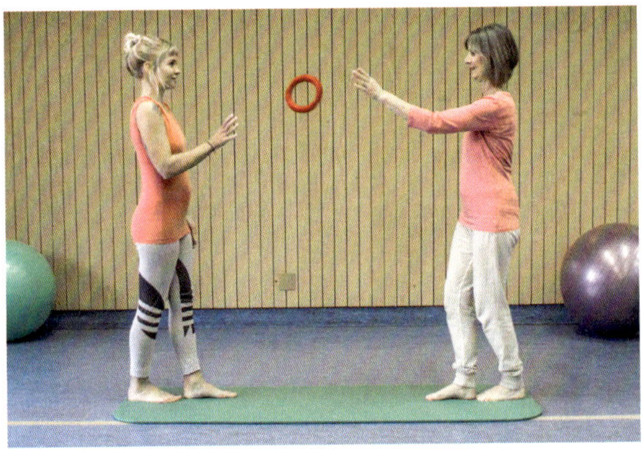

Übung 2: Die Paare stehen sich weiterhin gegenüber. Ein Partner geht im Tandemgang vorwärts, während der andere rückwärts geht. Sobald ein Partner die Richtung wechselt, reagiert der andere so schnell wie möglich und ändert auch seine Richtung. Dabei wird der Tennisring konstant und so oft wie möglich geworfen, auch bei den Richtungsänderungen sollte die Wurfbewegung nicht abgestoppt werden.

Übung 3: Beide Partner werfen sich den Tennisring im Einbeinstand zu.

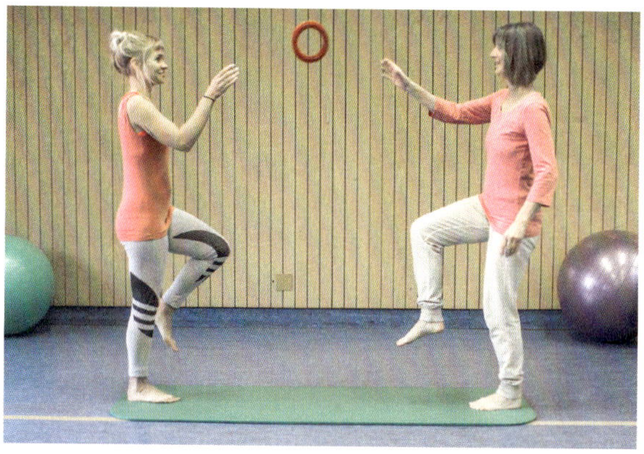

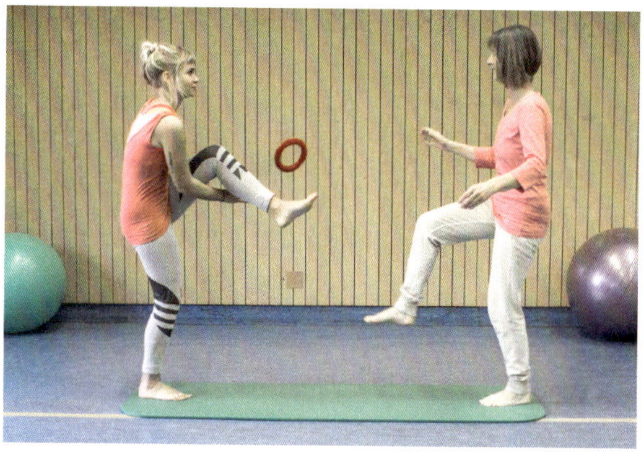

Ganzkörperkräftigung (koordinative Reihe)

Die Basisübungen der koordinativen Reihe finden in dieser Stunde auf einer instabilen Unterlage statt. Je nach Materialausstattung und motorischen Fähigkeiten der Teilnehmer können dies gerollte oder gefaltete Matten, oder verschiedenste Balanceunterlagen sein. Beweglichkeits- und Mobilisationsübungen werden nicht auf der instabilen Unterlage ausgeführt, sodass es zu einem konstanten Wechsel zwischen instabiler und stabiler Unterlage kommt. Um das sensomotorische System weiter herauszufordern, können die Augen bei den einfacheren Übungen geschlossen werden.

Eine zusätzliche Steigerung erhält die koordinative Reihe dadurch, dass die in der letzten Stunde eingeführten Übungskombinationen beibehalten werden. Die TN behalten den Tennisring aus dem Alltagstraining.

Übungsablauf

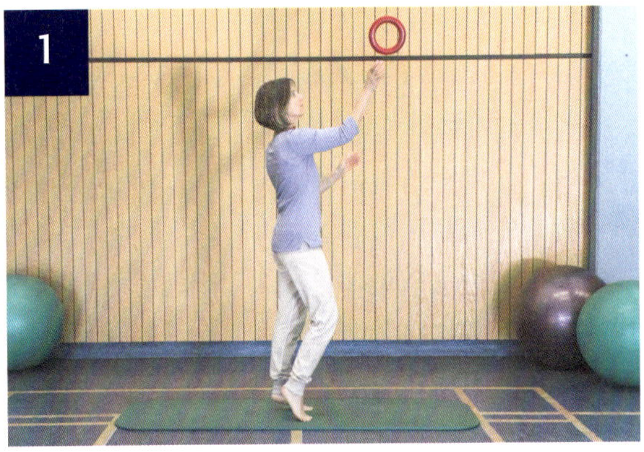

Wechselweises Fersenheben und Federn, dabei den Tennisring von einer Hand in die andere werfen.

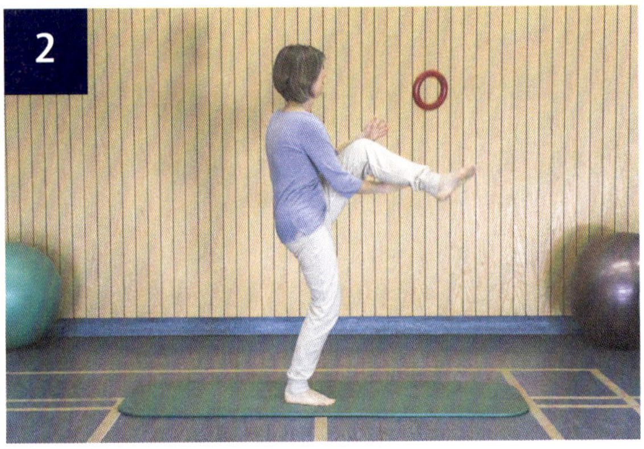

Die Knie heben, der Rumpf bleibt ruhig. Den Tennisring jeweils unter einem Bein durchwerfen und wieder fangen.

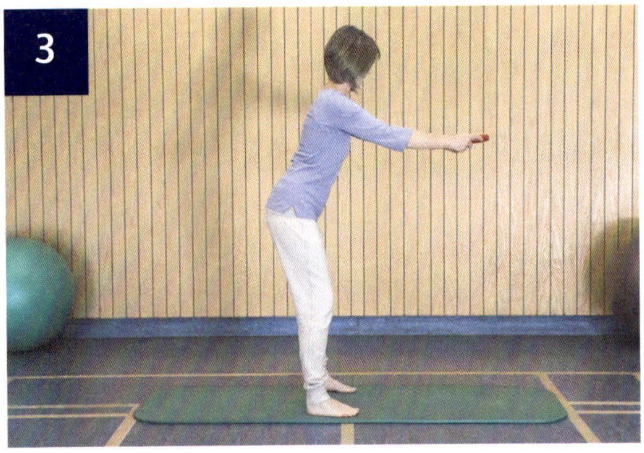

Gleichzeitig mit Becken und Tennisring kreisen, die Bewegungsrichtung sollte jeweils in die andere Richtung gehen. Nach einigen Wiederholungen Richtungswechsel

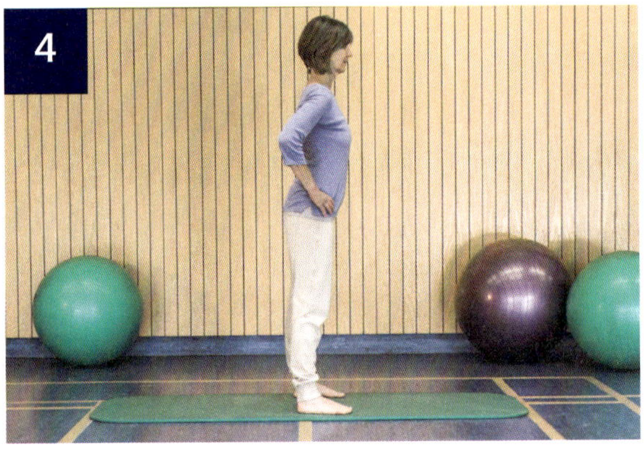

Beckenschaukel

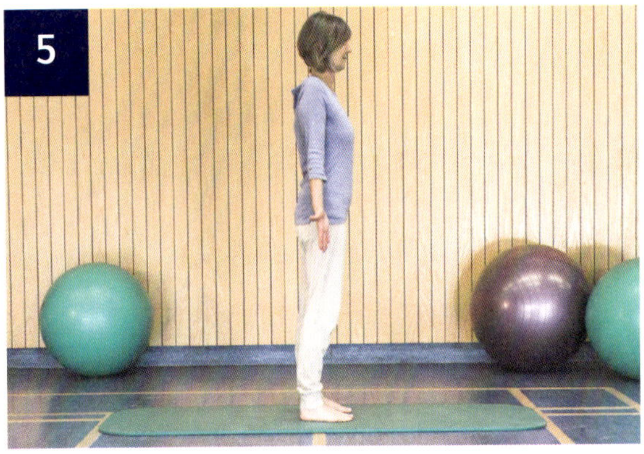

Die Schultern kreisen, heben und entspannt sinken lassen.

6

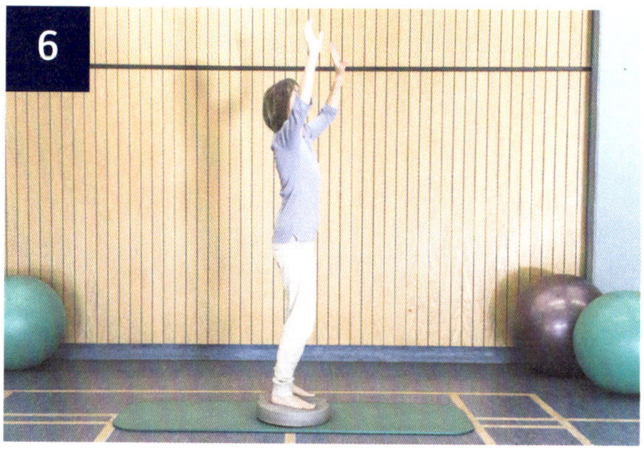

Gewöhnung an eine instabile Unterlage: Auf eine instabile Unterlage steigen und wieder absteigen, mehrmals wiederholen. Auf instabiler Unterlage stehen, Gewichtsverlagerungen nach vorne und hinten sowie nach rechts und links. Auf instabile Unterlage steigen und absteigen mit geschlossenen Augen. Auf instabiler Unterlage stehen und den Tennisring werfen und fangen.

7

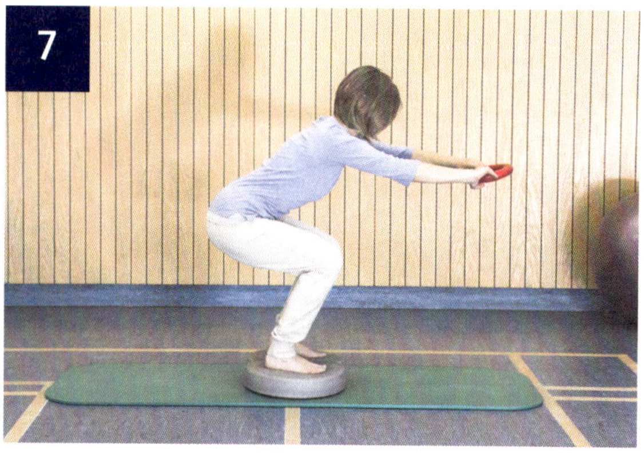

Kniebeuge: Auf instabiler Unterlage den Tennisring mit beiden Händen halten und beim Beugen der Beine nach vorne schieben.

8

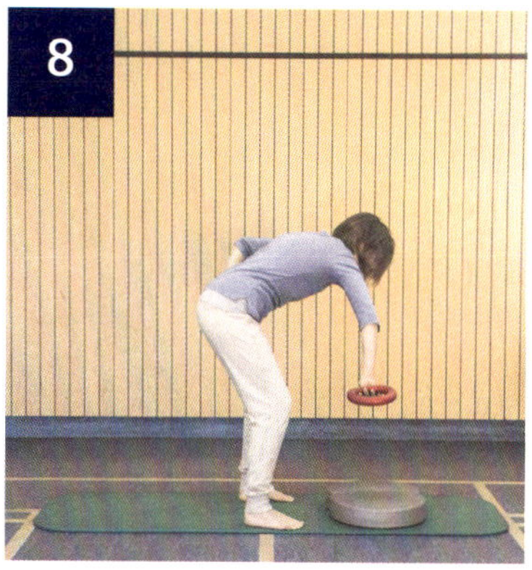

9

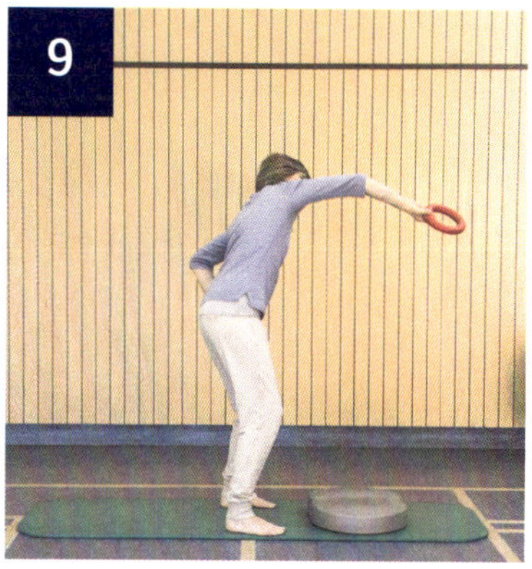

10

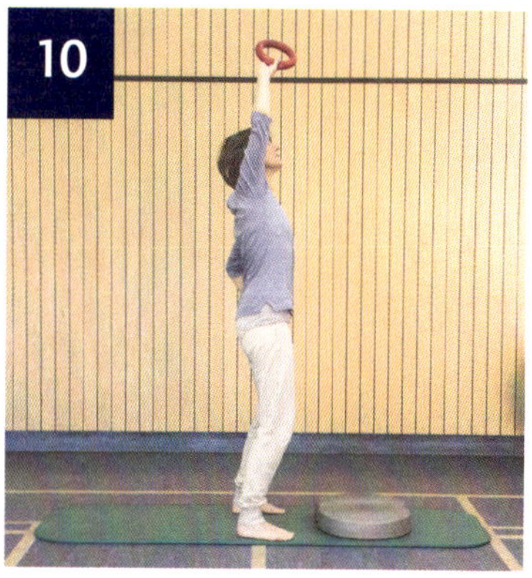

Kaffeetasse: Den Tennisring in der rechten Hand halten, in einem Achterkreis vor dem Bauch und über dem Kopf kreisen lassen. Nach mehreren Wiederholungen Seitenwechsel

11

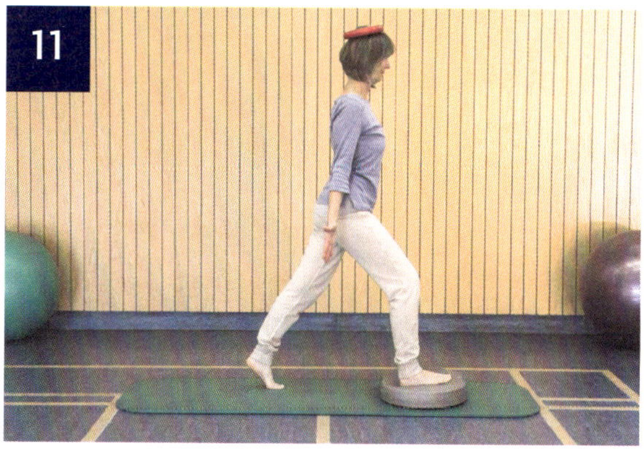

12

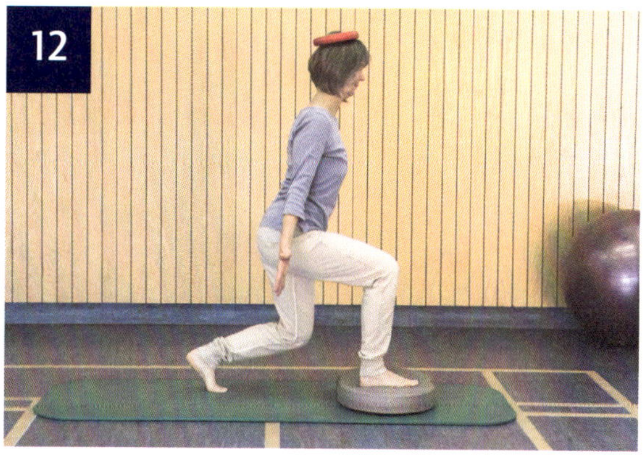

Ausfallschritt rechts: Der Tennisring liegt auf dem Kopf, der rechte Fuß steht vorne auf einer instabilen Unterlage.

13

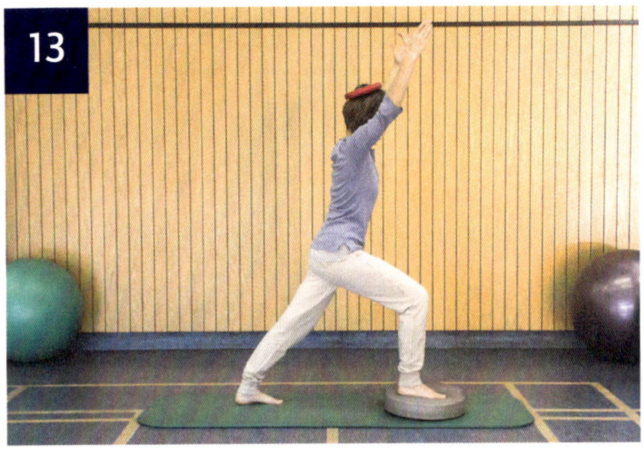

Dehnung der linken Wade, dynamisch, die Ferse in verschiedene Richtungen aufsetzen.

14

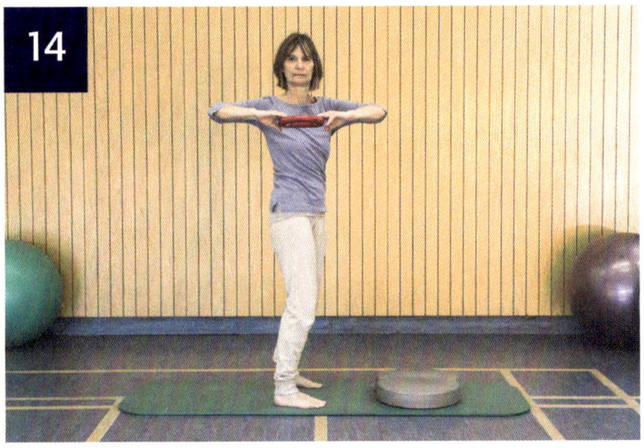

Rotation der Brustwirbelsäule: Den Tennisring mit beiden Händen auf Höhe des Brustbeins halten und in beide Richtungen rotieren.

15 **Ausfallschritt links:** Der Tennisring liegt auf dem Kopf, der linke Fuß steht vorne auf einer instabilen Unterlage.

16 Dehnung der rechten Wade, dynamisch, die Ferse in verschiedene Richtungen aufsetzen.

17

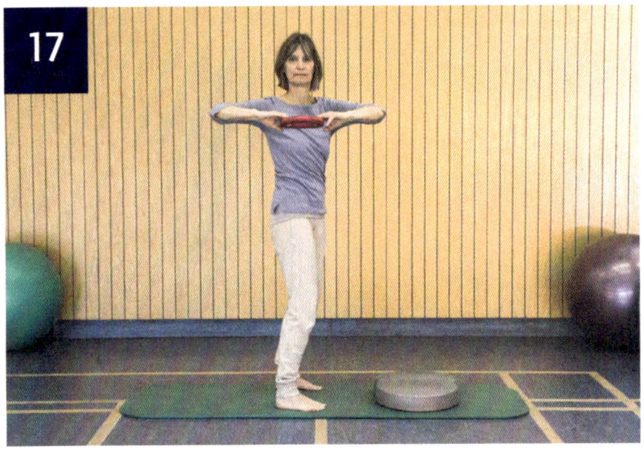

Rotation der Brustwirbelsäule: Den Tennisring mit beiden Händen auf Höhe des Brustbeins halten und in beide Richtungen rotieren.

18

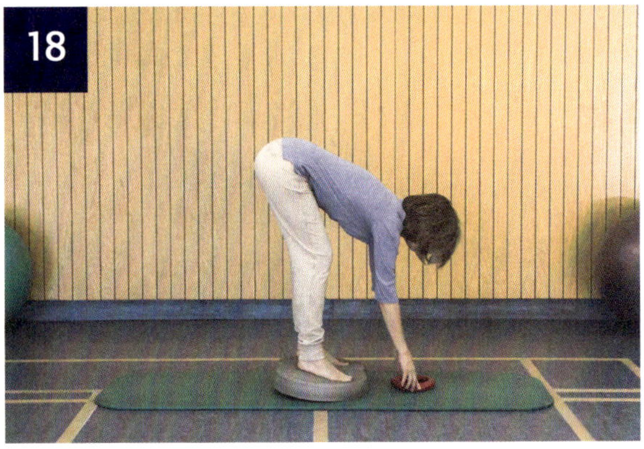

Vorbeuge: Den Tennisring ablegen und beim nächsten Mal wieder aufnehmen.

19

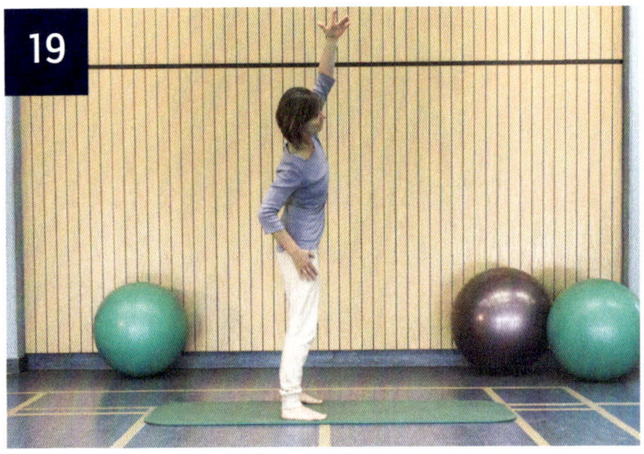

Sich strecken, Seitbeuge

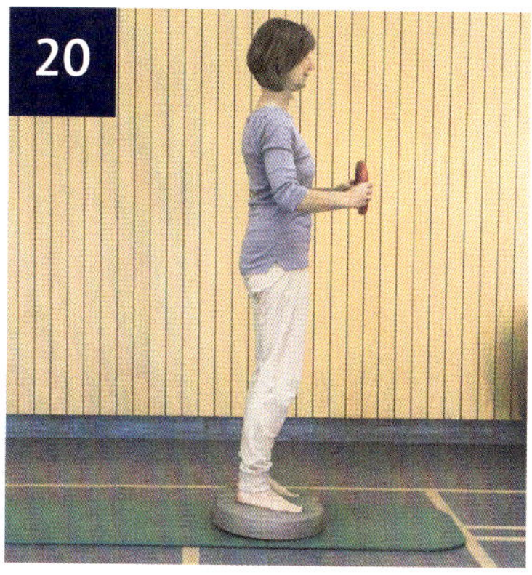
20

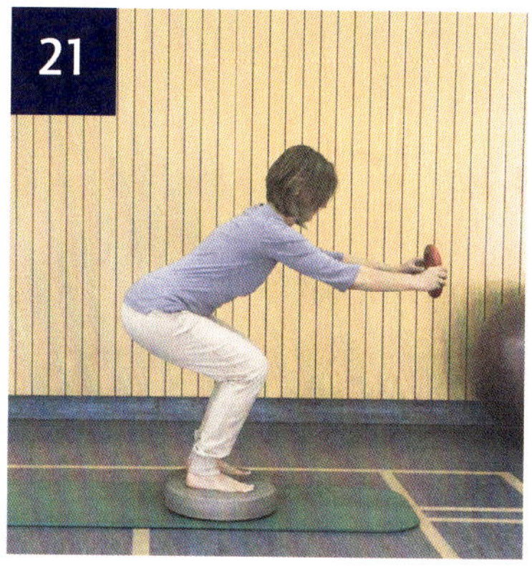
21

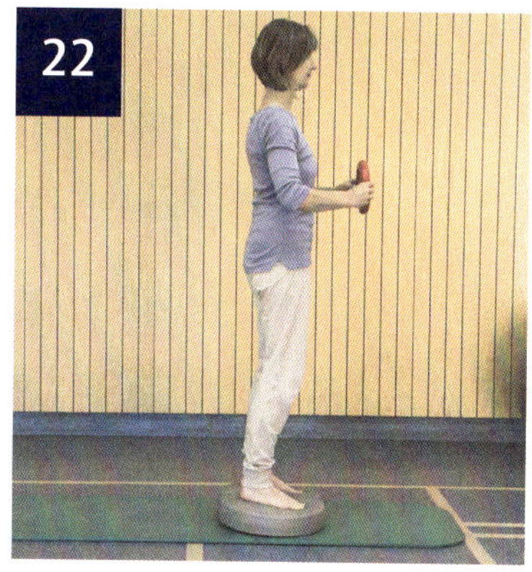
22

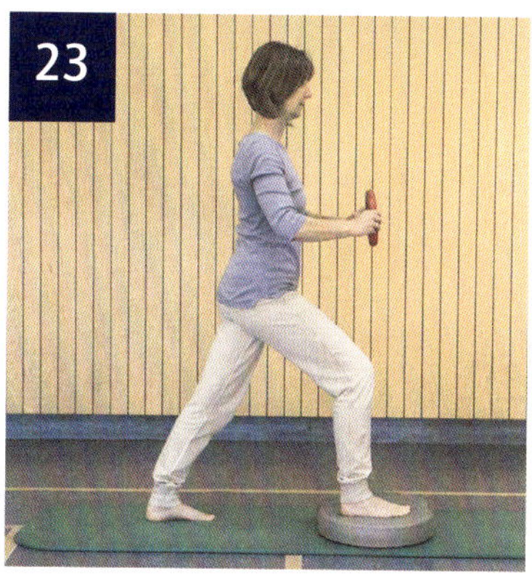
23

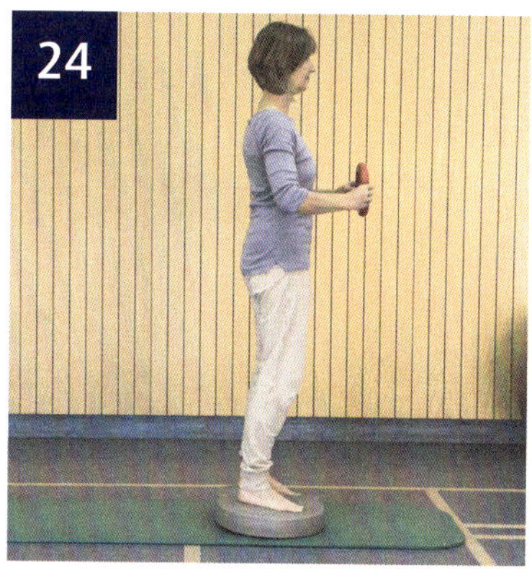
24

Kniebeuge und Lunge rechts und links im Wechsel: Den Tennisring mit beiden Händen halten, Kniebeuge auf einer instabilen Unterlage, in den Stand kommen, dann einen Schritt mit dem linken Bein nach hinten in den Lunge machen. Der rechte Fuß bleibt auf der instabilen Unterlage. Wieder zurück über den Stand in die Kniebeuge. Dann das Gleiche mit dem anderen Bein

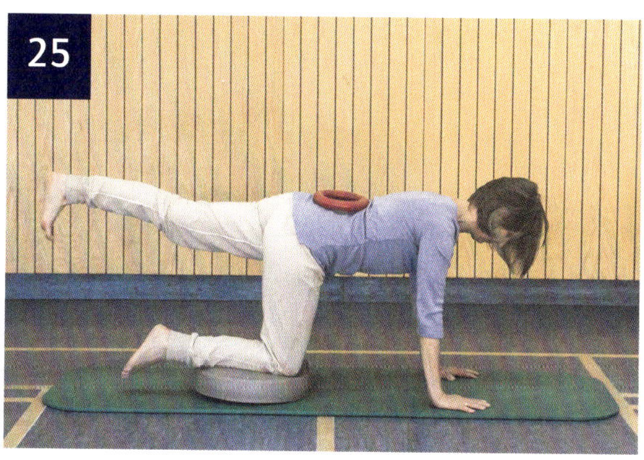
25

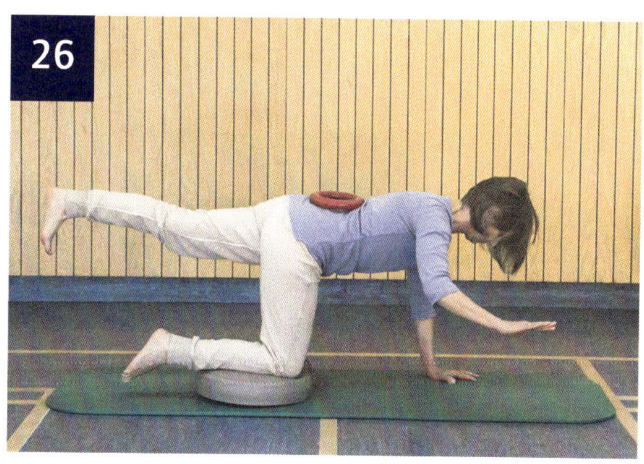
26

Wirbel für Wirbel herunterrollen in den Vierfüßlerstand, den Rücken durchbewegen.
Vierfüßlerstand: Knie auf instabiler Unterlage. Den Tennisring auf die Lendenwirbelsäule legen. Das linke Bein nach hinten oben strecken, in dieser Position einige Sekunden halten, der Tennisring sollte in seiner Position liegen bleiben. Die rechte Hand mehrere Male kurzzeitig von der Matte lösen. Seitenwechsel

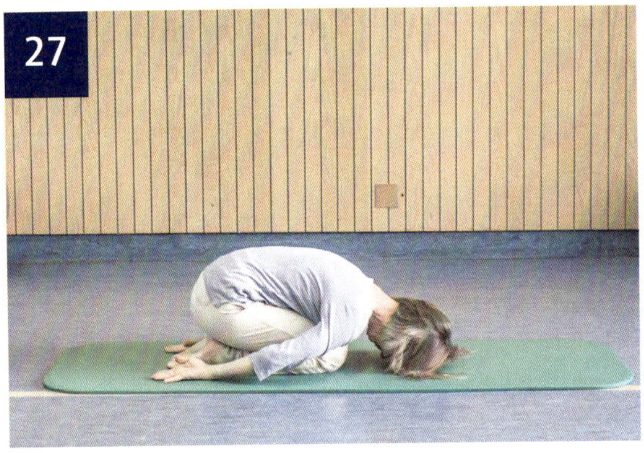

Päckchen

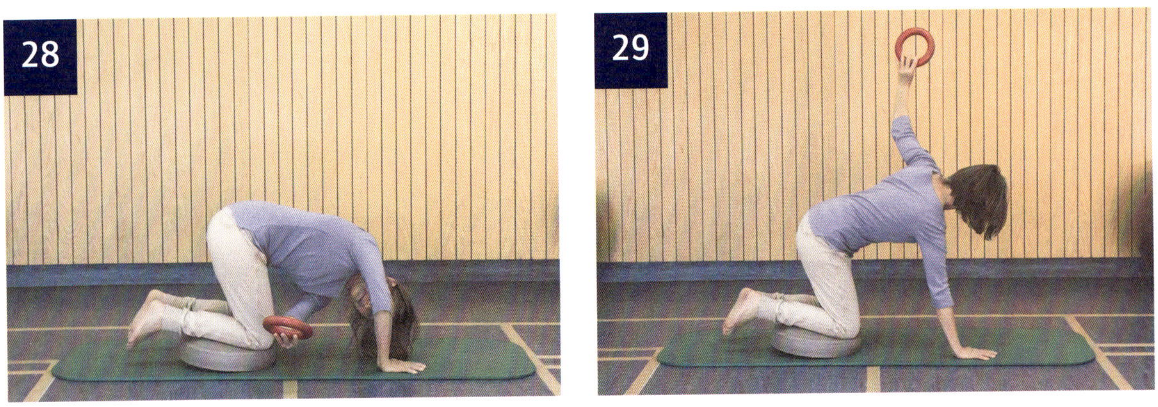

Rotation der Brustwirbelsäule aus dem Vierfüßlerstand

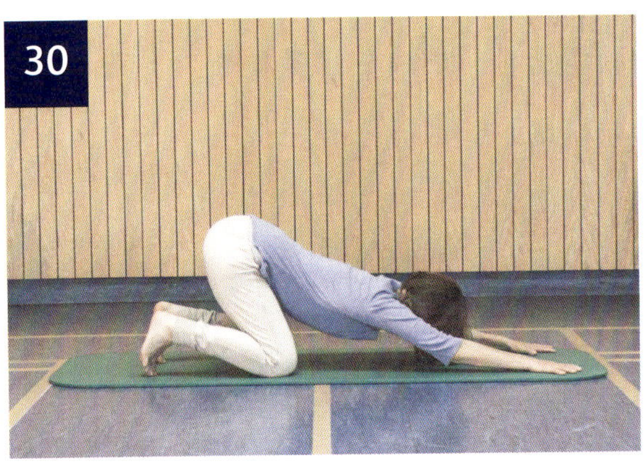

Rutschhalte

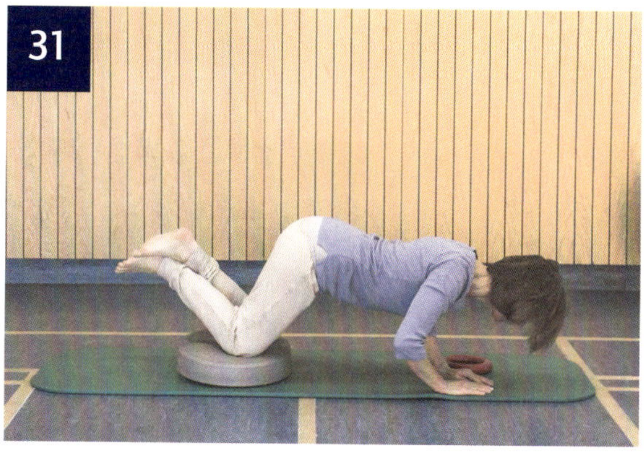
31

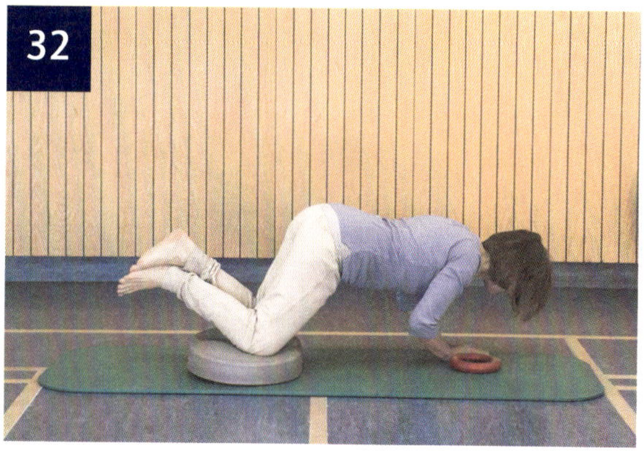
32

Liegestütz: Die Hände werden beim Beugen der Arme abwechselnd rechts und links vom Tennisring platziert.

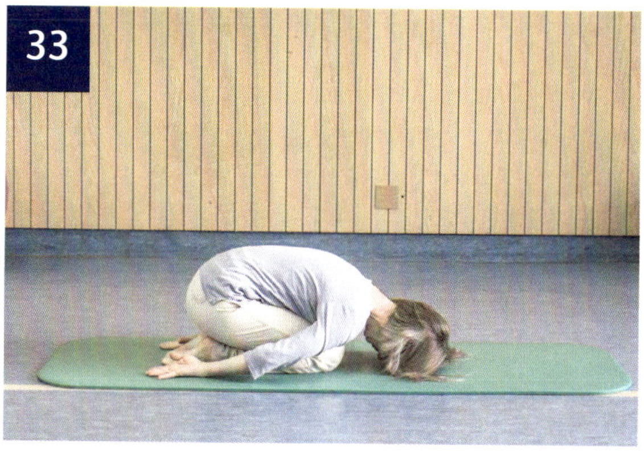
33

Päckchen

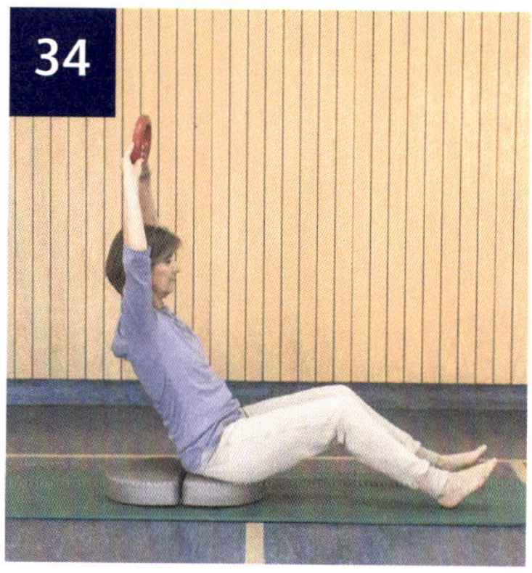
34

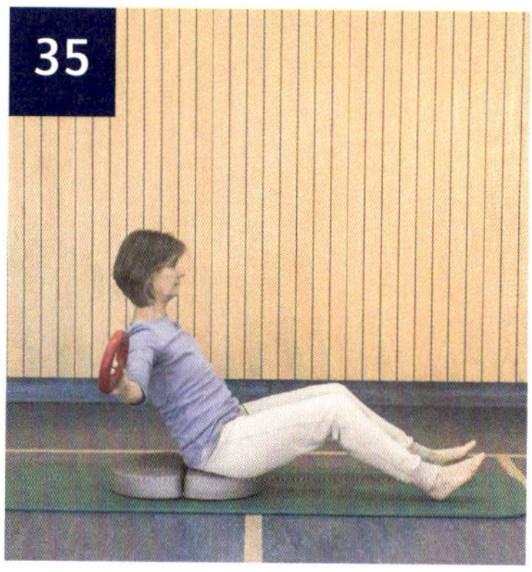
35

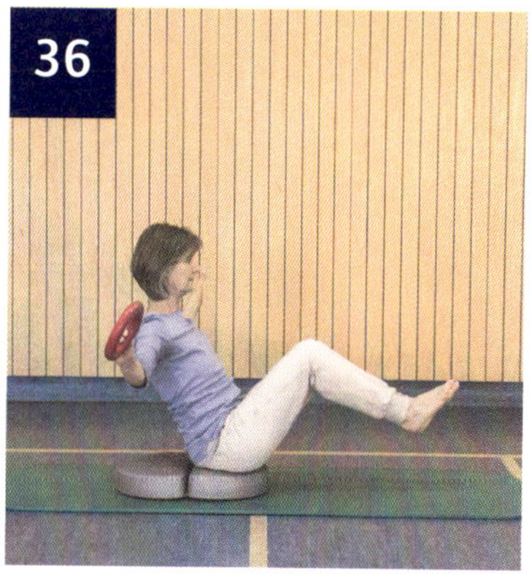
36

Bauchmuskeln im Sitzen: Sitz auf der instabilen Unterlage. Leicht mit dem Becken zurückrollen, der Rücken ist lang. Den Tennisring von einer Hand in die andere seitlich über dem Kopf übergeben. Schwerer: Nacheinander beide Beine vom Boden heben und in den Schwebesitz kommen. Tennisring, wie beschrieben, übergeben.

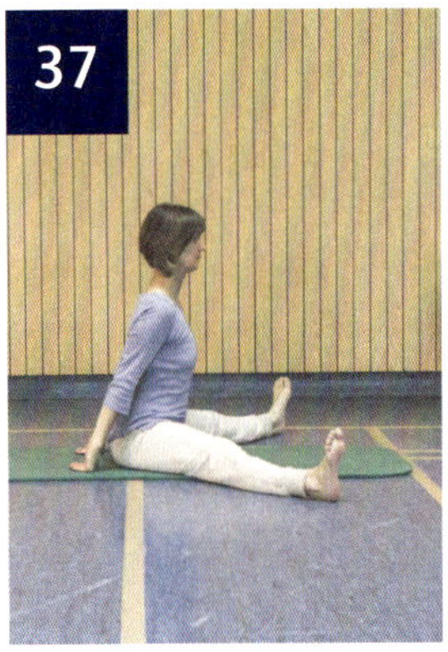

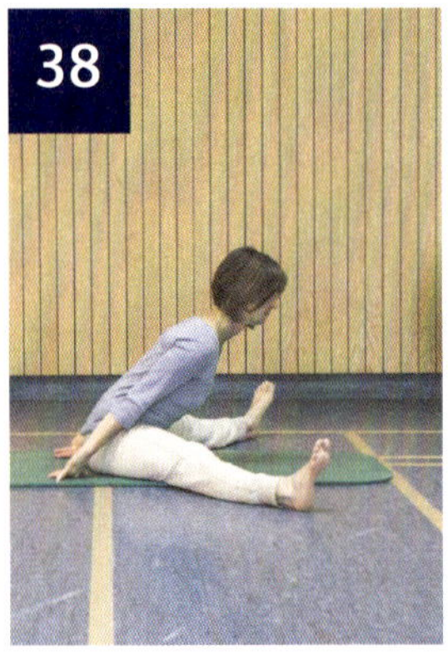

Grätschsitz: Das Becken kippen, den Rumpf sanft-dynamisch in alle Richtungen dehnen.

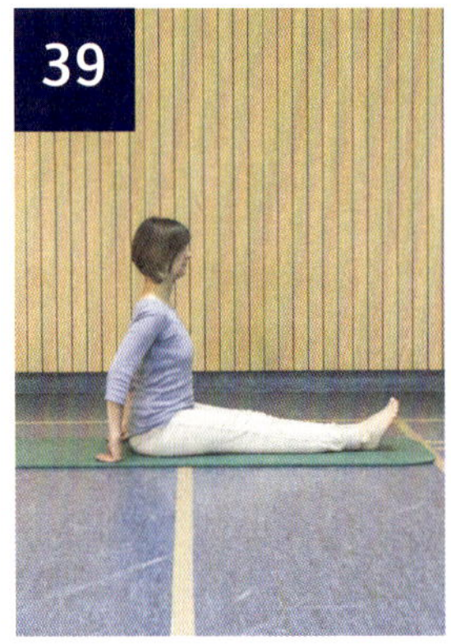

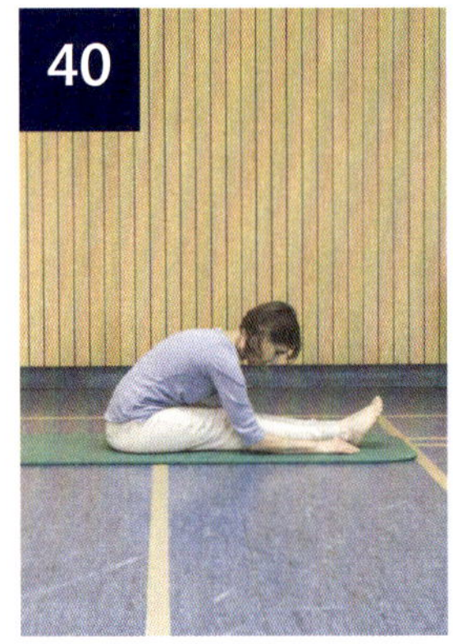

Langsitz: Das Becken kippen, Beine und Rücken sanft-dynamisch in alle Richtungen dehnen.

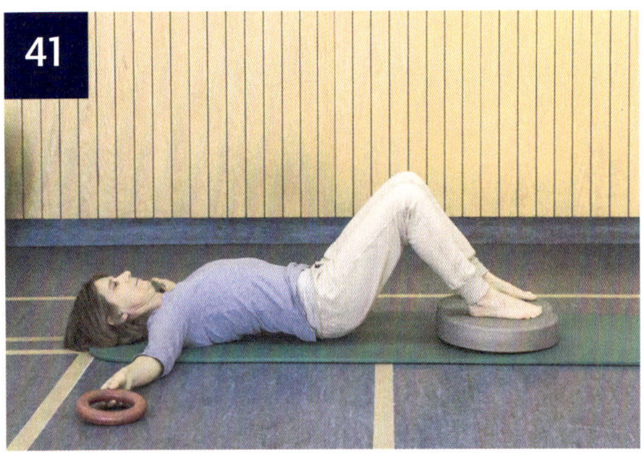

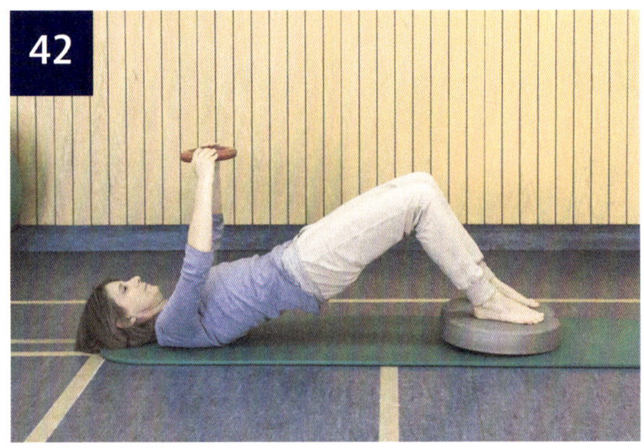

Rückenlage, Beckenlift: Die Füße stehen auf der instabilen Unterlage. Den Tennisring in eine Hand nehmen, den Hinterkopf in die Länge schieben, die Arme nach außen ablegen, die Schulterblätter liegen flächig auf. Das Becken heben, beide Arme gehen in weitem Bogen nach oben in Richtung Decke und übergeben über dem Brustbein den Tennisring. Das Becken absenken, die Arme zur Seite ablegen. Mehrere Wiederholungen
Schwerer: Das Gleiche als einbeinige Brücke

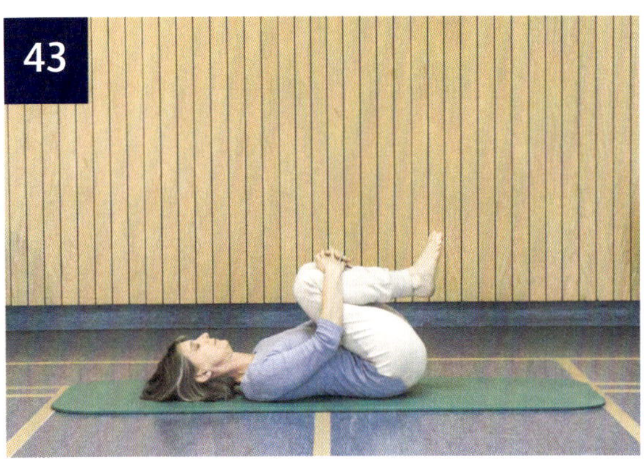

Beide Beine heranziehen, die Hände sind auf den Knien, kreisen.

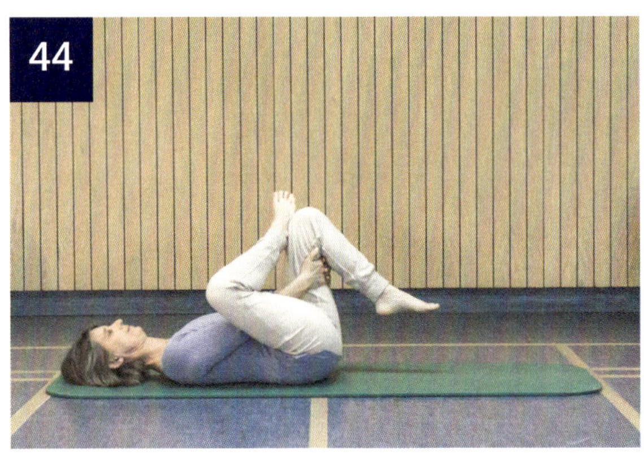

Dehnung der Gesäß- und Hüftmuskulatur, Förderung der Außenrotation im Hüftgelenk

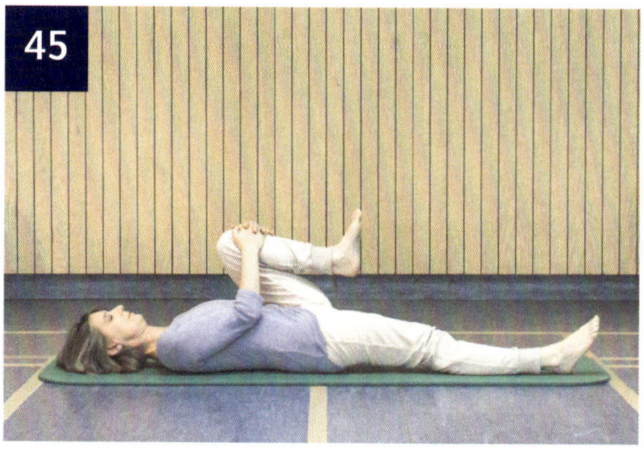

Dehnung der hinteren Oberschenkel-, Gesäß- und Hüftmuskulatur

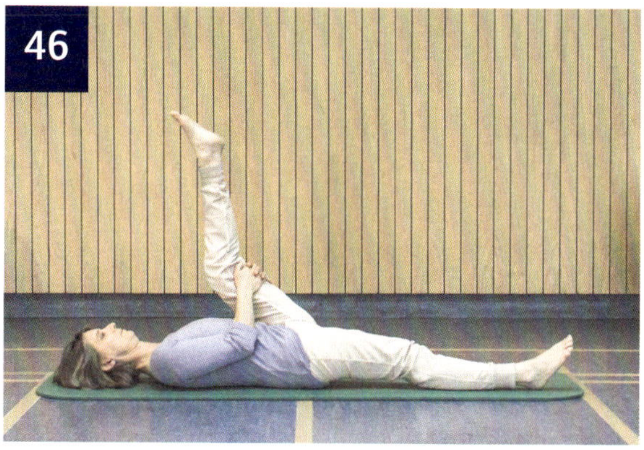

Dehnung der hinteren Oberschenkel-, Gesäß- und Hüftmuskulatur

Alles ausschütteln.

In Rückenlage bleiben.

Methodische Hinweise

Für Einsteiger kann die Verwendung von instabilen Unterlagen eine Herausforderung sein und ist in der Belastung für die Bänder der Sprunggelenke nicht zu unterschätzen. Es sollten Ausgleichsbewegungen spürbar sein, doch dürfen die Beinachsen nicht zu stark verlassen werden, sie sollten weitgehend stabil bleiben. Für bewegungsunerfahrene Personen empfiehlt sich die Verwendung von gefalteten Matten, da die Instabilität je nach Anzahl der Faltungen gut dosiert werden kann. In diesem Fall sollte auch auf die in der letzten Stunde eingeführten Übungskombinationen verzichtet und lediglich die Basisübungen durchgeführt werden.

Entspannung

Die Entspannungsphase widmet sich der inneren Balance. Die Teilnehmer werden aufgefordert, eine für sie angenehme Lage einzunehmen. Sie sollen die Kontaktflächen des Körpers zur Unterlage wahrnehmen und nachspüren, ob Rücken und Nacken lang und entspannt aufliegen und ob der Schultergürtel Weite erlaubt. Der Atem wird wahrgenommen, das Einatmen kommt sanft von alleine, das Ausatmen erfolgt ebenso sanft und klingt ruhig aus, bis der Impuls zum Einatmen kommt. Nach einigen Minuten werden die Teilnehmer ermuntert, sich an einen Ort zu denken, mit dem sie sehr schöne Gefühle verknüpfen. Vielleicht können sie ihn vor ihrem inneren Auge sehen, riechen und fühlen?

Methodische Hinweise

Bei dieser Übung ist weniger mehr. Nach dem anfänglichen „Zur-Ruhe-Kommen" und der Einstimmung auf den Atem überlässt die Kursleitung die Teilnehmer ihrer eigenen Vorstellungskraft. Es gibt im Vergleich zu sonstigen Fantasiereisen keine Vorgaben.

Ausklang und Aktiv-Aufgaben

Die Teilnehmer bewegen und schütteln sich so, wie sie Lust und Laune haben und kommen dann in den Stand.

Es erfolgt eine kurze Reflexion der Stunde. Die Aktiv-Aufgaben werden nochmals besprochen. Die Teilnehmerunterlagen werden verteilt, das Thema der nächsten Stunde wird bekannt gegeben.

Die Übungsleitung gibt bekannt, dass nächste Stunde jeder Teilnehmer zwei kleine, zur Hälfte mit Wasser gefüllte Wasserflaschen mitbringen soll. Es ist ratsam, dass der Kursleiter für die nächste Stunde einige Reserveflaschen mitbringt.

Es erfolgt die gemeinsame Verabschiedung.

Kurseinheit 10:

In der Tiefe liegt die Kraft

PHASE	INHALTE	DETAILZIELE	DAUER (MIN)
Begrüßung und Schwerpunktthema	• Besprechung der Aktiv-Aufgaben • Vorstellung Schwerpunktthema und Stundeninhalt	• Einstimmen auf den Stundenverlauf	5
Aufwärmen	• „Passt – passt nicht" mit Flaschen	• Physisches Aufwärmen • Gruppenbezug • Gleichgewicht	5
Alltagstraining	• Partnerweise Druck und Zug aufbauen • Mikrobewegungen im Stand	• Wahrnehmung von Spannung der tief liegenden Muskulatur	15
Ganzkörperkräftigung (koordinative Reihe mit Basisübungen im Zentrum)	• Integrierte Mikrobewegungen mit kleinen Flaschen bei Basisübungen • Kombination von Übungen • Kniebeuge • Ausfallschritt • Vorbeuge • Vierfüßlerstand • Liegestütz • Bauchmuskeln im Sitz • Beckenlift • Mobilisierung und Dehnung	• Training der Tiefenmuskulatur • Koordinative Bewegungsschulung • Verbesserung der Bewegungsqualität • Kräftigung der Bein-, Gesäß- und Rumpfmuskulatur • Kräftigung und Stabilisierung der Schulter-, Rumpf-, Hüft- und Gesäßmuskulatur • Rumpfstabilisation • Kräftigung der Rumpfmuskulatur • Kräftigung der Körperrückseite • Beweglichkeit	25
Entspannung	• Entspannung der Rückenmuskulatur	• Entspannungsfähigkeit der Rückenmuskulatur	5
Ausklang	• Besprechung der Aktiv-Aufgaben • Verteilung der TN-Unterlagen		5

Stundenüberblick

Die Gleichgewichtsübungen der letzten Stunde stellten ein sensomotorisches Training dar, das neben dem Gleichgewichtssinn auch die Tiefenmuskulatur ansprach. Diese Thematik wird im Folgenden vertieft. Als Material werden kleine, zur Hälfte mit Wasser gefüllte Flaschen verwendet. Sie haben gegenüber Hanteln den Vorteil, dass die Teilnehmer feststellen, dass sich Sportgeräte im Alltag leicht finden lassen. Es können natürlich auch Hanteln eingesetzt werden, doch sollen diese nicht schwerer als 250 g sein.

Die Flaschen werden bereits zum Aufwärmen benutzt. Das Alltagstraining macht über Wahrnehmungslenkung die Aufgabe der Tiefenmuskulatur bewusst, die Kräftigungsphase bezieht die tief liegenden Muskeln während der Basisübungen mit ein.

Kursphasen

Begrüßung und Schwerpunktthema

Die Kursleitung bespricht mit den Teilnehmern die Aktiv-Aufgaben der letzten Stunde. Fanden im Alltag Übungen zur Gleichgewichtsfähigkeit statt? Wurden eventuell „Anker" gefunden, bei denen immer eine Übung für das Gleichgewicht stattfand? Z. B. Zähneputzen im Einbeinstand, Telefonieren im Tandemstand? Das Schwerpunktthema wird kurz vorgestellt, ohne näher darauf einzugehen.

Noch während die Teilnehmer im Kreis stehen, wird die Gruppe in zwei Hälften geteilt: Die eine Hälfte nimmt eine kleine Wasserflasche in die rechte, die andere Gruppe in die linke Hand.

Aufwärmen

Material: Pro Teilnehmer eine kleine Wasserflasche, nur zur Hälfte mit Wasser gefüllt.

Übung 1: „Passt – passt nicht". Die Hälfte der Teilnehmer nimmt die Flasche in die rechte, die anderen nehmen ihre Flasche in die linke Hand. Die Teilnehmer gehen oder laufen im Raum, dabei übergeben sie ihre Flasche frontal einem anderen Partner, und zwar so, dass nicht über Kreuz gegriffen werden muss: D. h., die Flasche wird immer von der rechten Hand von A in die linke Hand von B gegeben, bzw. von der linken in die rechte Hand.

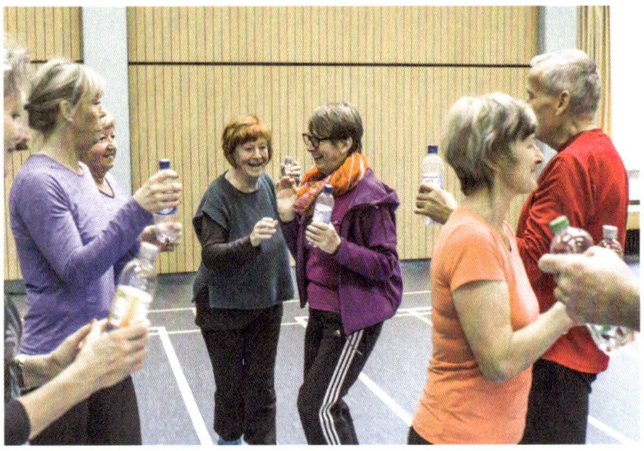

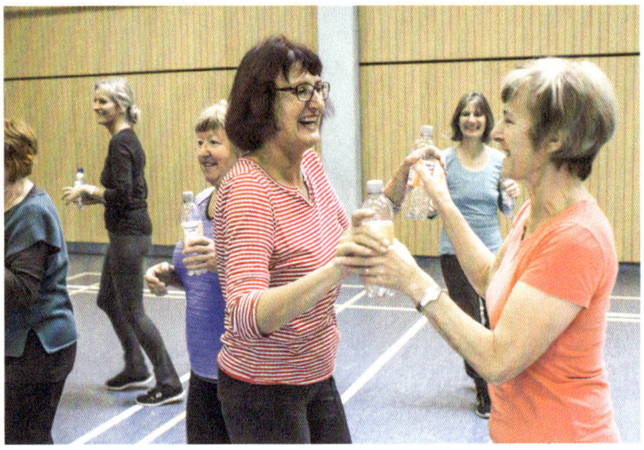

Übung 2: Nach einigen Übergaben wird die Flasche wie beim Staffellauf übergeben: Die Teilnehmer gehen nun paarweise hintereinander weiter. Auf Zuruf des Hinteren streckt der Vordere seine Hand nach hinten aus und nimmt die nach vorne gereichte Flasche entgegen. Sobald er die Flasche hat, machen beide eine halbe Drehung, laufen in die entgegengesetzte Richtung und die sich nun hinten befindende Person reicht die Flasche nach vorne. Nun löst sich das Paar und es werden neue Partner gefunden. Auch hier gilt das Prinzip „passt – passt nicht".

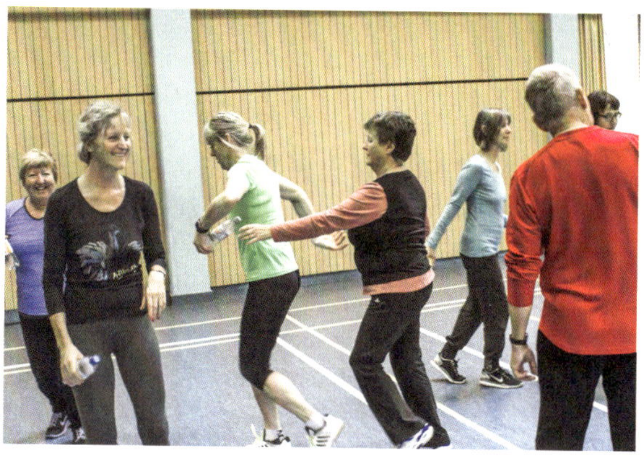

Übung 3: Nach einigen Wiederholungen werden zwei verschiedene Signale vereinbart, z. B. ein roter und ein gelber Gegenstand. Zeigt der Übungsleiter den gelben Gegenstand, wird die Flasche frontal passend übergeben, bei einem roten wird sie als Staffelstab weitergereicht.

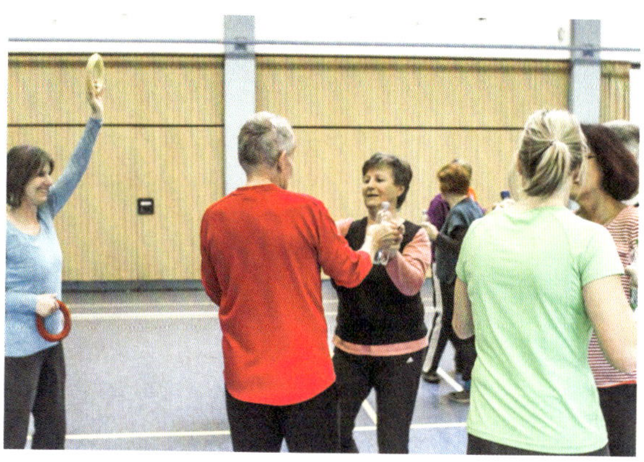

Alltagstraining

Übung 1: Jeweils zwei Teilnehmer finden sich zusammen. Sie bauen den stabilen Stand über den *kurzen Fuß* auf, legen ihre Fingerspitzen aneinander und versuchen, sanft Druck gegeneinander auszuüben. Der Übungsleiter lenkt die Wahrnehmung auf die Muskulatur: Was passiert, obwohl nur minimal Druck ausgeübt wird? Bis wohin ist die Grundspannung zu spüren? Was passiert mit dem Bauch? Wohin bewegt er sich? Nach innen oder außen?

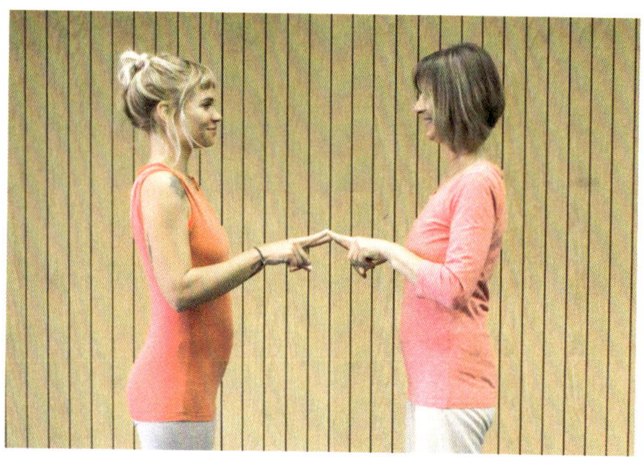

Übung 2: Die beiden Teilnehmer stehen noch immer im stabilen Stand und verhaken ihre Zeigefinger. Sie versuchen, den jeweils anderen leicht zu sich heranzuziehen. Auch hier sollten sie den stabilen Stand nicht verlassen. Der Übungsleiter lenkt die Wahrnehmung auf die Rumpfmuskulatur: Ist Spannung im Rücken zu spüren? Auch im Bauch? Ist auch in der Hüft- und Beckenregion Spannung zu spüren?

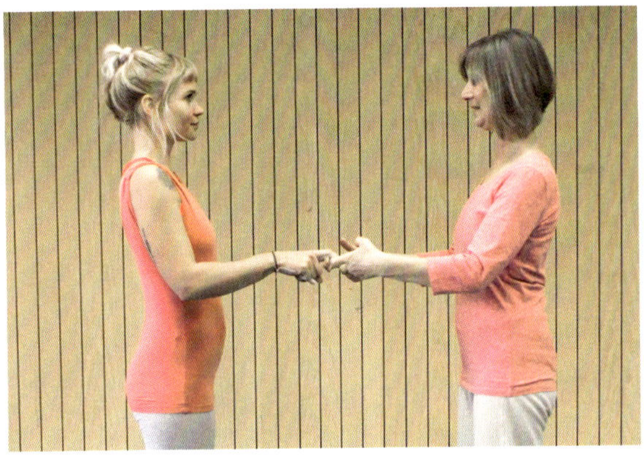

Übung 3: Die Teilnehmer nehmen ihre beiden Flaschen in die Hände, stellen sich in den stabilen Stand, strecken ihre Arme nach unten außen (der Daumen zeigt dabei nach außen, die Schulter ist nach unten außen geschraubt, die Schulterblätter sind tief) und machen kleine Mikrobewegungen mit dem Arm. Wichtig ist, dass der Impuls für die Bewegung aus dem Schultergelenk kommt. Wiederum wird die Wahrnehmung auf folgende Bereiche gelenkt: „Was passiert ausgleichend im Körper? Welche Muskeln werden angespannt? Können die Muskeln angespannt werden, ohne dass man sich dabei verspannt?

Hinweise für die Kursleitung

Die ersten beiden Übungen sollen den Teilnehmern bewusst machen, dass die Tiefenmuskulatur reflektorisch „anspringt", wenn Belastungen auf den Körper wirken. Verblüffend bei den Übungen ist, wie wenig Belastung es braucht, um bereits die Tiefenmuskulatur zu aktivieren. Untersuchungen haben ergeben, dass bei Personen mit Rückenschmerzen häufig die tiefe Muskulatur nicht rechtzeitig aktiviert wird, also das neuromuskuläre Zusammenspiel gestört ist. Die Teilnehmer sollen dafür sensibilisiert werden, dass es diese tiefe, stabilisierende Muskelschicht gibt und welche Rolle sie spielt. Dies wird Bestandteil der Wissensvermittlung sein.

Die dritte Übung bereitet auf die Kräftigungsphase vor, bei der kleine Mikrobewegungen in die Basisübungen integriert werden. Obwohl die Mikrobewegungen mit leichtem Gewicht durchgeführt werden, neigen Teilnehmer dazu, zu viel Spannung aufzubauen. Sie sollten immer wieder daran erinnert werden, nicht zu viel Kraft aufzuwenden. Hilfreich ist der Hinweis, dass auf einer Skala von 0 bis 10 maximal nur im Bereich der 3 angespannt werden sollte. Auf diese Weise wird ein Verstärken der Verspannungszustände der Teilnehmer verhindert und durch die moderate Muskelanspannung können speziell auf die Tiefenmuskulatur Reize gesetzt werden.

Wissensvermittlung

Ausgehend von den Erfahrungen der Übungen des Alltagstrainings, wird den Teilnehmern der Themenschwerpunkt „Tiefenmuskulatur" anhand der Teilnehmerunterlagen erläutert.

Ganzkörperkräftigung (koordinative Reihe)

Die TN verwenden beide Flaschen wie Hanteln. Sie werden in die Basisübungen integriert, indem zusätzliche Mikrobewegungen („Mini-Moves") durchgeführt werden. Diese werden auf die gleiche Weise durchgeführt wie in der dritten Übung des Alltagstrainings.

Übungsablauf

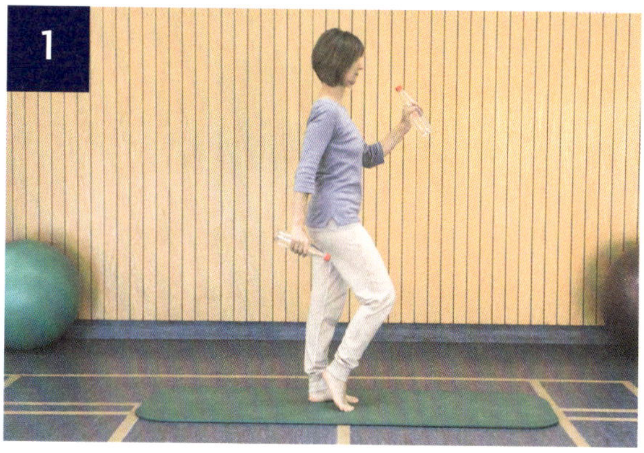
1

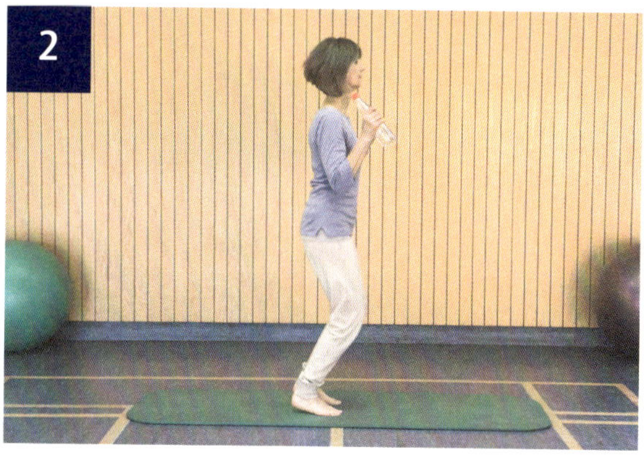
2

Wechselweises Fersenheben und Federn oder Springen, dabei Biceps Curls mit den Flaschen ausführen. Wer will, schließt dabei die Augen.

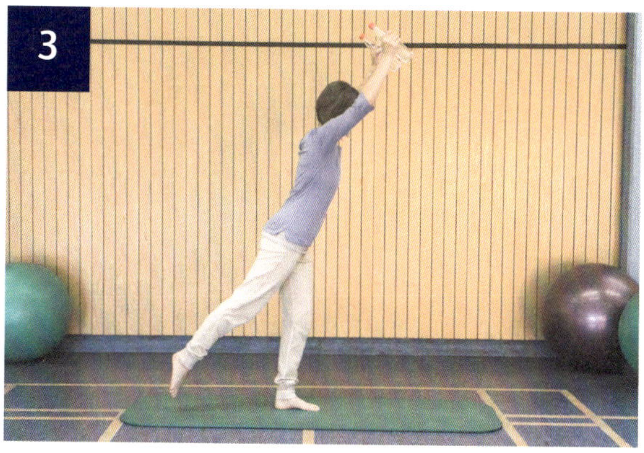
3

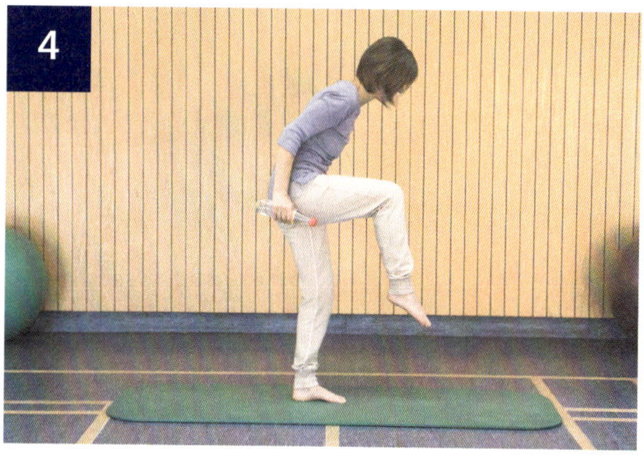
4

Die Knie heben, der Rumpf bleibt ruhig. Stand auf dem linken Bein, beide Arme mit den Flaschen nach oben über den Kopf schwingen, das rechte Bein nach hinten strecken. Das rechte Knie heben, beide Arme schwingen mit den Flaschen in weitem Bogen nach hinten, den Rücken runden. Mehrere Wiederholungen. Seitenwechsel. Kann auch blind versucht werden.

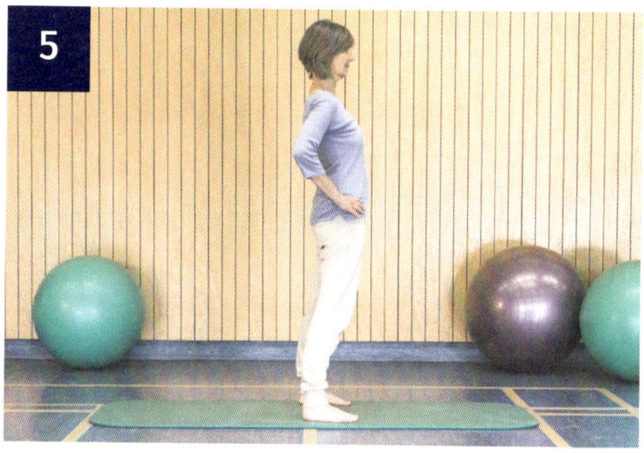
5

Das Becken kreisen.

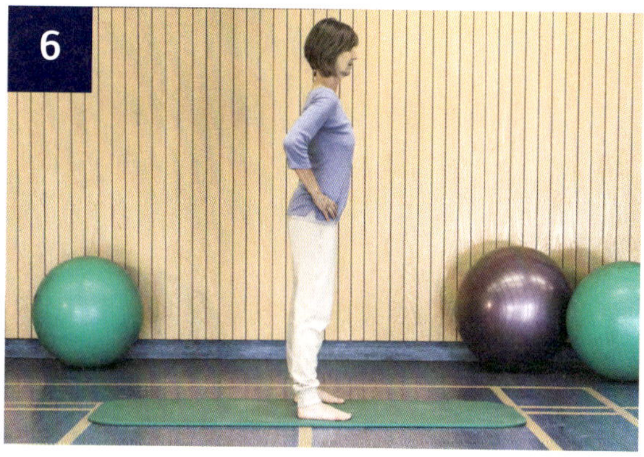
6

Beckenschaukel

7

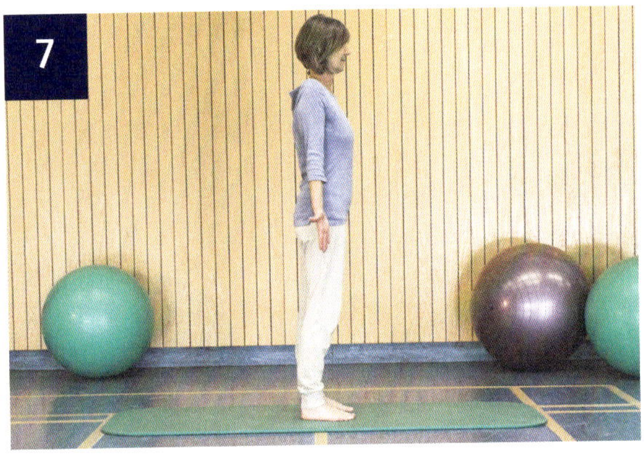

Die Schultern kreisen, heben und entspannt sinken lassen.

8

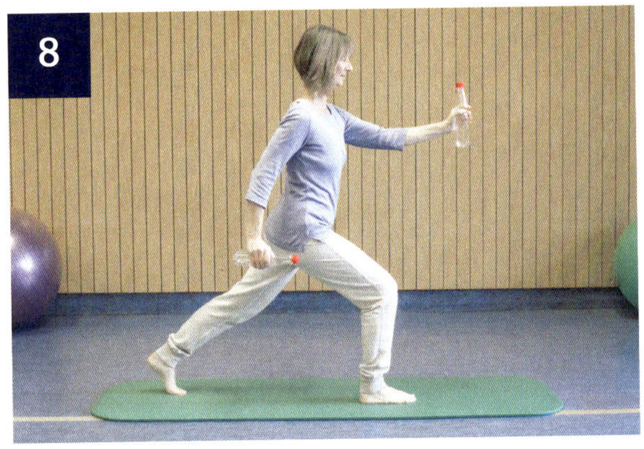

Einen großen Schritt rechts und links im Wechsel machen, dabei die Flaschen gegengleich mit einem langen Arm nach vorne schwingen.

9

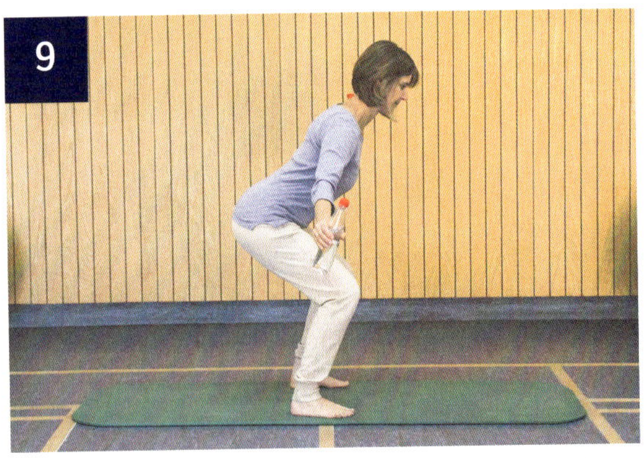

10

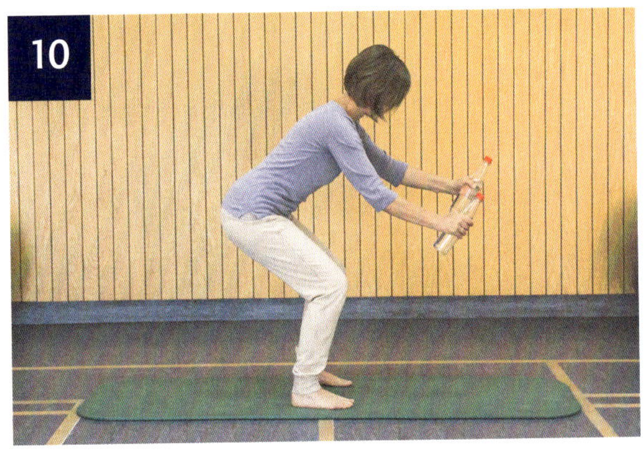

Kniebeuge: In der für die Teilnehmer möglichen tiefsten Position bleiben, die Arme sind neben dem Rumpf, die Daumen zeigen nach oben, Mikrobewegungen in Richtung des Daumens, nach ca. fünf Sekunden wieder in den Stand kommen. Den Rücken und die Schultern durchlockern. Im Anschluss eine Kniebeuge machen, nun beide Arme nach vorne bringen, Mikrobewegungen in dieser Position. Beides im Wechsel. 5-10 Wiederholungen

11

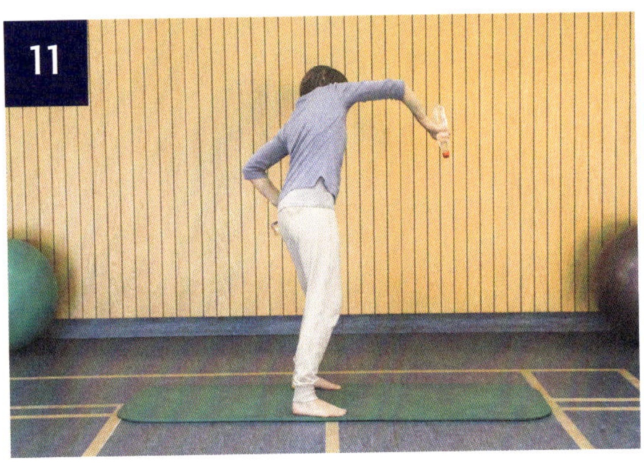

12

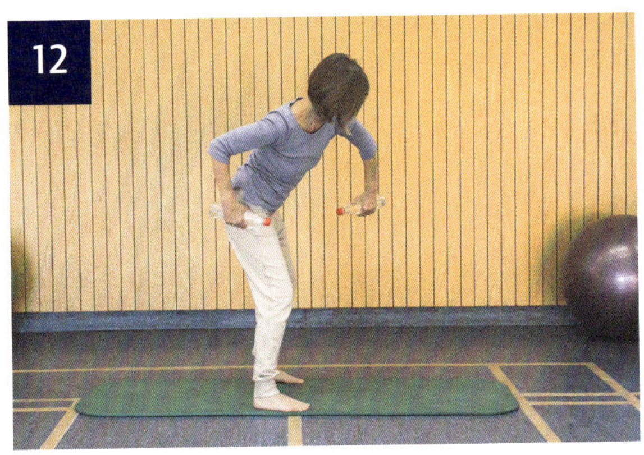

Mit beiden Flaschen im Wechsel „Kaffeetasse" ausführen.

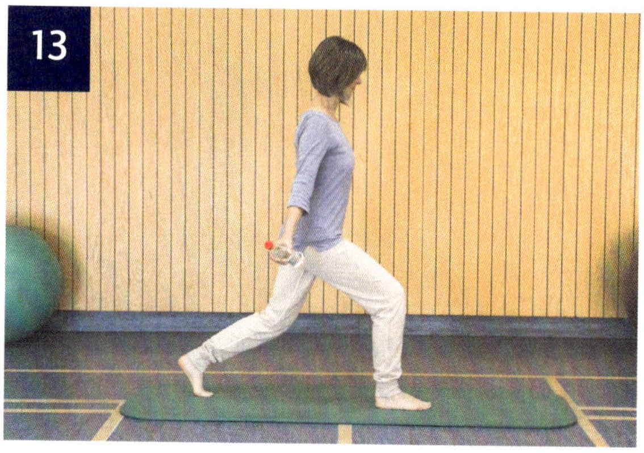

Ausfallschritt rechts: Im Ausfallschritt, die Arme sind nach schräg unten gestreckt, die Daumen zeigen nach außen. Auf halber Höhe bleiben, Mikrobewegungen machen, nach ca. fünf Sekunden wieder in den Stand kommen. Den Rücken und die Schultern durchlockern. 5-10 Wiederholungen

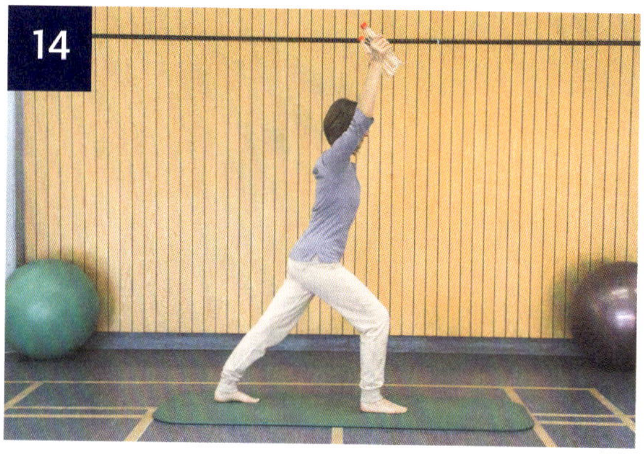

Dehnung der linken Wade, dynamisch, die Ferse in verschiedene Richtungen aufsetzen.

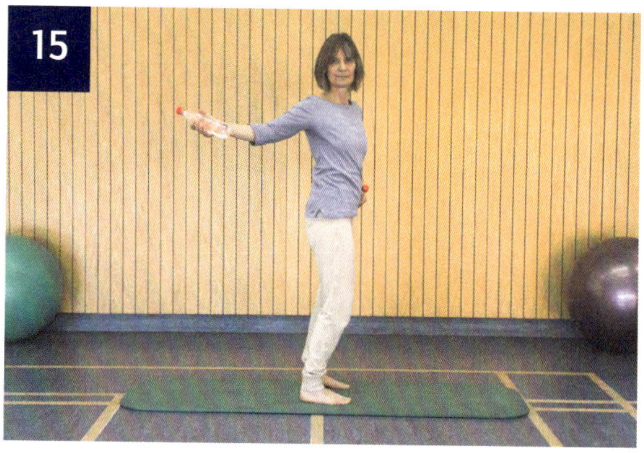

Rotation der Brustwirbelsäule

16 **Ausfallschritt links**

17 Dehnung der rechten Wade, dynamisch, die Ferse in verschiedene Richtungen aufsetzen.

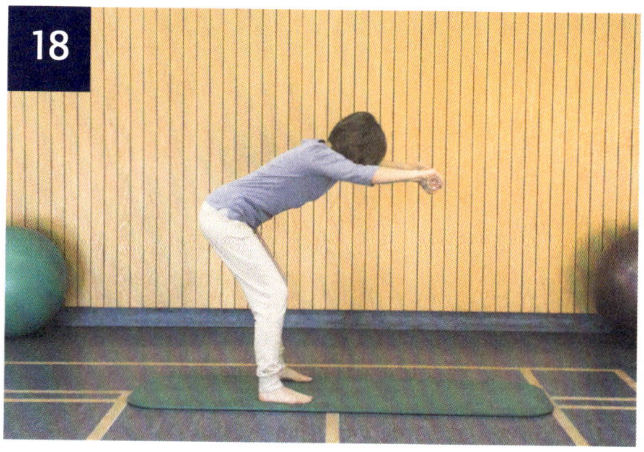

Vorbeuge: In der Vorbeuge sind die Arme leicht gebeugt, horizontal zum Boden Mikrobewegungen nach innen und außen machen (als würde man einen Tisch mit kleinen, schnellen Bewegungen abwischen), nach ca. drei Sekunden wieder in den Stand kommen. Den Rücken und die Schultern durchlockern. 5-10 Wiederholungen. *Leichter:* Die Arme etwas tiefer halten.

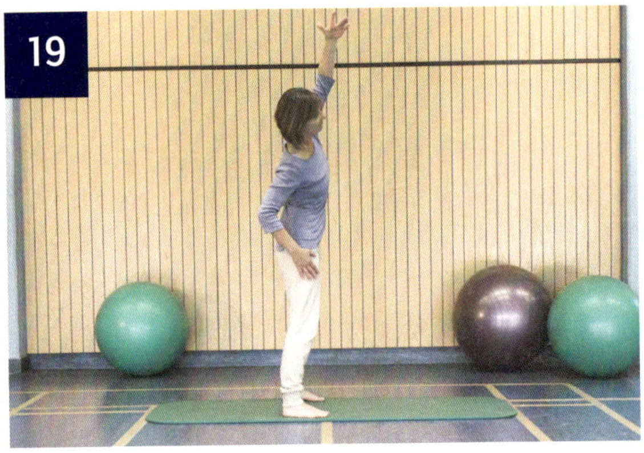

Sich strecken, Seitbeuge

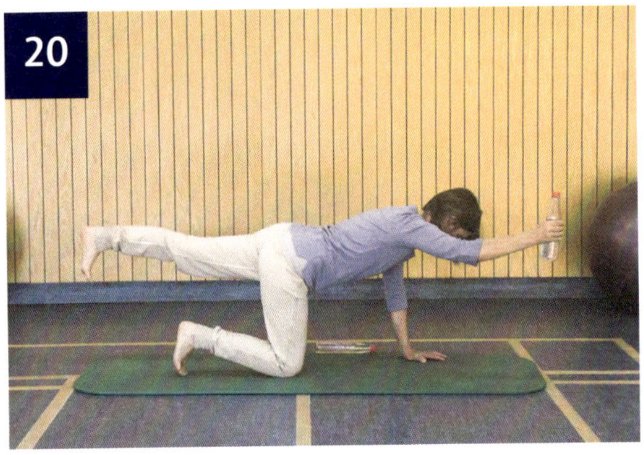

Wirbel für Wirbel herunterrollen in den Vierfüßlerstand, den Rücken durchbewegen.
Vierfüßlerstand: Das linke Bein nach hinten oben strecken. Den rechten Arm mit der Flasche nach vorne strecken, Mikrobewegungen nach oben und unten. *Leichter:* Den rechten Arm leicht gebeugt zur Seite strecken, Mikrobewegungen vor und zurück. 3-5 Sekunden, im Anschluss den Rücken durchbewegen. 3-5 Wiederholungen

Seitenwechsel

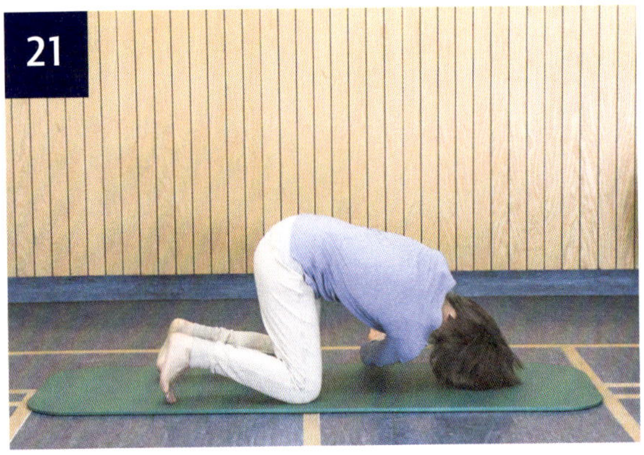

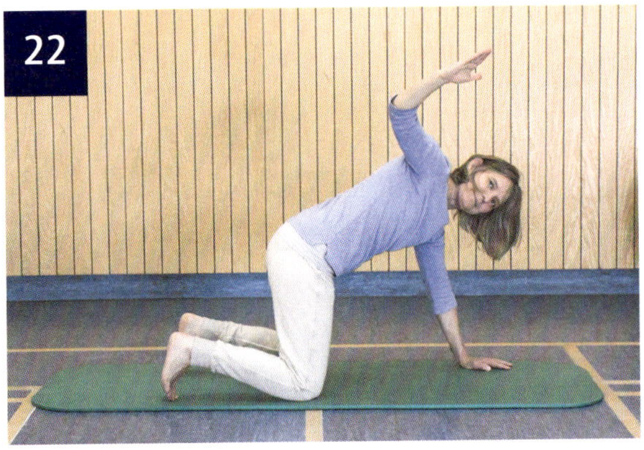

Rotation der Brustwirbelsäule: Im Vierfüßlerstand die rechte Hand unter dem Oberkörper hindurch auf die linke Seite bewegen, direkt im Anschluss den rechten Arm nach rechts oben bewegen. Seitenwechsel.

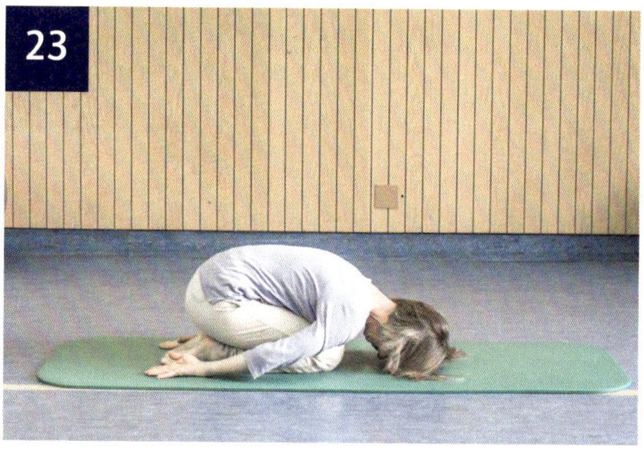
Päckchen

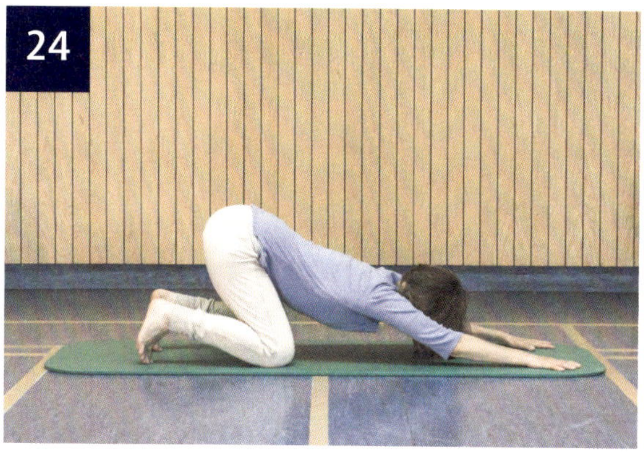
Rutschhalte

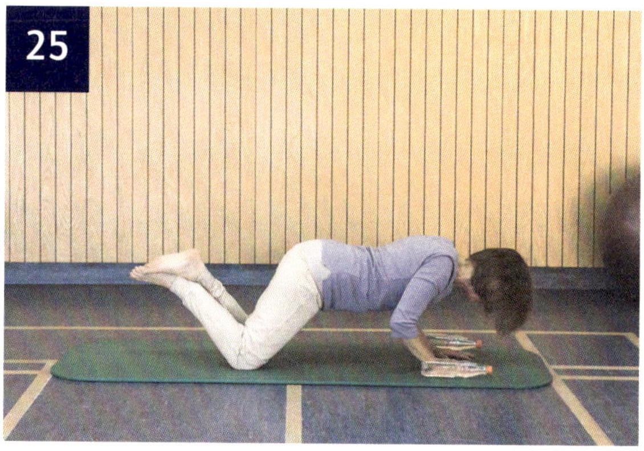
Liegestütz mit unterschiedlichen Handabständen

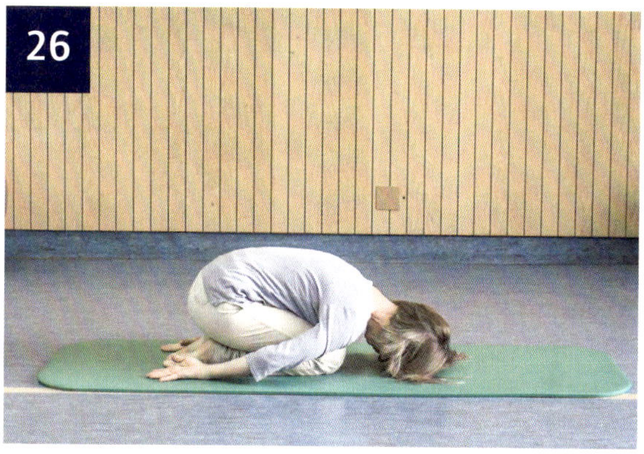
Päckchen

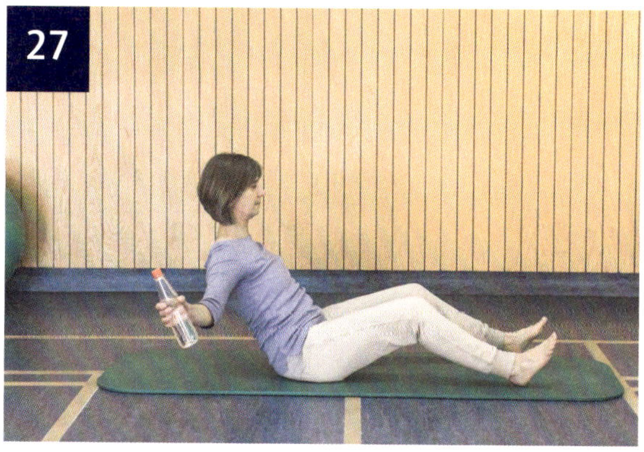
Bauchmuskeln im Sitzen: Leicht mit dem Becken zurückrollen, der Rücken ist aufrecht. Beide Arme mit den Flaschen zur Seite ausstrecken, die Ellbogen bleiben leicht gebeugt und Mikrobewegungen auf und ab. 3-5 Sekunden, 3-5 Wiederholungen

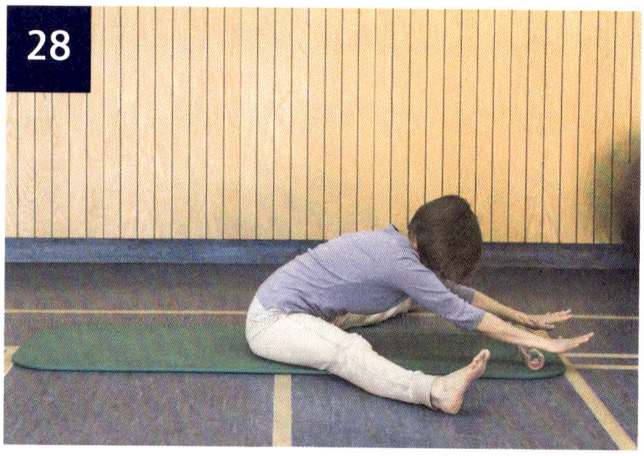
Grätschsitz: Die Flaschen zwischen die Beine legen, durch Vorbeugen die Flaschen nach vorne und hinten rollen.

29

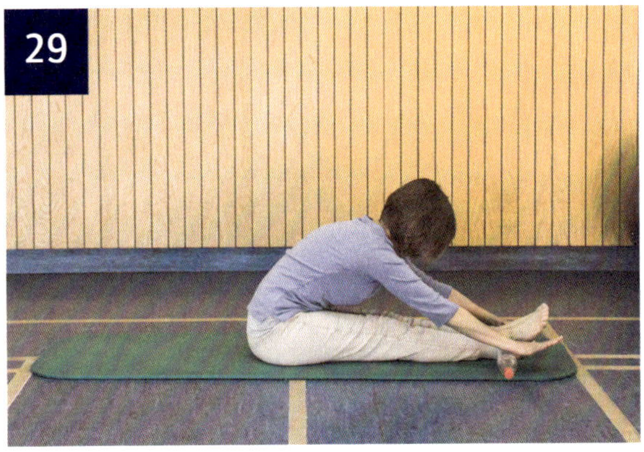

Langsitz: Die Flaschen rechts und links neben die Beine legen und nach vorne und hinten rollen.

30

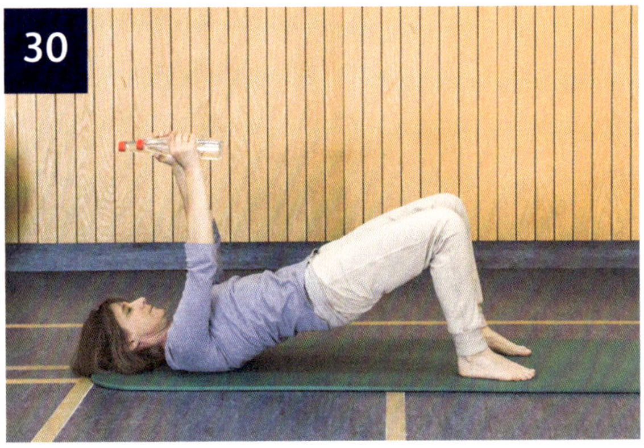

Rückenlage, Beckenlift: Den Hinterkopf in die Länge schieben, die Arme mit den Flaschen nach außen ablegen, die Schulterblätter liegen flächig auf. Das Becken heben, beide Arme gehen in weitem Bogen nach oben in Richtung Decke und bleiben dort auf Höhe des Brustbeins. Dort Mikrobewegungen, während das Becken gehoben und gesenkt wird. Mehrere Wiederholungen. Die Flaschen ablegen.

31

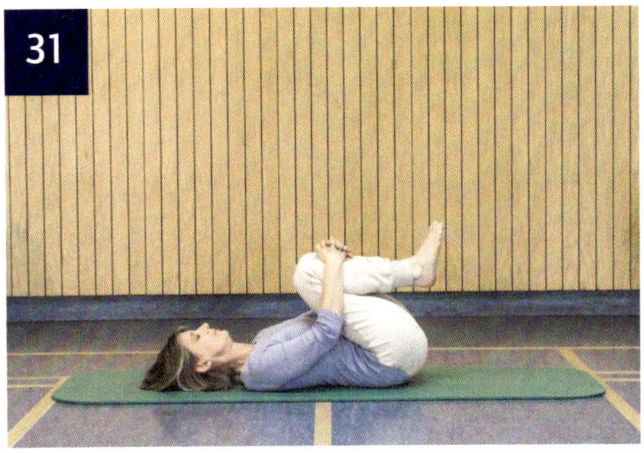

Beide Beine heranziehen, die Hände sind auf den Knien, kreisen.

32

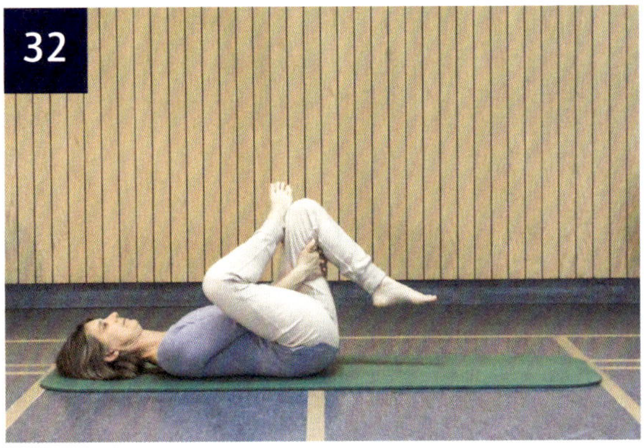

Dehnung der Gesäß- und Hüftmuskulatur, Förderung der Außenrotation im Hüftgelenk

33

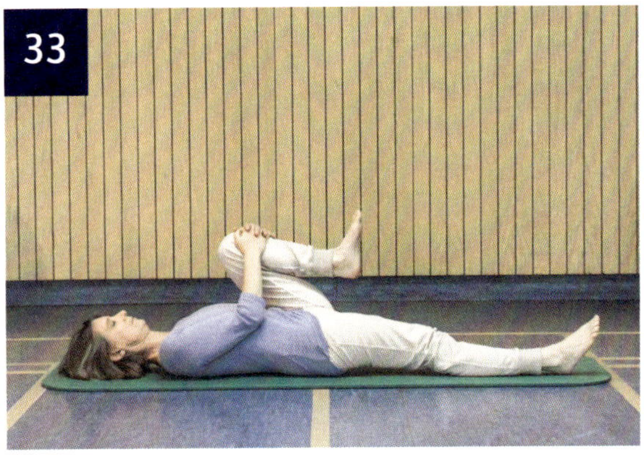

Dehnung der hinteren Oberschenkel-, Gesäß- und Hüftmuskulatur

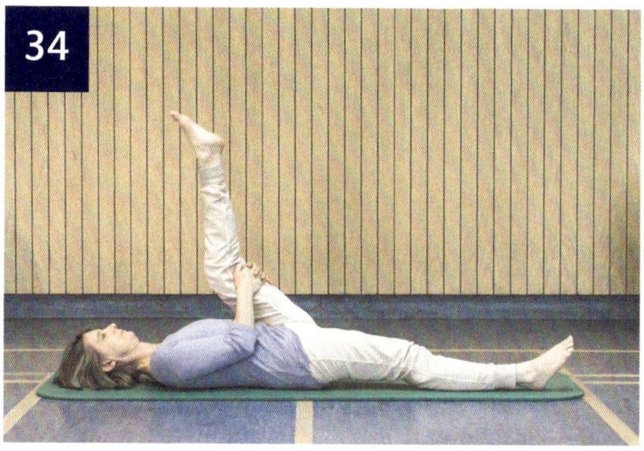

Dehnung der hinteren Oberschenkel-, Gesäß- und Hüftmuskulatur

Alles ausschütteln.

In Rückenlage bleiben.

Methodische Hinweise

Da die Mikrobewegungen anstrengender sind, als man meint, ist es leicht möglich, dass sich die Teilnehmer dabei verspannen. Deshalb ist es wichtig, dass die Kursleitung immer wieder bei den Teilnehmern die Position der Schultern beobachtet. Die Schultern sollten stets tief und entspannt positioniert sein. Es sollte auch immer wieder ein Hinweis auf die Atmung erfolgen, sie wird gerne während der Mikrobewegungen angehalten. Nach jeder Basisübung sollte der Oberkörper durchgelockert werden.

Entspannung

Nach der anstrengenden Kräftigungsphase erfolgt eine Lockerung der Rückenmuskulatur im Liegen. Nachdem die Teilnehmer eine für sie angenehme Position in der Rückenlage gefunden haben, sollen sie sich vorstellen, sie liegen wohlig auf einer Wiese oder am Strand und genießen die Sonne. Sie versuchen, durch geschmeidige Bewegungen des Rückens jeden Grashalm oder jedes Sandkorn zu spüren. Das Räkeln geht so lange, bis die Teilnehmer das Gefühl haben, dem Rücken geht es gut, dann können sie noch etwas in dieser für sie angenehmen Lage der Entspannung nachspüren.

Methodische Hinweise

Auch hier ist weniger mehr. Die Teilnehmer sollten kreativ ihren Rücken einsetzen und sich nach eigenem Belieben bewegen.

Ausklang und Aktiv-Aufgaben

Die Teilnehmer bewegen und schütteln sich so, wie sie Lust und Laune haben und kommen dann in den Stand.

Es erfolgt eine kurze Reflexion der Stunde. Die Aktiv-Aufgaben werden nochmals besprochen. Die Teilnehmerunterlagen werden verteilt, das Thema der nächsten Stunde wird bekannt gegeben.

Es erfolgt die gemeinsame Verabschiedung.

Kurseinheit 11:

Was uns bewegt

PHASE	INHALTE	DETAILZIELE	DAUER (MIN)
Begrüßung und Schwerpunktthema	• Besprechung der Aktiv-Aufgaben • Vorstellung Schwerpunktthema und Stundeninhalt	• Einstimmen auf den Stundenverlauf	5
Aufwärmen	• Gang- oder Laufvariationen zu Musik • „Stereo"-Ballspiel in zwei Kreisen	• Physisches Aufwärmen • Gruppenbezug • Koordination	10
Alltagstraining	• Basisübungen als Partner-übungen mit Ball	• Wiederholung der Basis-übungen als Alltagstätig-keit	15
Ganzkörper-kräftigung (koordinative Reihe mit Basisübungen im Zentrum)	• Kombination von Übungen • Variationen der Basisübungen • Kniebeuge • Ausfallschritt • Vorbeuge • Vierfüßlerstand • Liegestütz • Bauchmuskeln im Sitz • Beckenlift • Mobilisierung und Dehnung	• Koordinative Bewegungs-schulung • Verbesserung der Bewegungsqualität • Kräftigung der Bein-, Ge-säß- und Rumpfmuskulatur • Kräftigung und Stabilisie-rung der Schulter-, Rumpf-, Hüft- und Gesäßmuskulatur • Rumpfstabilisation • Kräftigung der Rumpf-muskulatur • Kräftigung der Körper-rückseite • Beweglichkeit	25
Entspannung	• Bewegte Atementspannung	• Entspannungsfähigkeit	5
Ausklang	• Besprechung der Aktiv-Aufgaben • Verteilung der TN-Unterlagen		5

Stundenüberblick

Gemäß dem Stundenschwerpunkt handelt es sich bei dieser Stunde um eine sehr dynamische.

Das Alltagstraining erhält durch die Partnerarbeit Dynamik, während der Übungsreihe werden die Basisübungen in Hinblick auf Spurbreite und Zusatzbewegungen bewegter.

Kursphasen

Begrüßung und Schwerpunktthema

Die Kursleitung bespricht mit den Teilnehmern die Aktiv-Aufgaben der letzten Stunde.

Das Schwerpunktthema wird kurz vorgestellt, ohne näher darauf einzugehen.

Aufwärmen

Die Teilnehmer gehen oder laufen in verschiedenen Variationen zu Musik. Währenddessen werden zwei Bälle in die Gruppe gegeben. Diese Bälle werden während der Bewegung wahllos von Teilnehmer zu Teilnehmer geworfen.

Es werden zwei Gruppen gebildet, jede Gruppe formiert sich im Kreis.

Bei 15 Teilnehmern können drei Kreise gebildet werden.

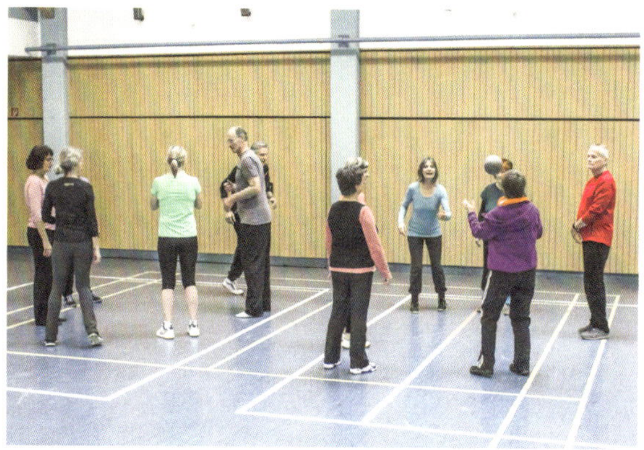

Jede Gruppe nimmt eine feste Position im Raum ein, die Mitte jeder Gruppe wird durch eine Markierung gekennzeichnet. In jeder Gruppe hat jeweils ein Teilnehmer einen Ball. Dieser Ball wird innerhalb der Gruppe hin- und hergespielt. Nach dem Abwerfen verlässt der Werfer sofort die Gruppe und reiht sich bei der anderen Gruppe ein. Es kommt also zu einem ständigen Wechsel der Werfer von einer Gruppe zur anderen.

Die Teilnehmer kommen im Kreis zusammen.

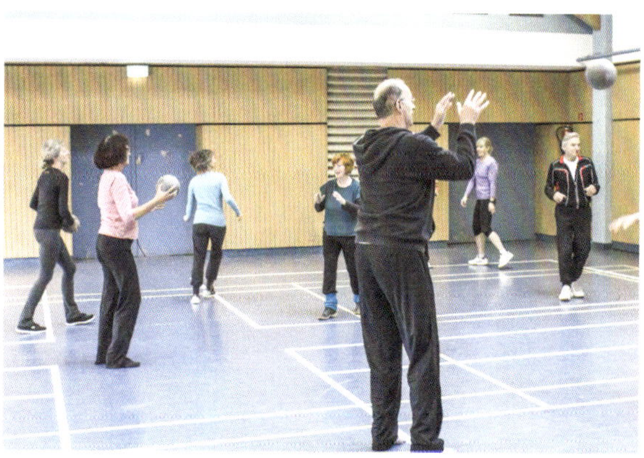

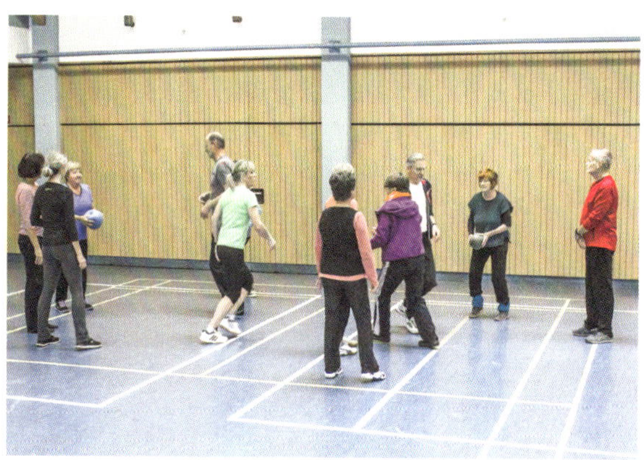

Alltagstraining

Für die Partnerübungen finden sich jeweils zwei Teilnehmer zusammen, jedes Paar hat einen Ball.

Übung 1: Kniebeuge: Beide Partner stehen sich gegenüber. Sie gehen in die Kniebeuge, übergeben den Ball unten, strecken sich, übergeben ihn oben usw.

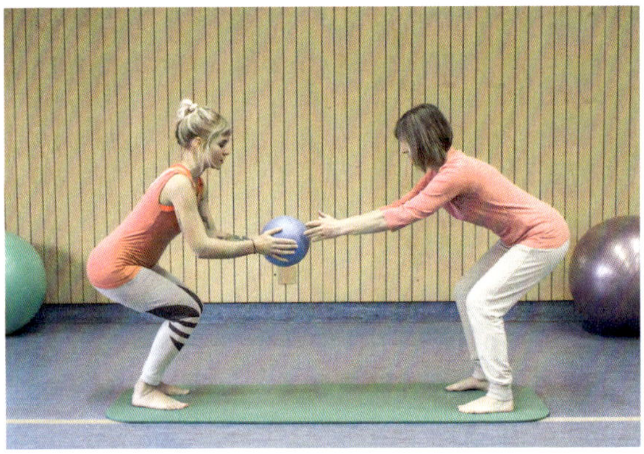

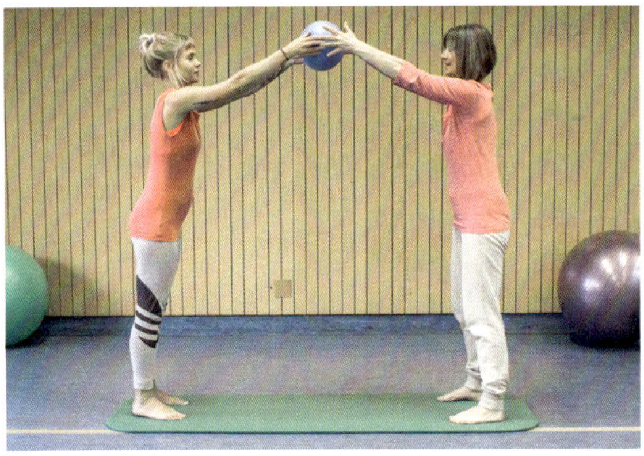

Übung 2: Vorbeuge: Beide Partner beugen sich nach vorne, A rollt den Ball zu B, B nimmt den Ball, beide strecken sich. B wirft den Ball zu A, A wirft ihn zurück. Beide beugen sich wieder nach vorne, nun rollt B den Ball zu A, beide strecken sich usw.

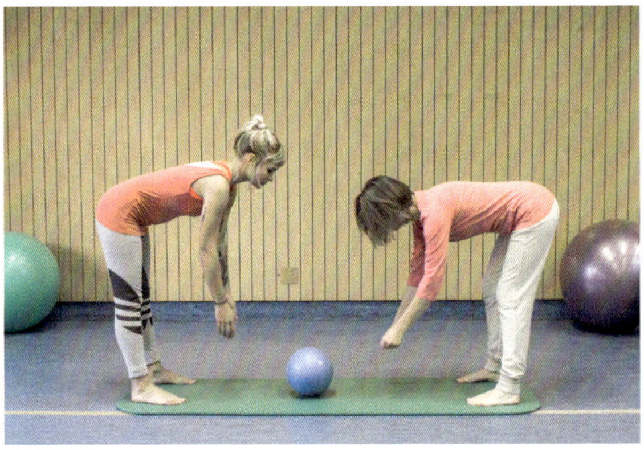

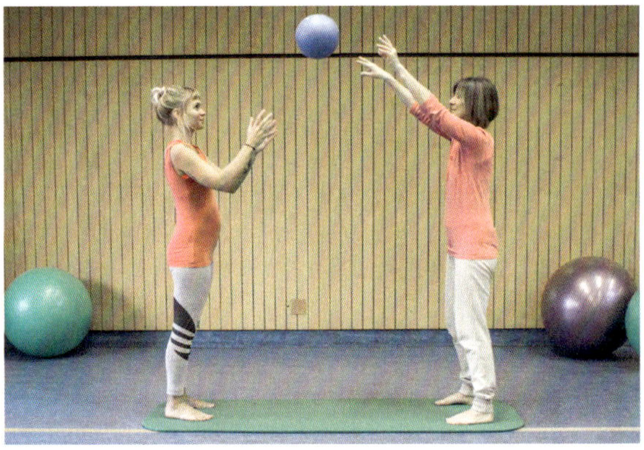

Übung 3: A und B stehen mit dem Rücken zueinander. Sie übergeben den Ball seitlich.

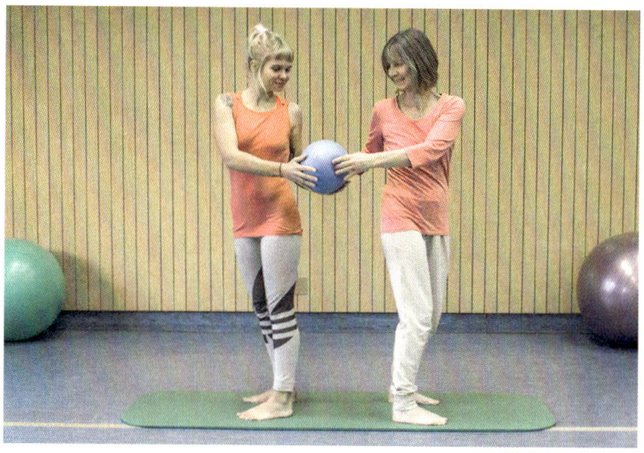

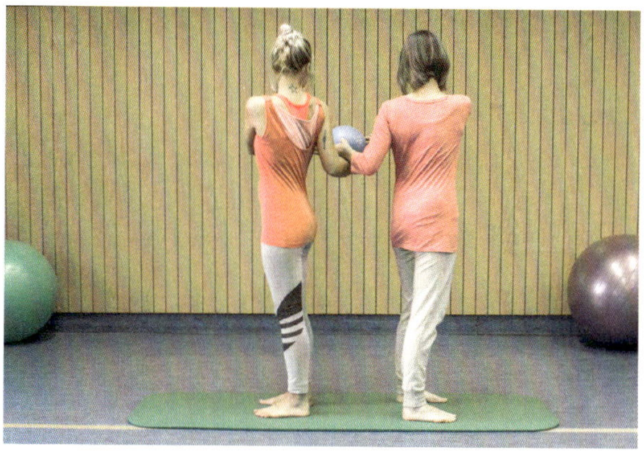

Übung 4: Ausfallschritt: Beide Partner stehen sich gegenüber, gehen in den Ausfallschritt und werfen sich den Ball dreimal zu, bevor sie sich wieder strecken.

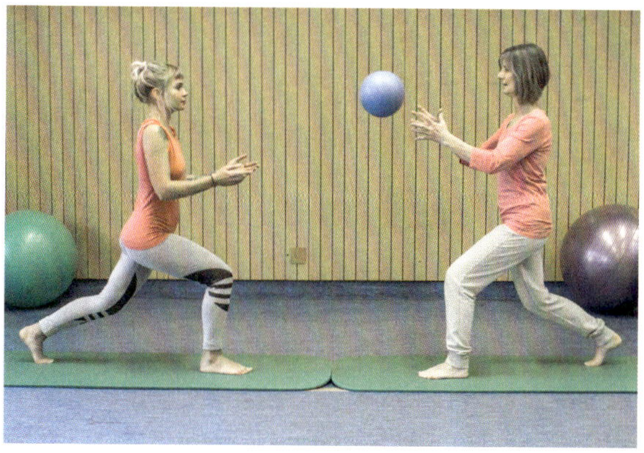

Hinweise für die Kursleitung

Die ersten beiden Übungen dienen nochmals als Wiederholung des Bücktrainings und als Motivation, Alltagstätigkeiten, wie sich zu bücken und etwas aufzuheben, als Training zu nutzen.

Die Verbindung des Ausfallschritts mit dem Werfen des Balls erfordert viel Standsicherheit in dieser Position. Es sollte darauf geachtet werden, dass die Beinachsen aufrechterhalten bleiben.

Wissensvermittlung

Die Inhalte der Teilnehmerunterlagen werden zusammengefasst und den Teilnehmern erläutert.

Ganzkörperkräftigung (koordinative Reihe)

Als Belastungssteigerung werden leichte elastische Bänder verwendet.

Übungsablauf

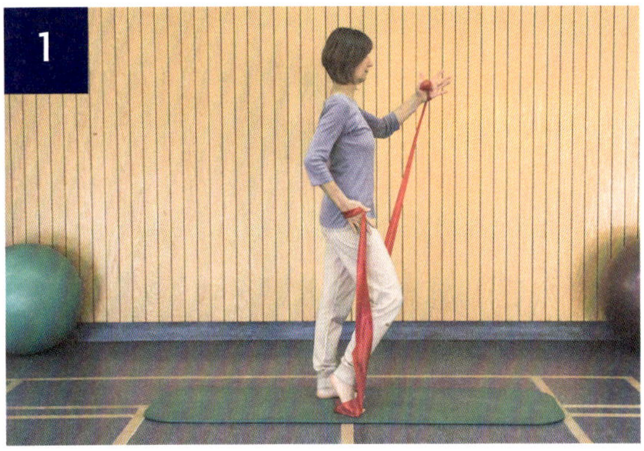

Wechselweises Fersenheben und Federn. Das Band in beiden Händen halten, Biceps Curls. Wer will, schließt dabei die Augen.

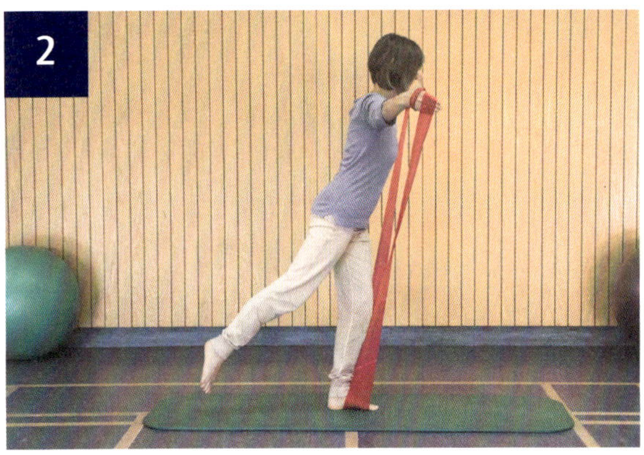

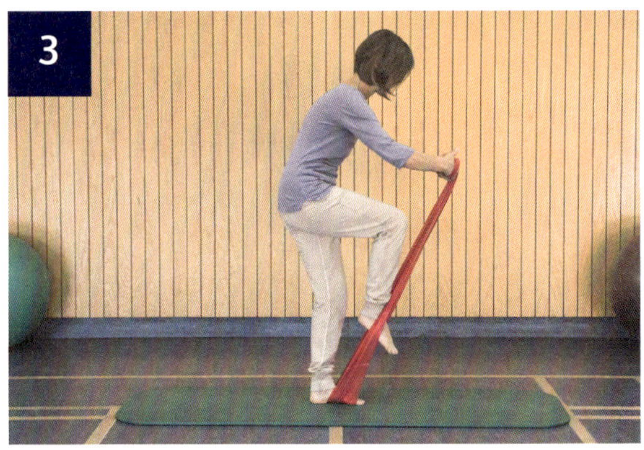

Die Knie heben, der Rumpf bleibt ruhig. Stand mit dem linken Bein auf dem Band, das Band in beiden Händen halten, seitlich leicht auf Zugspannung bringen. Das rechte Knie heben, die Arme über dem Knie zusammenführen, den Rücken runden. Das Bein nach hinten, die Arme zur Seite strecken, das Band dabei auf leichte Spannung bringen. Seitenwechsel. Das Band ablegen.

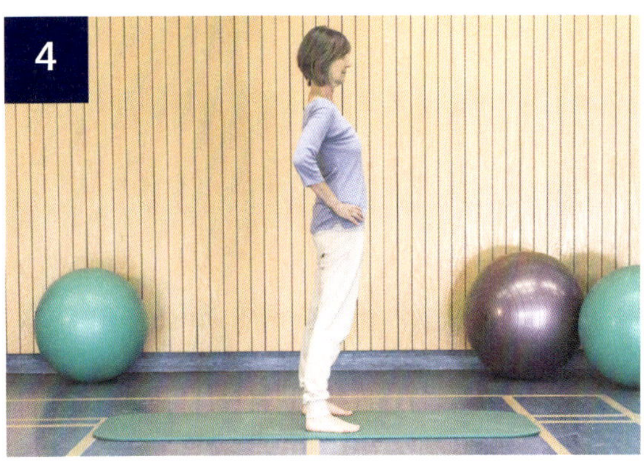

Das Becken kreisen.

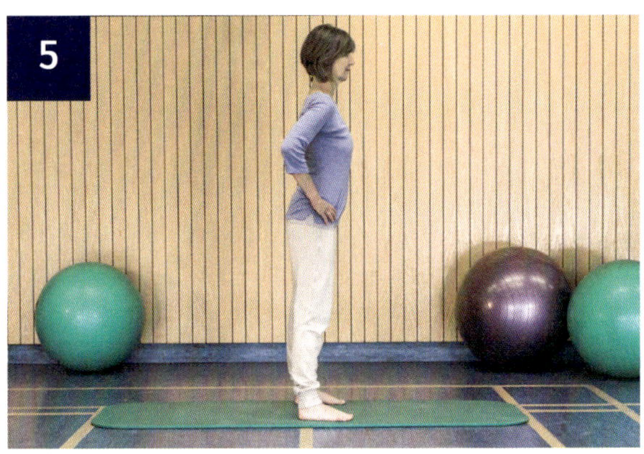

Beckenschaukel

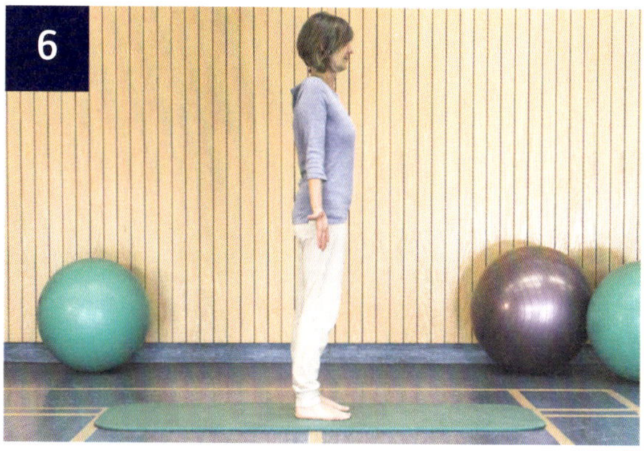

Die Schultern kreisen, heben und entspannt sinken lassen.

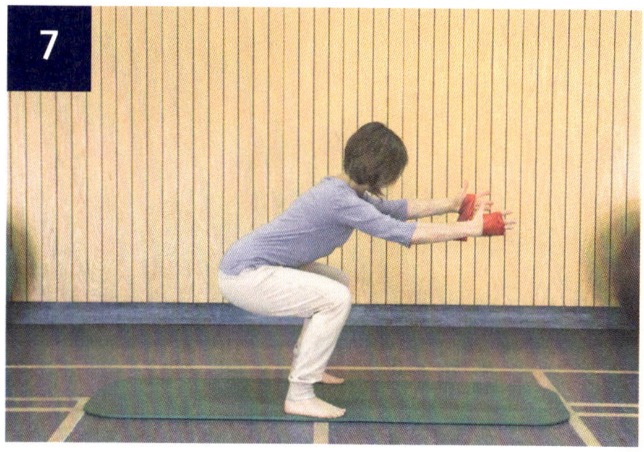

Kniebeuge: Das Band gefaltet mit beiden Händen halten, beim Tiefgehen die Arme nach vorne oben heben. Die Spurbreite bei jeder Kniebeuge variieren.

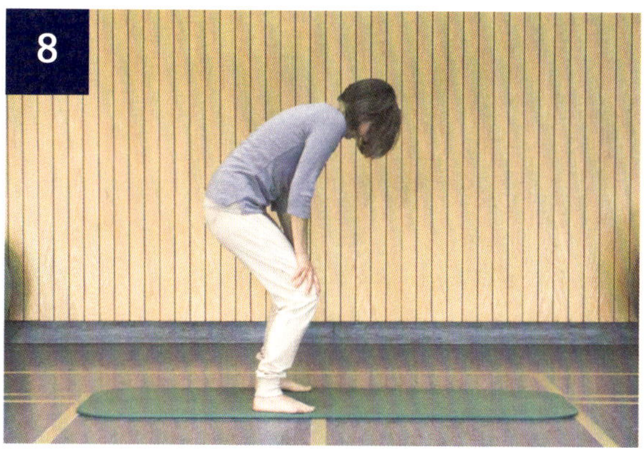

Die Hände liegen auf den Oberschenkeln, den Rücken durchbewegen.

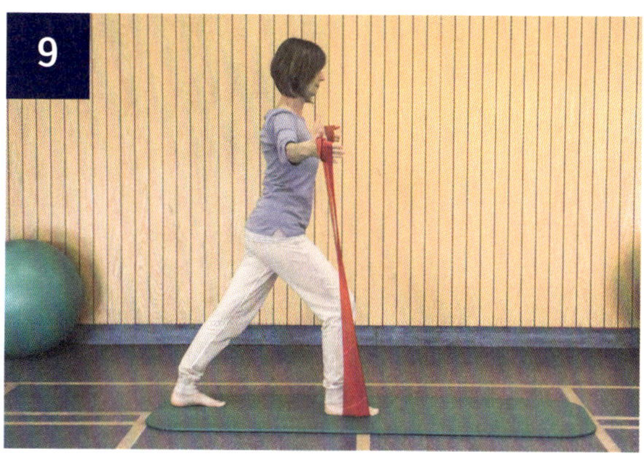

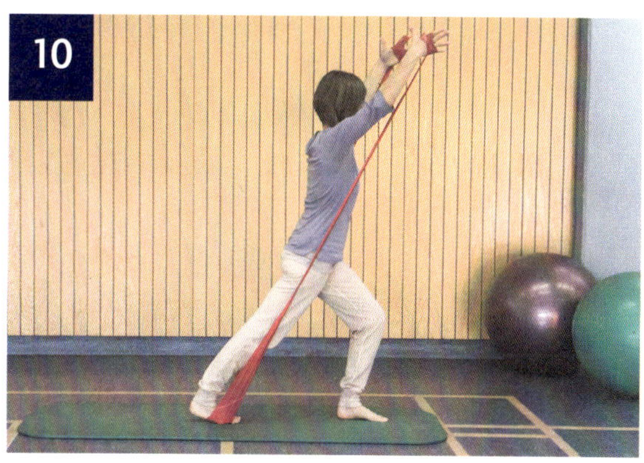

Großer Schritt rechts und links im Wechsel: Mit dem rechten Bein auf das Band steigen, die Enden mit beiden Händen halten und seitlich leicht auf Zug bringen, das linke Bein steht hinten. Mit dem linken Bein durchsteigen, die Arme nach vorne oben anheben. Die Arme seitlich nach außen heben, mit dem linken Bein zurücksteigen. Nach mehreren Wiederholungen Seitenwechsel

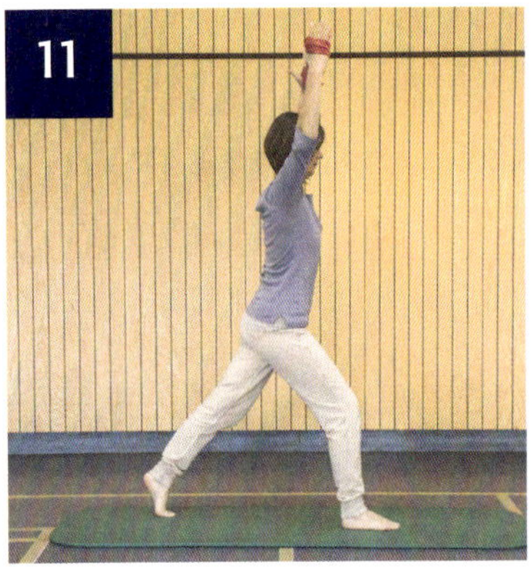

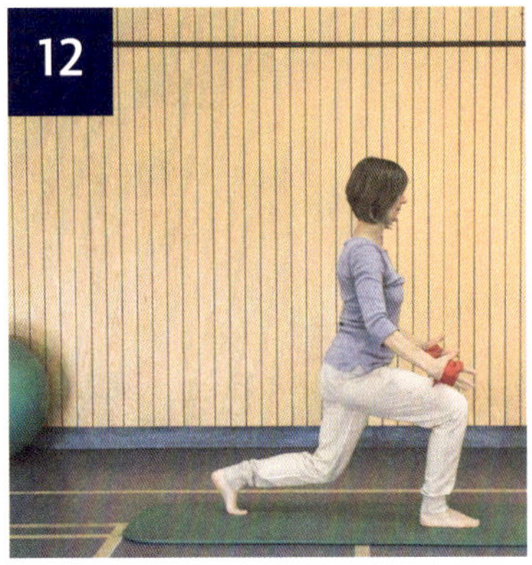

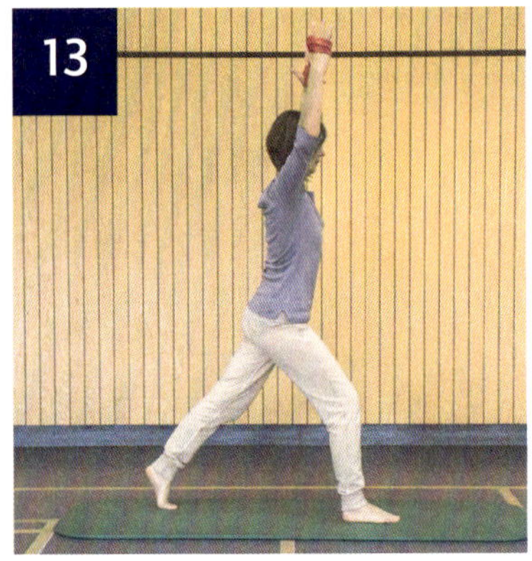

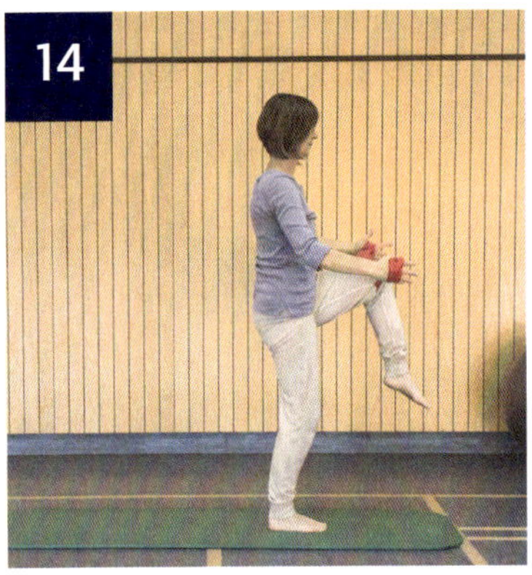

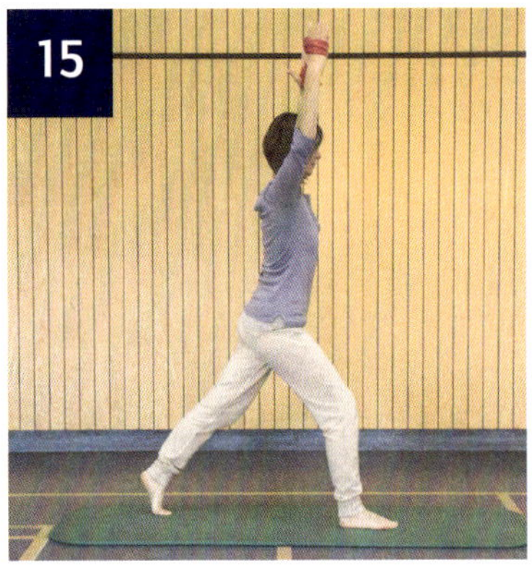

Ausfallschritt rechts in Kombination mit Knieheben links: Das Band mit beiden Händen gefaltet halten, auf leichten Zug bringen und nach oben strecken. Ausfallschritt rechts, beim Tiefgehen das Band zum vorderen Knie bringen, in die Streckung kommen, die Arme nach oben schieben. Das linke Knie heben, das Band zum Knie bringen und wieder in die Ausgangsstellung zurück. 5-10 Wiederholungen. *Leichter:* Statt das Knie zu heben, das Bein nur anstellen.

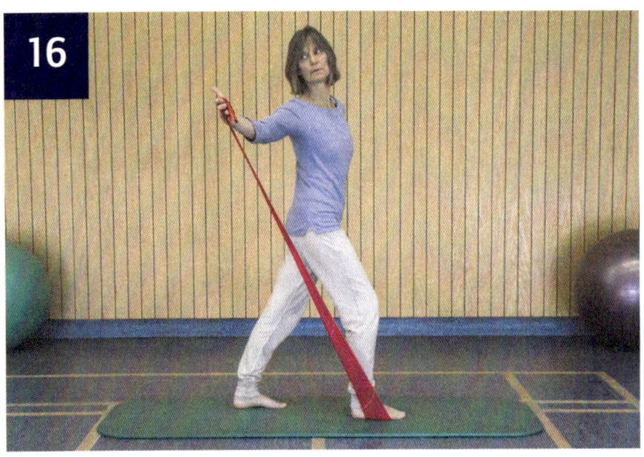

Rotation der Brustwirbelsäule aus dem Ausfallschritt

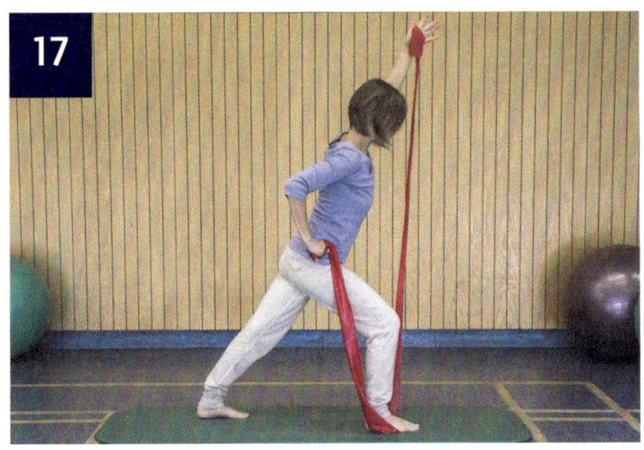

Dehnung der linken Wade, dynamisch, die Ferse in verschiedene Richtungen aufsetzen.

18 **Ausfallschritt links in Kombination mit Knieheben rechts**

19 Rotation der Brustwirbelsäule aus dem Ausfallschritt zur anderen Seite

20 Dehnung der rechten Wade, dynamisch, die Ferse in verschiedene Richtungen aufsetzen.

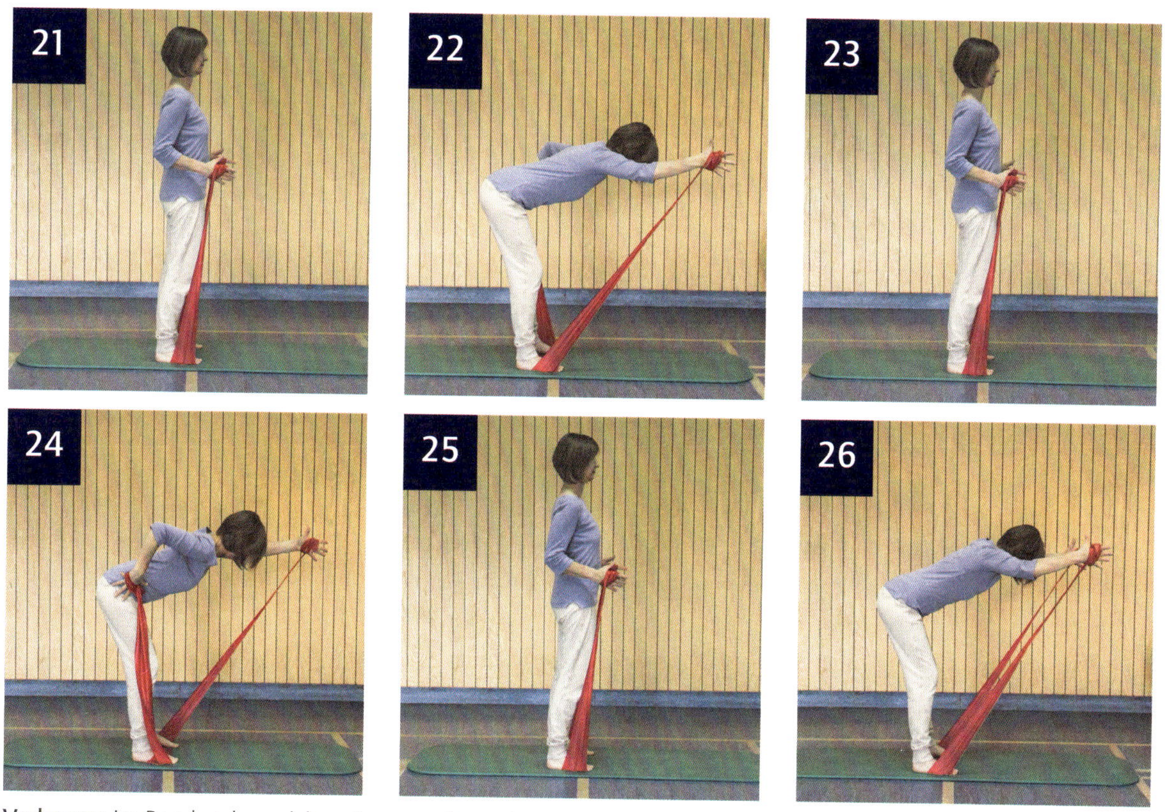

Vorbeuge: Im Band stehen, sich vorbeugen, den rechten Arm nach vorne strecken, sich aufrichten, sich vorbeugen, den linken Arm nach vorne strecken, sich aufrichten, beide Arme nach vorne strecken usw.

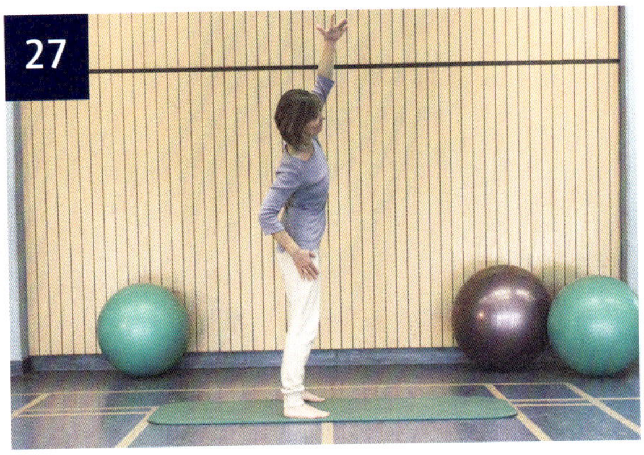

Sich strecken, Seitbeuge

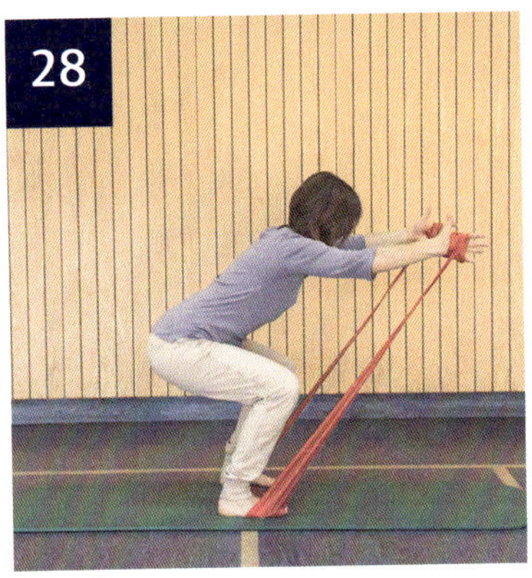

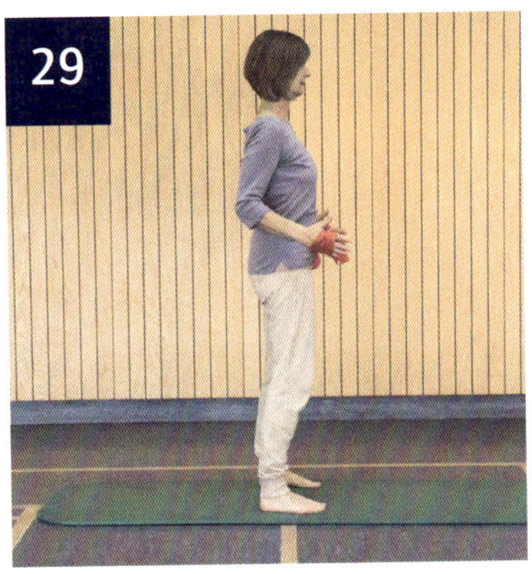

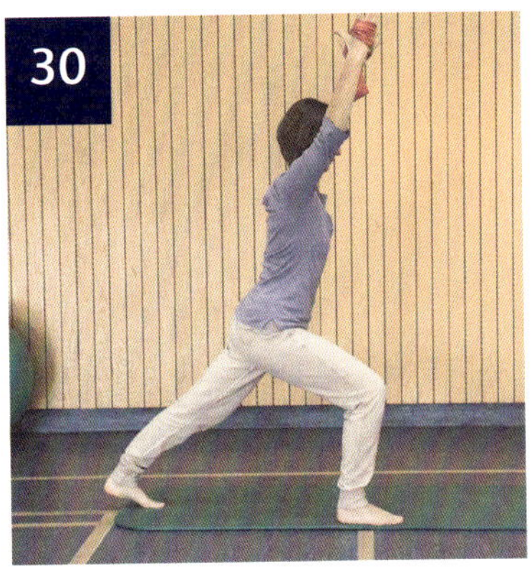

Kniebeuge und Lunge links im Wechsel: Das Band mit beiden Händen gefaltet halten, auf leichten Zug bringen. Kniebeuge, das Band mit beiden Händen nach vorne führen. In den Stand kommen, dann einen Schritt mit dem linken Bein nach hinten in den Lunge, beim Tiefgehen das Band mit beiden Händen nach oben schieben. Wieder zurück über den Stand in die Kniebeuge, usw., fünf Wiederholungen

Kniebeuge und Lunge rechts im Wechsel

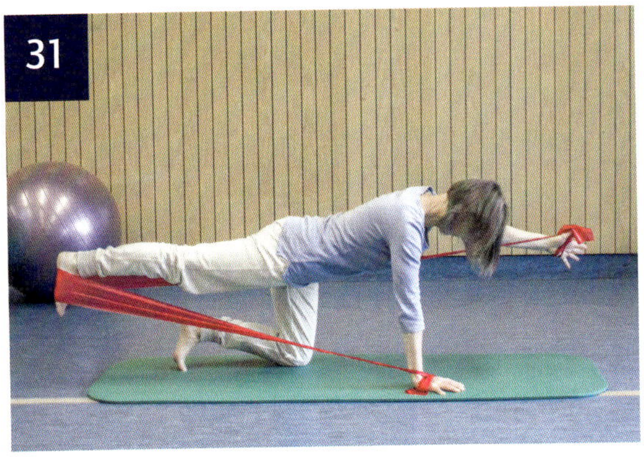

Wirbel für Wirbel herunterrollen in den Vierfüßlerstand, den Rücken durchbewegen.

Vierfüßlerstand: Die Bandenden mit beiden Händen halten, den rechten Fuß in die Bandmitte legen, das Bein nach hinten oben strecken. Den linken Arm nach vorne strecken. Diese Position einige Sekunden halten, mehrere Wiederholungen. Seitenwechsel.

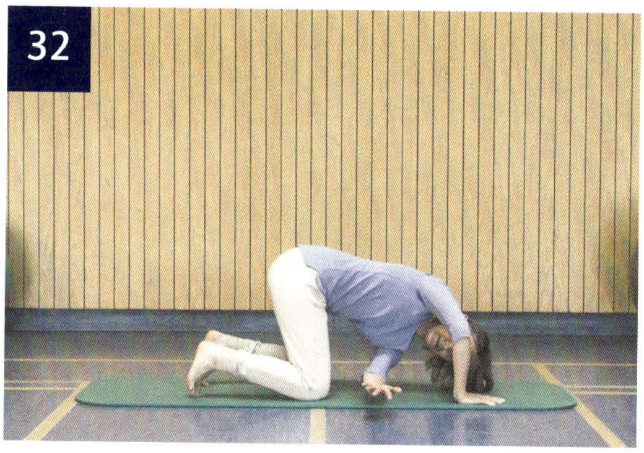
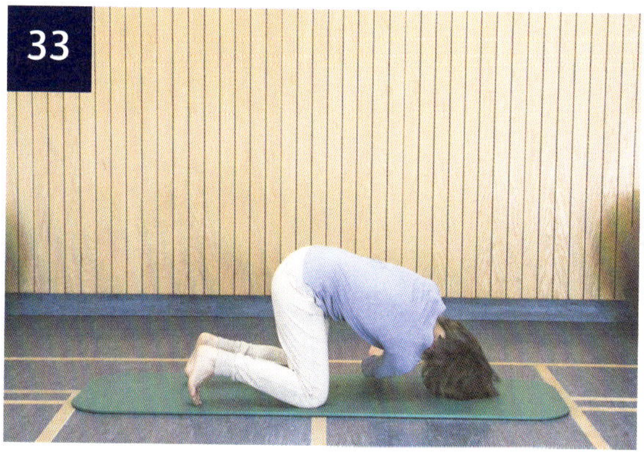

Rotation der Brustwirbelsäule aus dem Vierfüßlerstand: Die Hände greifen unter dem Rumpf in die Diagonale in alle Richtungen.

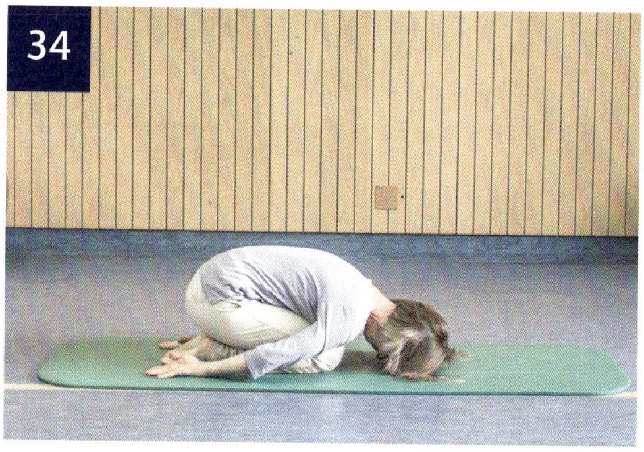

Päckchen

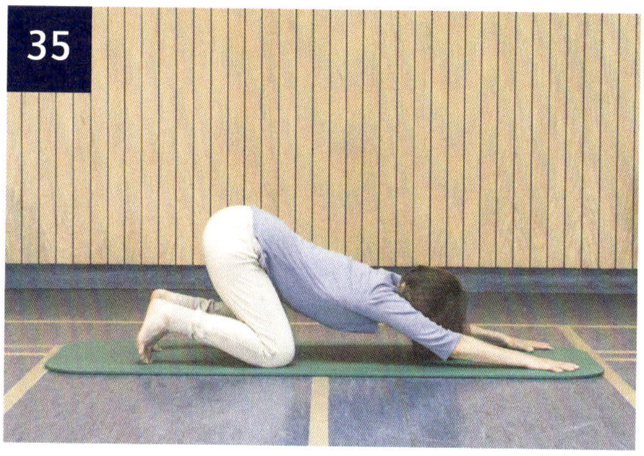

Rutschhalte

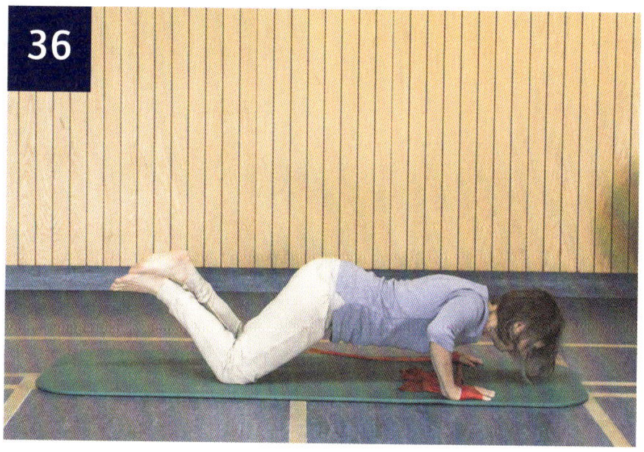
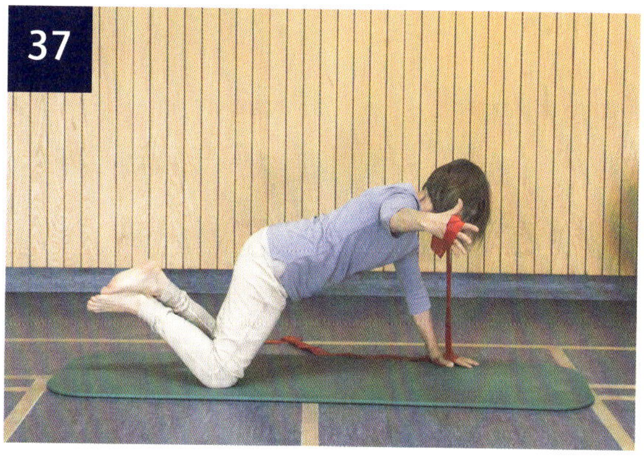

Liegestütze: Beim Hochkommen das Band mit einer Hand in jeweils verschiedene Richtungen ziehen.

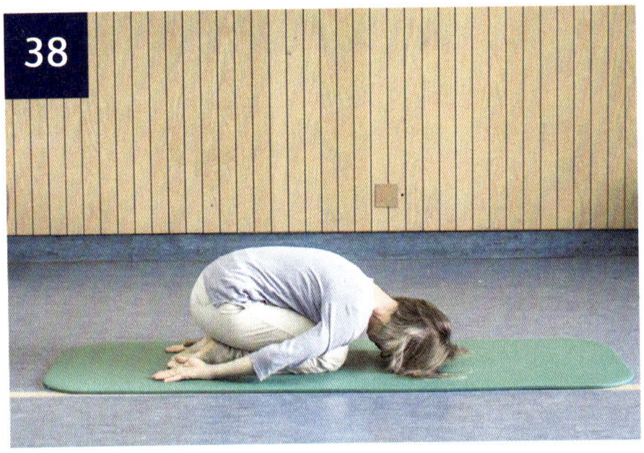

Päckchen

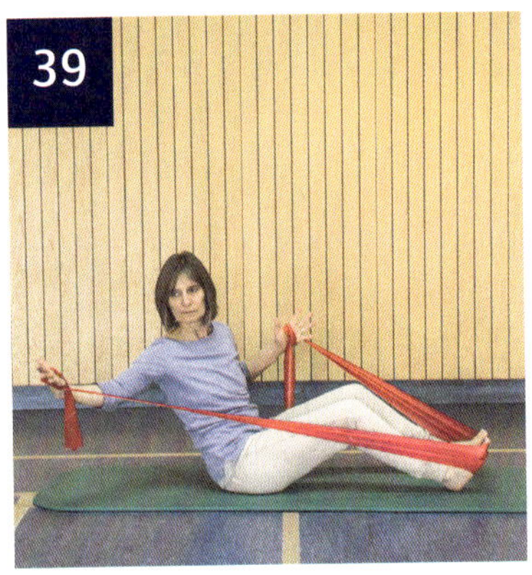

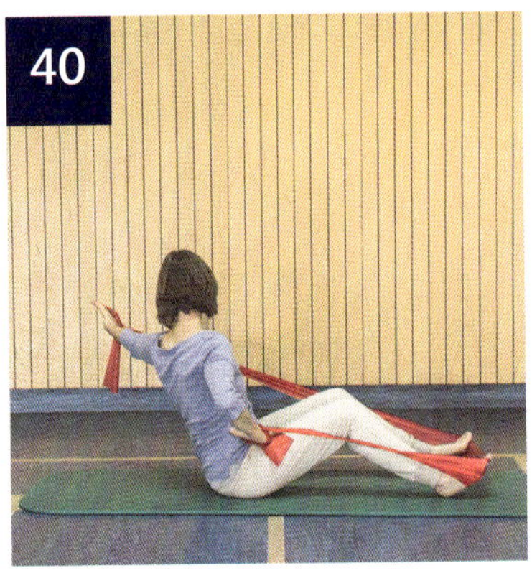

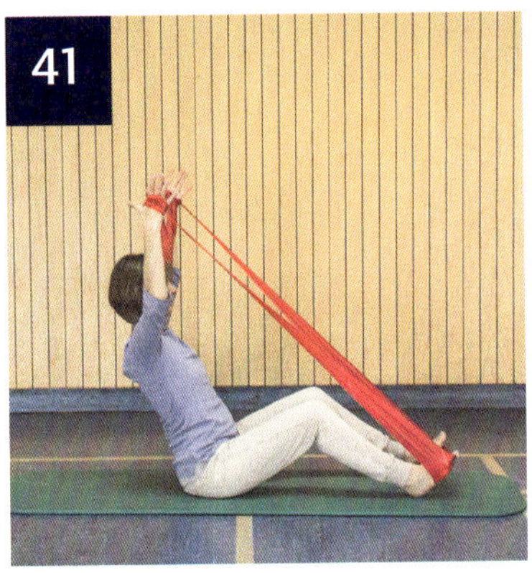

Bauchmuskeln im Sitzen: Die Füße stehen im Band, die Bandenden sind um beide Hände gewickelt. Leicht mit dem Becken zurückrollen, der Rücken ist lang. Jeweils einen Arm zur Seite strecken und nachschauen (Rotation der Brustwirbelsäule), dann beide Arme nach oben strecken. Mehrere Wiederholungen

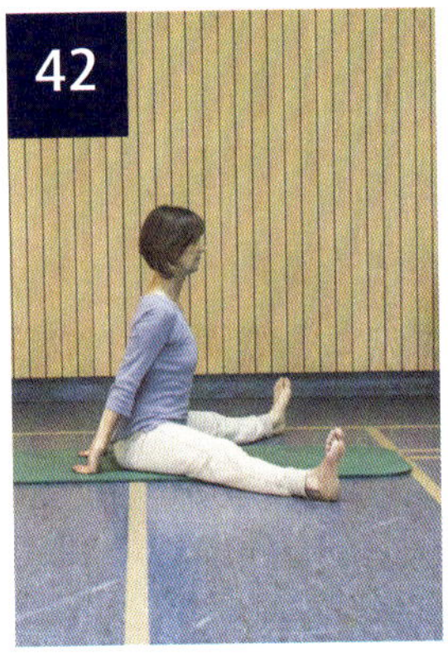

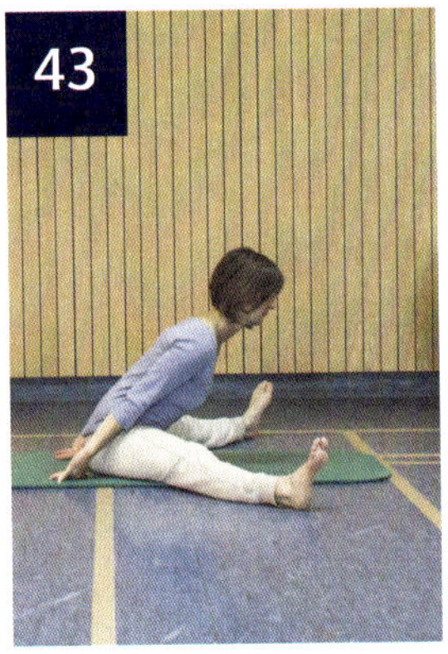

Grätschsitz

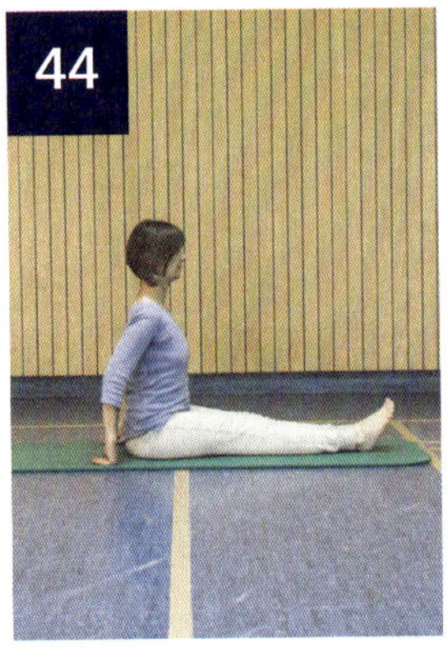

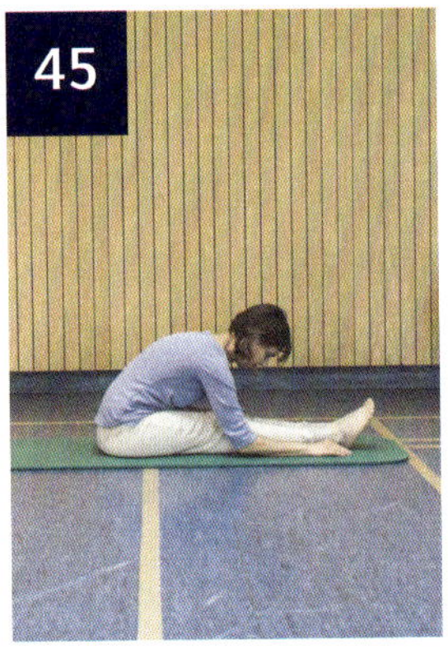

Langsitz

46

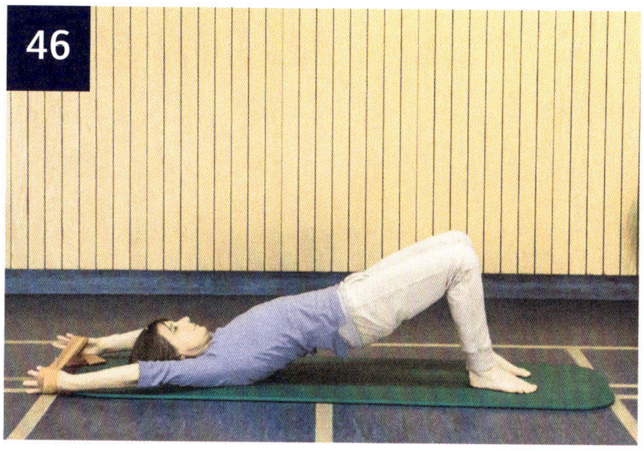

47

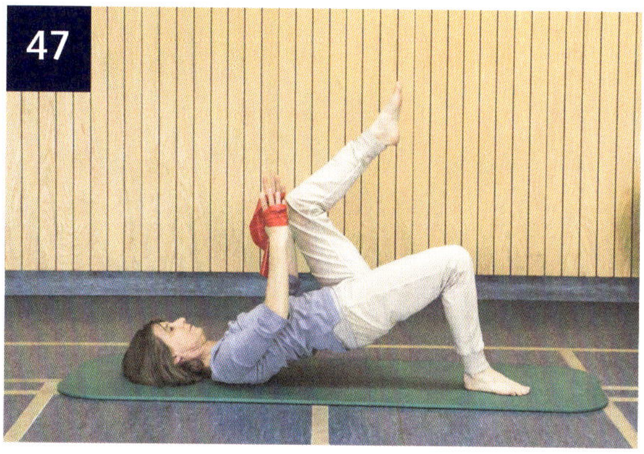

Rückenlage, Beckenlift: Den Hinterkopf in die Länge schieben, das Band gefaltet in beiden Händen halten und hinter dem Kopf ablegen, die Schulterblätter liegen flächig auf. Das Becken heben, das rechte und linke Knie im Wechsel heranziehen, dabei das Band zum Knie bewegen und wieder hinter dem Kopf ablegen, während das Becken angehoben bleibt.
Leichter: Das Becken jedes Mal senken, wenn ein Knie herangezogen wird.

48

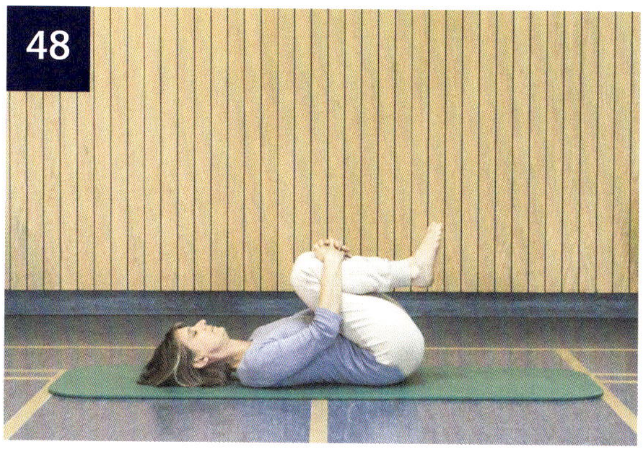

Beide Beine heranziehen, die Hände sind auf den Knien, kreisen.

49

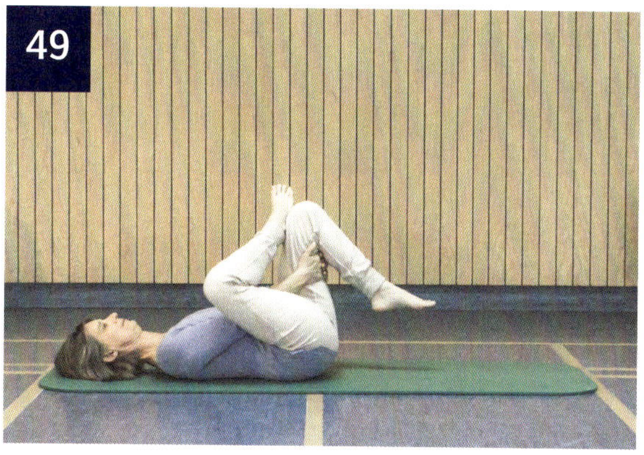

Dehnung der Gesäß- und Hüftmuskulatur, Förderung der Außenrotation im Hüftgelenk

50

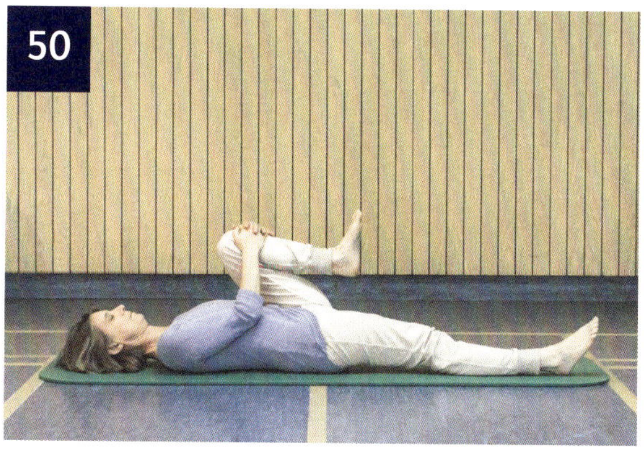

Dehnung der hinteren Oberschenkel-, Gesäß- und Hüftmuskulatur

51

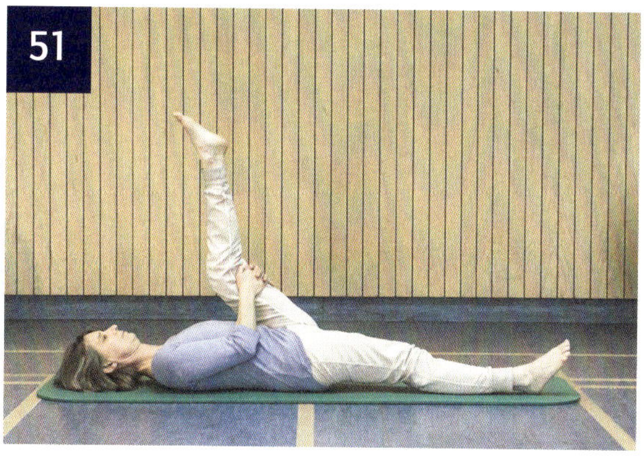

Dehnung der hinteren Oberschenkel-, Gesäß- und Hüftmuskulatur

Alles ausschütteln.

In Rückenlage bleiben.

Methodische Hinweise

Da die Übungsstunde mittlerweile deutlich an Komplexität gewonnen hat, müssen die Übungen unter Umständen je nach Belastungsfähigkeit der Teilnehmer angepasst werden. So kann auf das elastische Übungsband verzichtet werden oder es werden die Basisübungen einzeln und nicht in Kombination angeboten.

Entspannung

Die Teilnehmer bleiben in Rückenlage und kommen mithilfe der sanften und entspannten Atmung zur Ruhe. Sie werden aufgefordert, sich einen Punkt des Rückens auszusuchen, auf den sie sich konzentrieren und den sie ganz sanft bewegen. Sie schmiegen diese Stelle wohlig in die Unterlage. Ausgehend von dieser Körperstelle, setzt sich ein sanfter Bewegungsimpuls fort, ähnlich einer Welle, die sich ausbreitet. Langsam und genüsslich schmiegt sich der Körper in die Matte. Auch Arme und Beine können sich wie Tentakel in alle Richtungen bewegen.

Methodische Hinweise

Wieder ist weniger mehr. Die Teilnehmer sollten ihren inneren Impulsen nachgeben und sich nach eigenem Belieben bewegen.

Ausklang und Aktiv-Aufgaben

Die Teilnehmer bewegen und schütteln sich so, wie sie Lust und Laune haben und kommen dann in den Stand.

Es erfolgt eine kurze Reflexion der Stunde. Die Aktiv-Aufgaben werden nochmals besprochen. Die Teilnehmerunterlagen werden verteilt, das Thema der nächsten Stunde wird bekannt gegeben.

Es erfolgt die gemeinsame Verabschiedung.

Kurseinheit 12:

Ende gut, alles gut?

PHASE	INHALTE	DETAILZIELE	DAUER (MIN)
Begrüßung und Schwerpunktthema	• Besprechung der Aktiv-Aufgaben • Vorstellung Schwerpunktthema und Stundeninhalt	• Einstimmen auf den Stundenverlauf	5
Aufwärmen	• Werfen und Fangen beim Gehen oder Laufen • Den Ball rollen und gleichzeitig das Säckchen weiterreichen in der Kleingruppe • Bälle im „Reißverschluss" rollen in der Gruppe	• Physisches Aufwärmen • Gruppenbezug • Wiederholung Bücken	10
Ganzkörper-kräftigung (koordinative Reihe mit Basisübungen im Zentrum)	• Hinzunahme von Hanteln • Kombination von Übungen • Kniebeuge • Ausfallschritt • Vorbeuge • Vierfüßlerstand • Liegestütz • Bauchmuskeln im Sitz • Beckenlift • Mobilisierung und Dehnung	• Zusätzliche Impulse für die Rumpfmuskulatur • Koordinative Bewegungs-schulung • Verbesserung der Bewegungsqualität • Kräftigung der Bein-, Gesäß- und Rumpfmuskulatur • Kräftigung und Stabilisierung der Schulter-, Rumpf-, Hüft- und Gesäßmuskulatur • Rumpfstabilisation • Kräftigung der Rumpf-muskulatur • Kräftigung der Körper-rückseite • Beweglichkeit	30
Entspannung	• Teilnehmer finden entspannende Bewegungen • Atementspannung	• Entspannungsfähigkeit	5
Ausklang	• Reflexion des Kurses		10

Stundenüberblick

Die letzte Stunde schließt mit einer Wiederholung und Reflexion aller relevanten Themen ab. In jeder Stundenphase wird jeweils eine Komponente der vorigen Stunden angesprochen, sodass für die Teilnehmer noch einmal erfahrbar wird, welchen Verlauf die „Reise durch und mit dem Körper" genommen hat.

In der letzten Stunde werden keine Teilnehmerunterlagen verteilt.

Kursphasen

Begrüßung und Schwerpunktthema

Die Kursleitung bespricht mit den Teilnehmern die Aktiv-Aufgaben der letzten Stunde. Hat der Kurs etwas bewirkt? Konnten Unterschiede festgestellt werden? Wenn ja, welcher Art? Gibt es Situationen, die deutlich machen, dass der Kurs Spuren hinterlassen hat? Hat sich etwas am Bewegungsverhalten geändert?

Aufwärmen

Material: weiche Bälle, Tennisringe oder alternativ Sandsäckchen

Übung 1: Die Teilnehmer gehen oder laufen durch den Raum. Dabei werden Bälle und Tennisringe wahllos von einer Person zur anderen geworfen. Wichtig ist, dass vor dem Werfen Kontakt zum Fänger aufgenommen wird, z. B. durch ein Zeichen oder Nennen des Namens. Je schneller die Bälle und Ringe weitergeworfen werden, desto mehr kommt Dynamik auf. Je nach Leistungsfähigkeit der Gruppe sollten mehr oder weniger Bälle und Ringe eingesetzt werden.

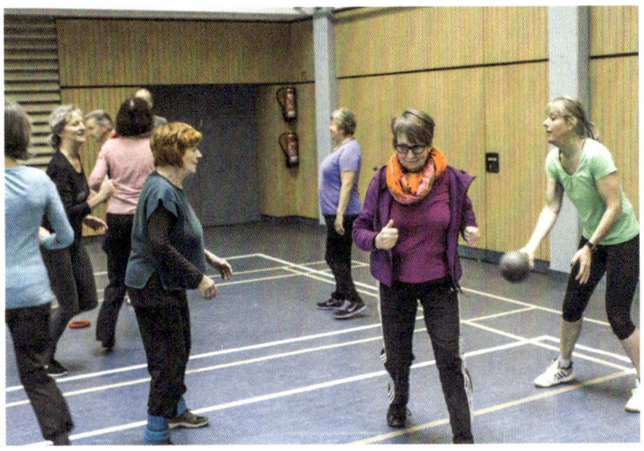

Übung 2: Es werden mehrere Gruppen gebildet, optimal sind Vierergruppen. Die Personenzahl innerhalb einer Gruppe muss gerade sein. Jeder zweite Teilnehmer einer Gruppe hat einen Ball. Es steht immer ein Teilnehmer ohne Ball einem Teilnehmer mit Ball gegenüber. Die Teilnehmer, die sich innerhalb einer Gruppe gegenüberstehen, rollen sich einen Ball im Wechsel zu. Gleichzeitig wird von Teilnehmer zu Teilnehmer ein Tennisring im Uhrzeigersinn herumgereicht.

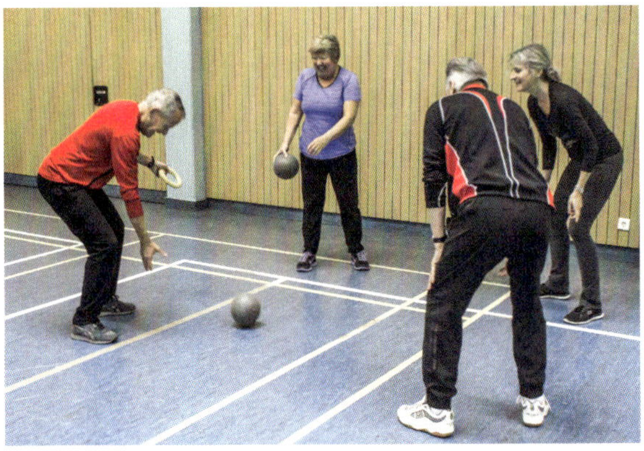

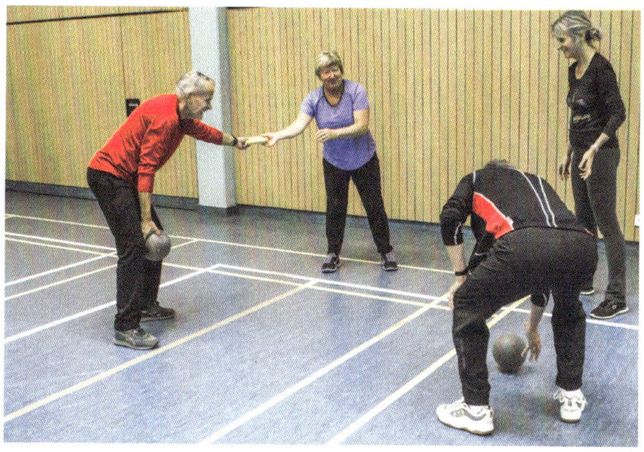

Übung 3: Alle Teilnehmer befinden sich in der Kreisaufstellung. Es werden nur noch die Bälle benötigt. Die Hälfte der Teilnehmer hat einen Ball, sie stehen nebeneinander. Wieder rollen sich die gegenüberstehenden Teilnehmer einen Ball zu. Dies geschieht nun im „Reißverschluss": Ein im Kreis stehender Teilnehmer A beginnt und rollt der ihm gegenüberstehenden Person X den Ball zu. Nun rollt der rechts von A stehende Teilnehmer B den Ball an den ebenfalls rechts von X stehenden Teilnehmer Y, usw. Je schneller die Bälle gerollt werden, desto mehr Dynamik entsteht.

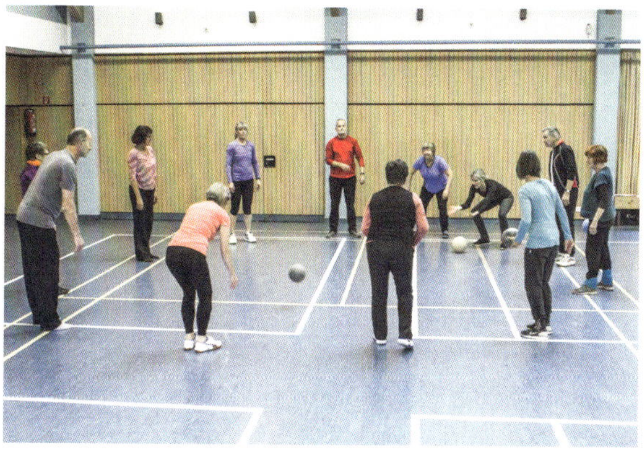

Hinweise für die Kursleitung

- Bei der zweiten Aufwärmübung kommt es durch den Wechsel „Ball rollen" und „Tennisring nehmen und weitergeben" zu einem ständigen Bücken und wieder Aufrichten. Beim Bücken sollte alles beachtet werden, was bisher angesprochen wurde:
  - Nahe an den zu hebenden Gegenstand (Ball) gehen.
  - Den *kurzen Fuß* aufbauen.
  - „Hintern nach hinten!", Fersen und Schienbeine senkrecht zum Boden.
  - Den Oberkörper mit langem Rücken nach vorne neigen. Die Beugung findet im Hüftgelenk statt.
  - Das Körpergewicht befindet sich über den Füßen.
- Die dritte Übung lebt von der Dynamik: Wenn A den Ball gerollt hat, sollte B sofort mit dem Rollen einsetzen.

Alltagstraining und Wissensvermittlung

Beide Stundenphasen entfallen in der letzten Stunde. Die Übungsleitung lässt die Schwerpunkte des gesamten Kurses während der Kräftigungsphase punktuell kommentierend einfließen.

Ganzkörperkräftigung (koordinative Reihe)

Material: leichte Hanteln (ca. 250-750 g)

Die Kräftigungsphase der letzten Stunde ist die anspruchvollste des Kursprogramms: Sie ist wegen der Schrittfolgen komplex und durch die Hinzunahme der Hanteln wirken zusätzliche Kräfte auf den Rumpf.

Übungsablauf

1

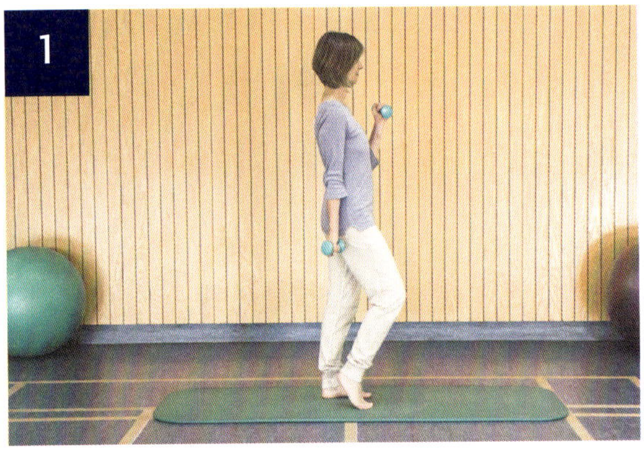

Wechselweises Fersenheben und Federn, dabei wechselweise Biceps Curls mit den Hanteln. Wenn die rechte Ferse gehoben wird, sollte der linke Arm angewinkelt werden. Wer will, schließt dabei die Augen.

2

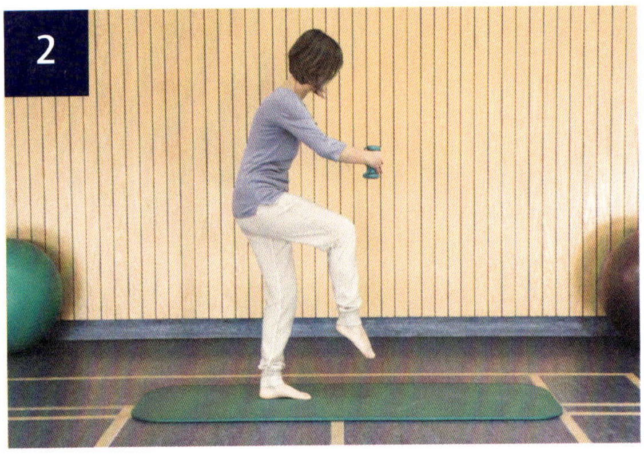

3

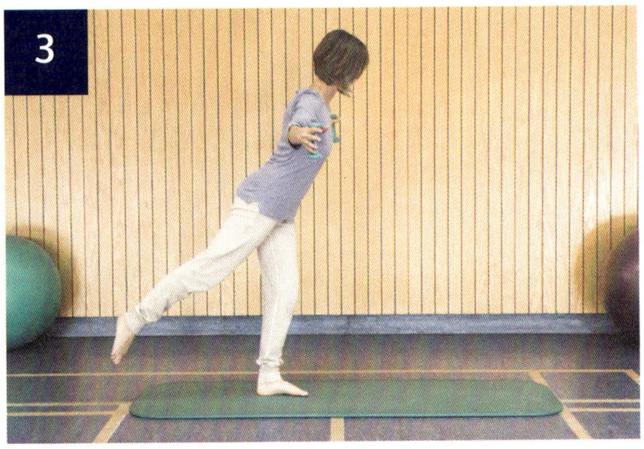

Die Knie heben, der Rumpf bleibt ruhig. Stand, beide Arme mit den Hanteln weit zur Seite strecken, die Schulterblätter bleiben tief. Das rechte Knie heben, die Arme über den Knien zusammenführen, den Rücken runden. Das rechte Bein nach hinten, die Arme zur Seite strecken, Extension der Brustwirbelsäule. Mehrere Wiederholungen, dann Seitenwechsel

4

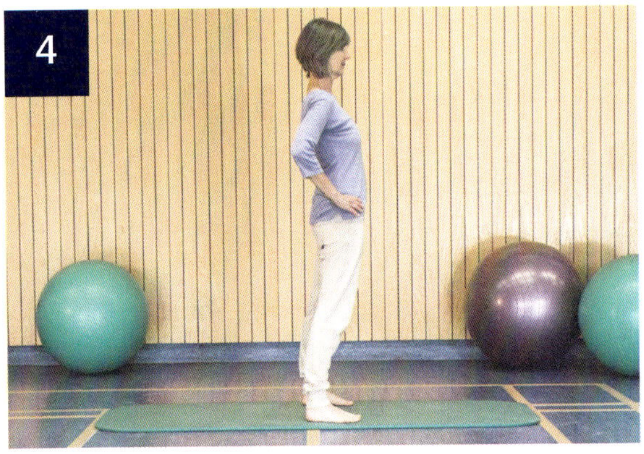

Das Becken kreisen.

5

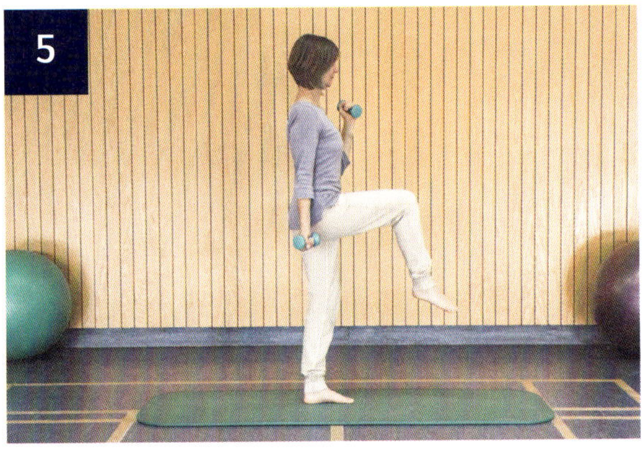

Einbeinstand links, dabei Biceps Curls mit beiden Armen. Teilnehmer mit eingeschränktem Gleichgewicht können die Fußspitzen aufstellen. Wechsel auf das andere Bein

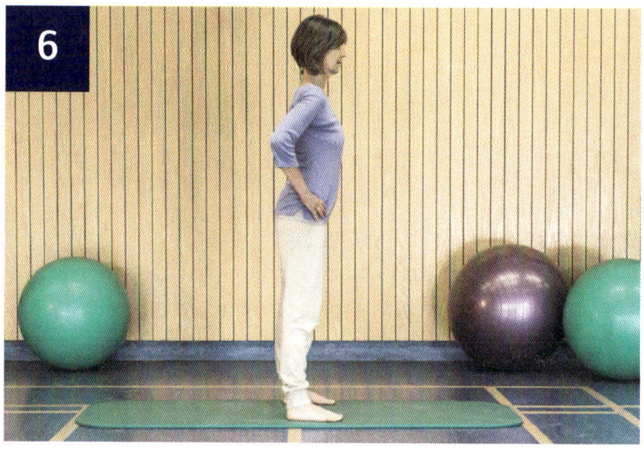

Beckenschaukel

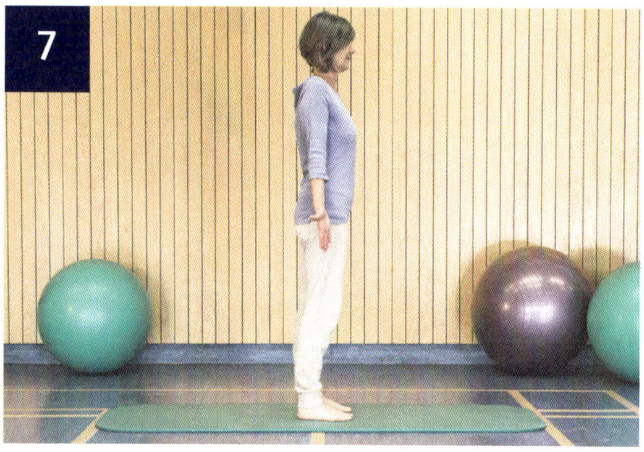

Die Schultern kreisen, heben und entspannt sinken lassen.

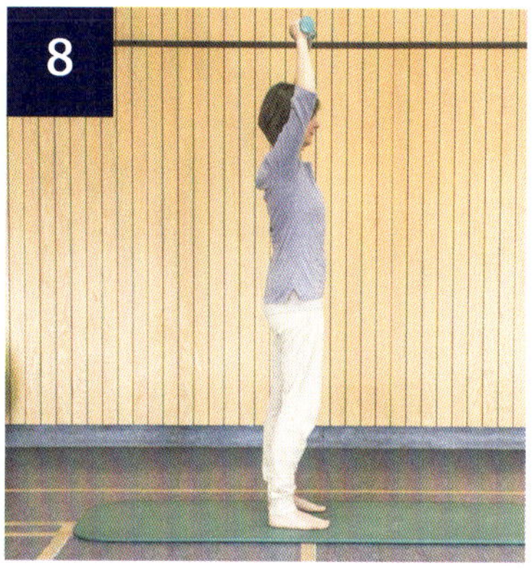

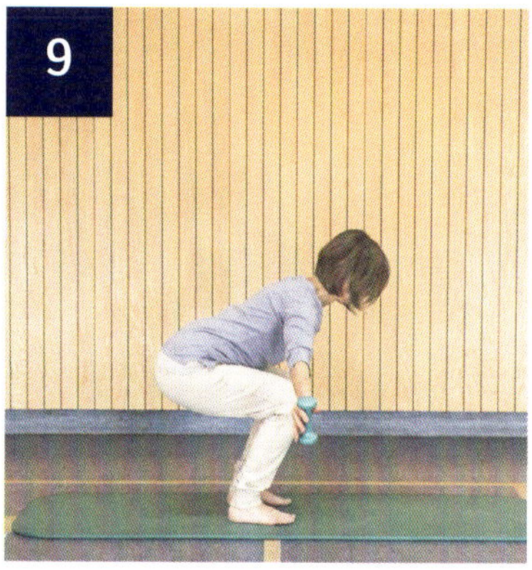

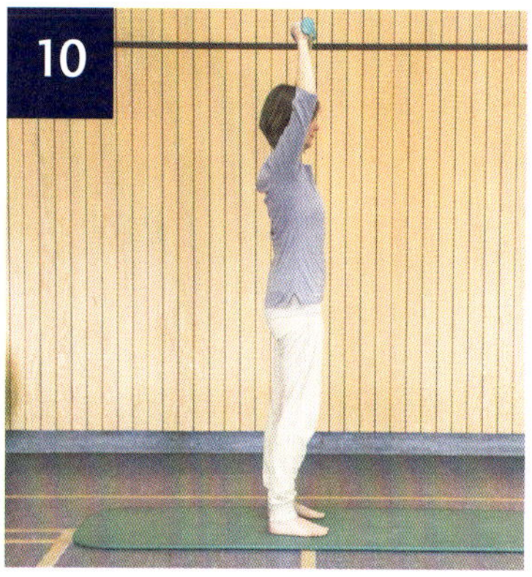

Kniebeuge: Stand, beide Hanteln nach oben führen. Beim Absenken die Arme mit den Hanteln in weitem Bogen nach außen führen und wieder zurück in die Ausgangsposition kommen.

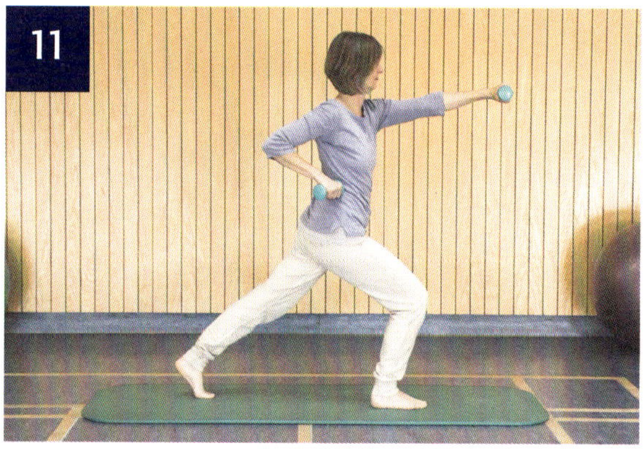

Wechselweise einen großen Schritt nach vorne machen, dabei mit dem Gegenarm und der Hantel nach vorne boxen. Mit dem Abdruck durch die Füße wieder in den Stand kommen.

12

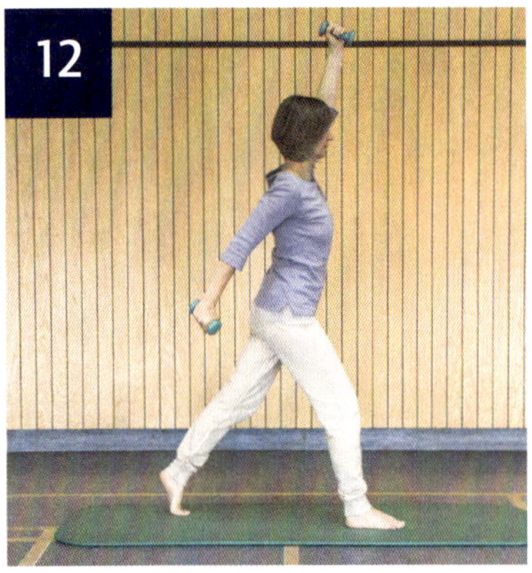

13

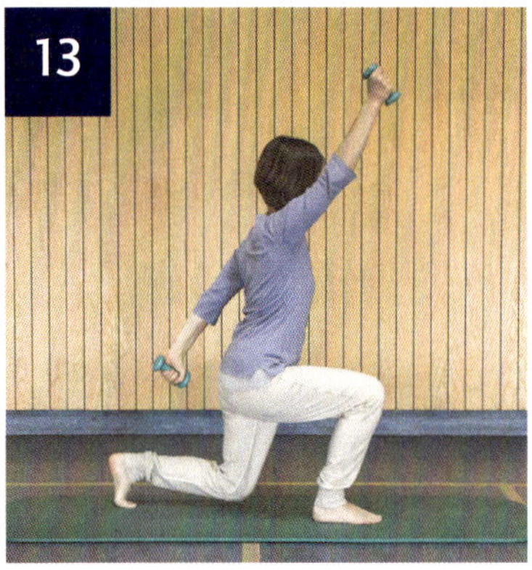

14

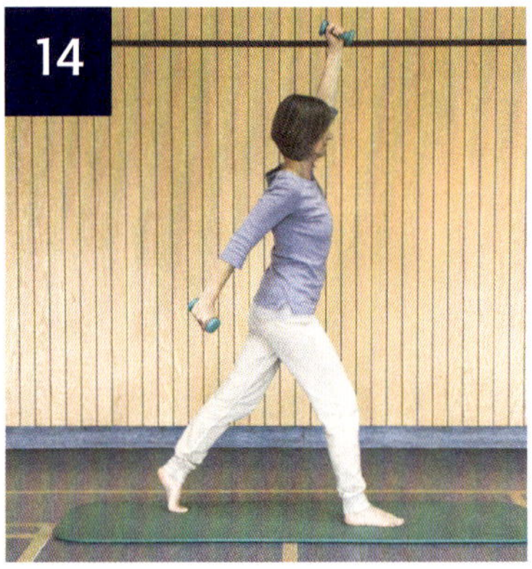

Ausfallschritt rechts: Die Hanteln in beiden Händen halten, die Daumen zeigen nach vorne. In der Streckung ist der linke Arm nach oben gestreckt, der rechte zeigt nach unten hinten. Beim Tiefgehen schwingen die Arme gegengleich, die linke Hantel zeigt nun nach unten, der rechte Arm nach oben. Beim Hochgehen schwingt der linke Arm mit der Hantel nach vorne oben, bis am Ende der Bewegung eine komplette Streckung von der gehobenen Ferse des hinteren Beins bis zum gestreckten Arm besteht. Mehrere Wiederholungen. Den Rücken und die Schultern durchlockern.

15

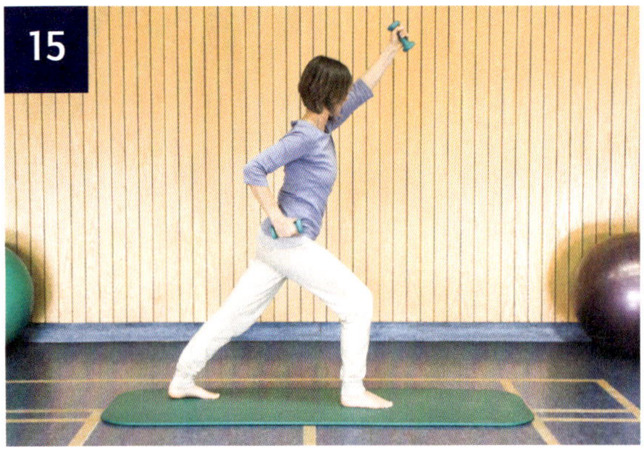

Dehnung der linken Wade, dynamisch, die Ferse in verschiedene Richtungen aufsetzen.

16 Ausfallschritt links

17 Dehnung der rechten Wade

18

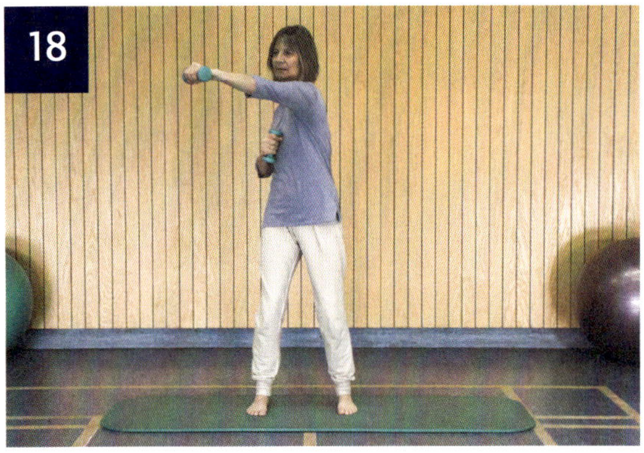

Stand, Rotation der Brustwirbelsäule: Mit den Hanteln auf Höhe des Brustbeins über die Diagonale boxen.

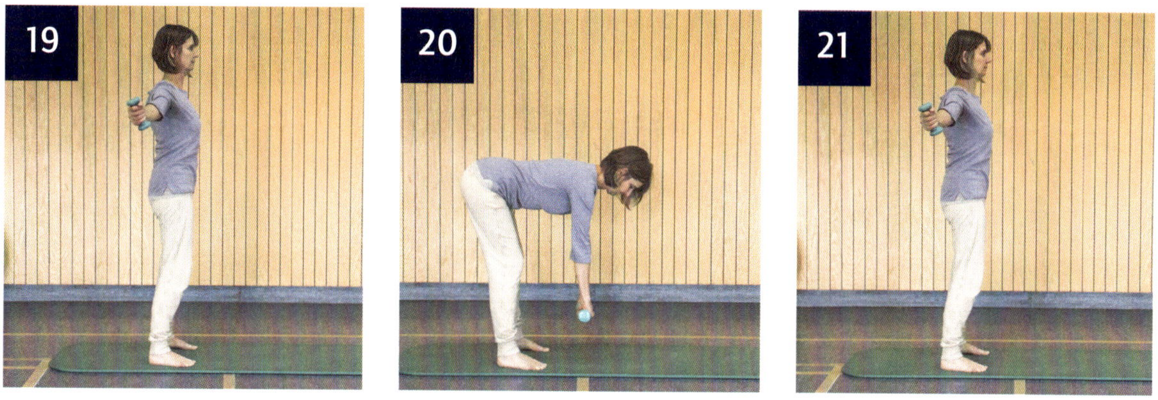

Vorbeuge: Die Hanteln in beiden Händen halten, auf Höhe des Brustbeins zur Seite gestreckt. Beim Vorbeugen sind die Hanteln vor den Fußspitzen, die Daumen zeigen nach innen. Beim Aufrichten werden die Arme nach außen rotiert, im Stand zeigen die Daumen nach außen.

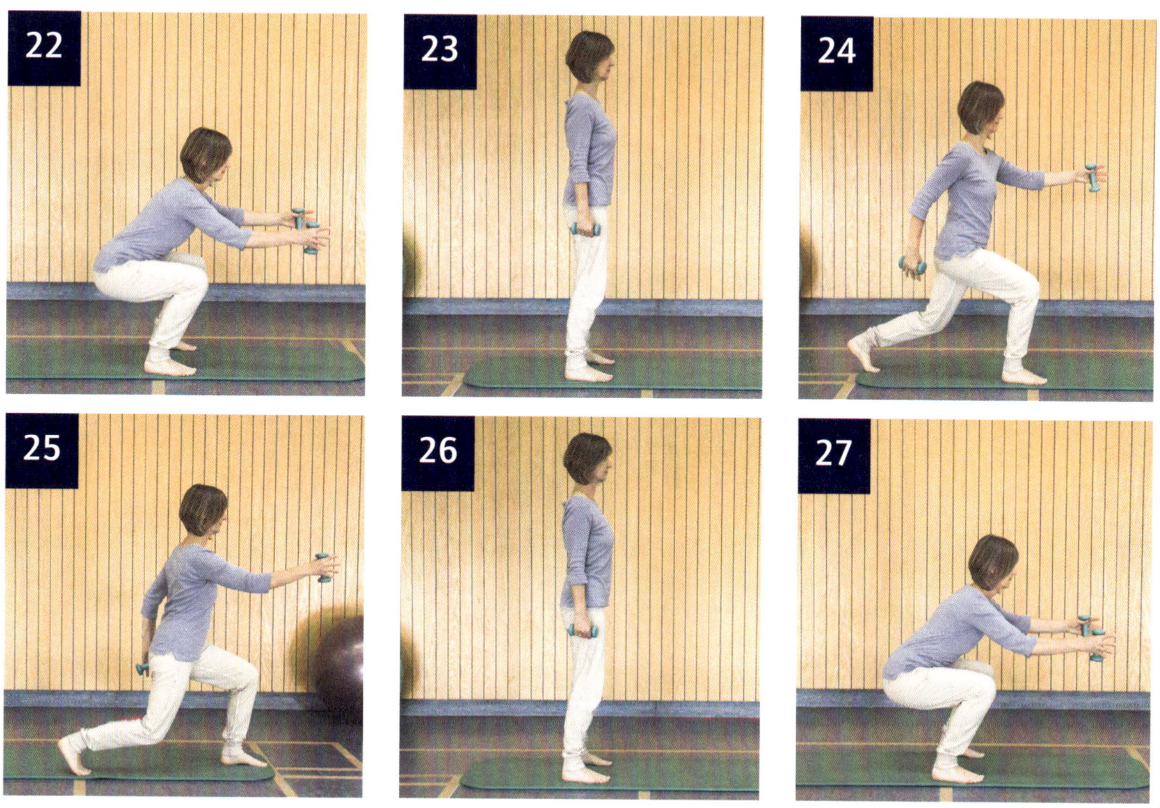

Kniebeuge, Lunge und Ausfallschritt im Wechsel: Kniebeuge mit den Hanteln in beiden Händen, in den Stand kommen, dann einen Schritt mit dem linken Bein nach hinten in den Lunge, der linke Arm zeigt nach vorne (wie beim Boxen). Nun einen großen Schritt mit dem linken Bein nach vorne in den Ausfallschritt, es kommt zum Armwechsel, der rechte Arm zeigt jetzt nach vorne. Zurück über den Stand in die Kniebeuge kommen. Die Sequenz nun mit der anderen Seite absolvieren. Mehrere Wiederholungen mit Seitenwechsel

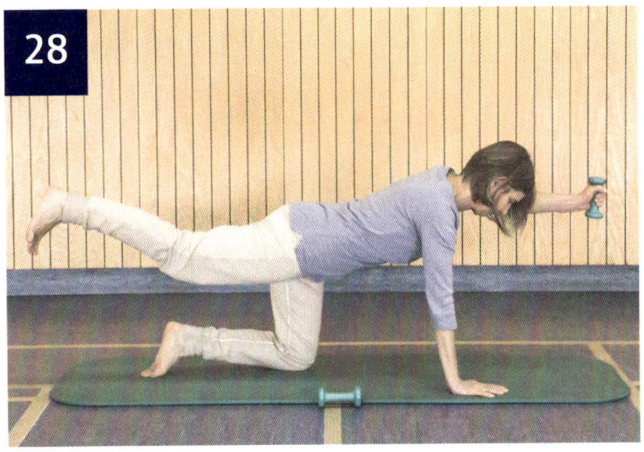

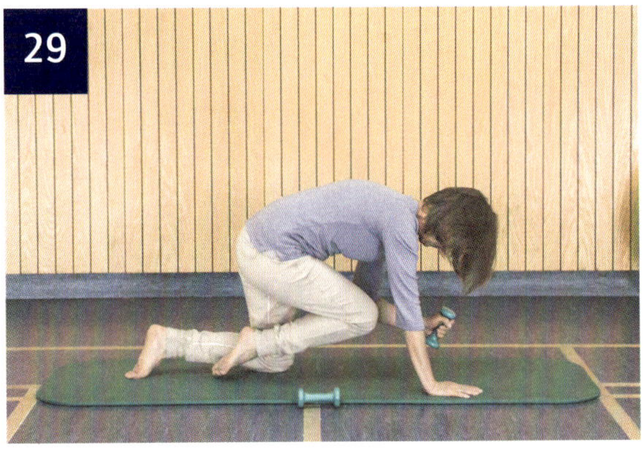

Wirbel für Wirbel herunterrollen in den Vierfüßlerstand, den Rücken durchbewegen.

Vierfüßlerstand: Das rechte Bein nach hinten oben strecken. Den linken Arm mit der Hantel nach vorne auf Kopfhöhe heben, Ellbogen und Knie unter dem Bauch zusammenführen.

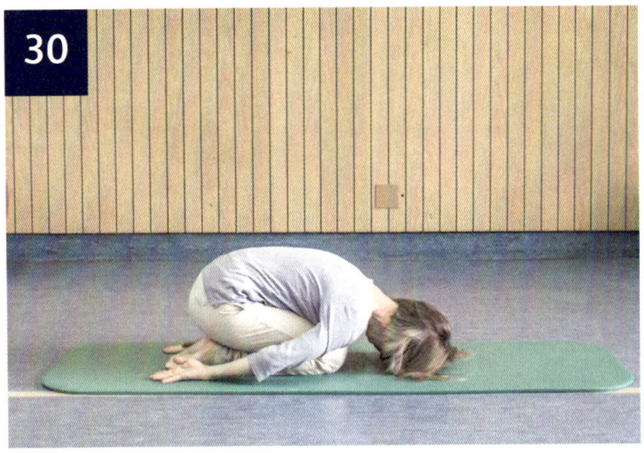

Päckchen

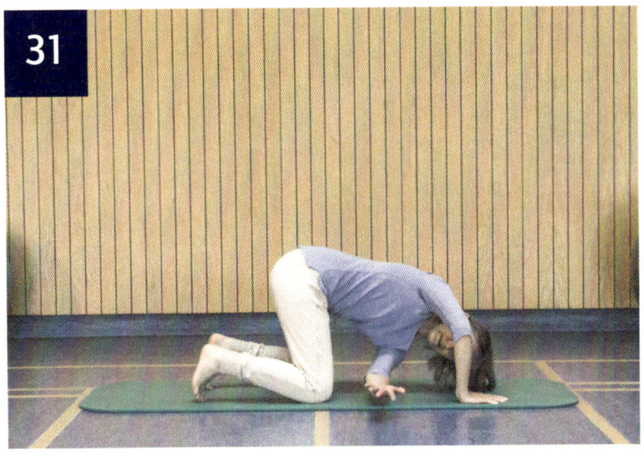

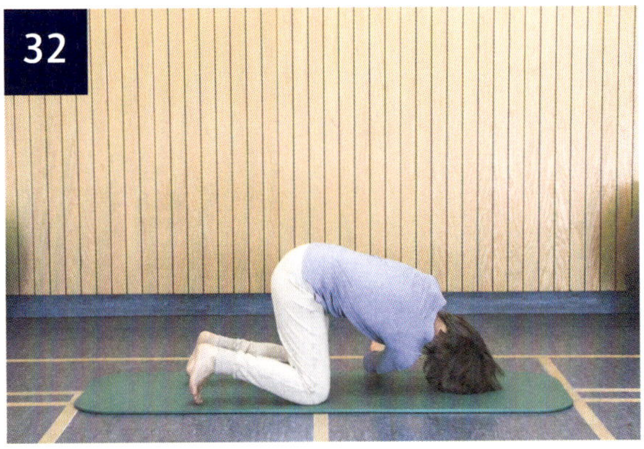

Rotation der Brustwirbelsäule aus dem Vierfüßlerstand: Die Hände greifen unter dem Rumpf in die Diagonale in alle Richtungen.

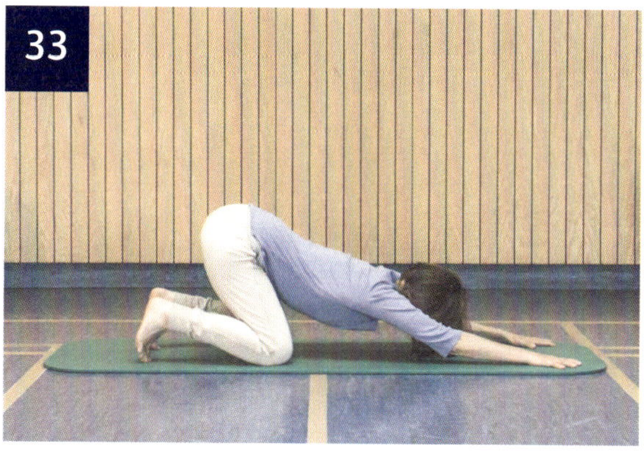

Rutschhalte

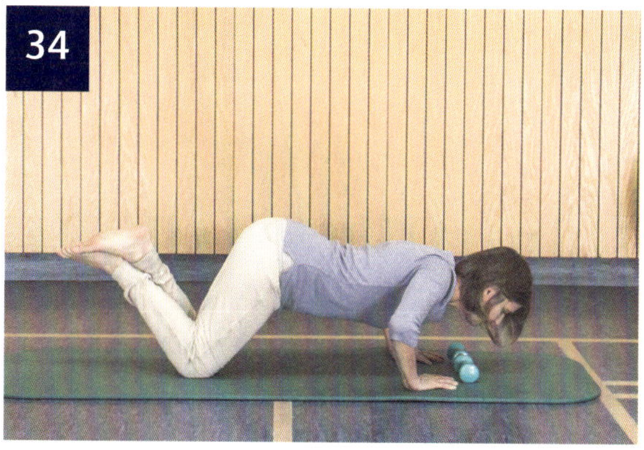

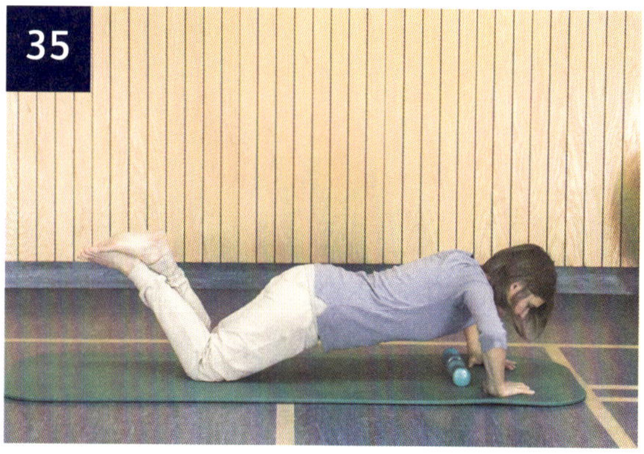

Die Hanteln quer auf den Boden legen, **Liegestütze:** Mit den Händen über die Hanteln und wieder zurück steigen.

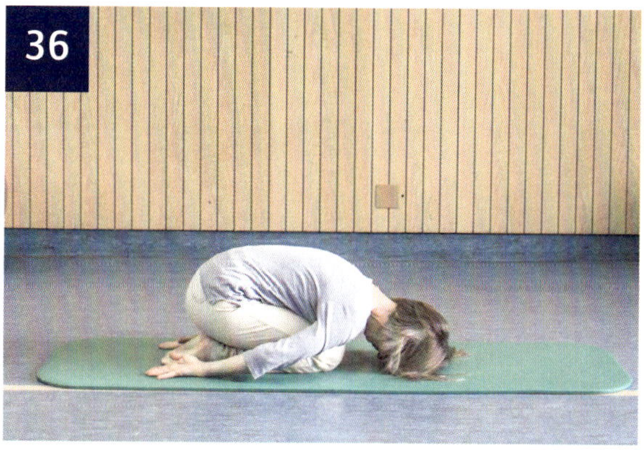

Päckchen

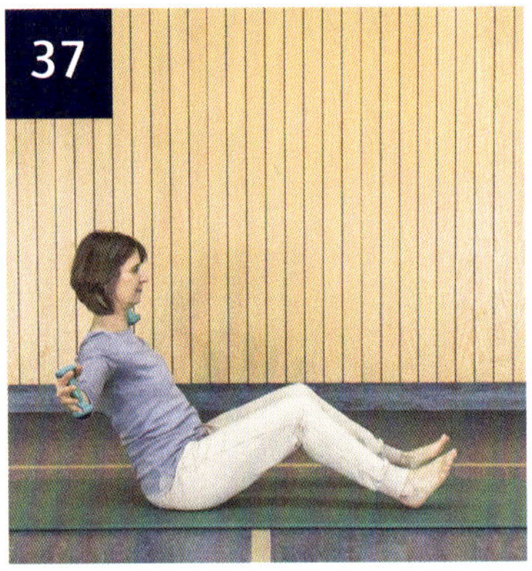

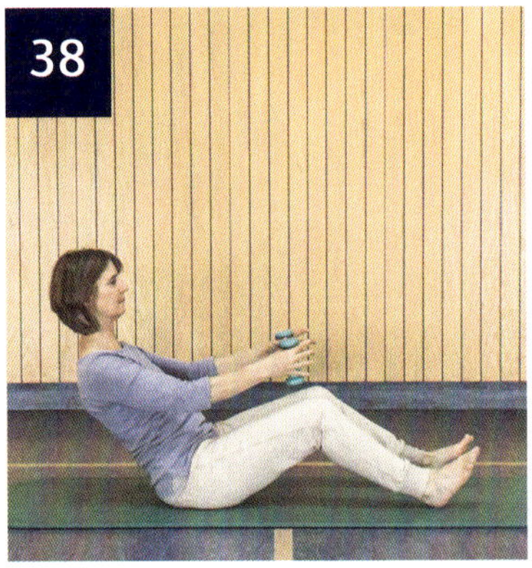

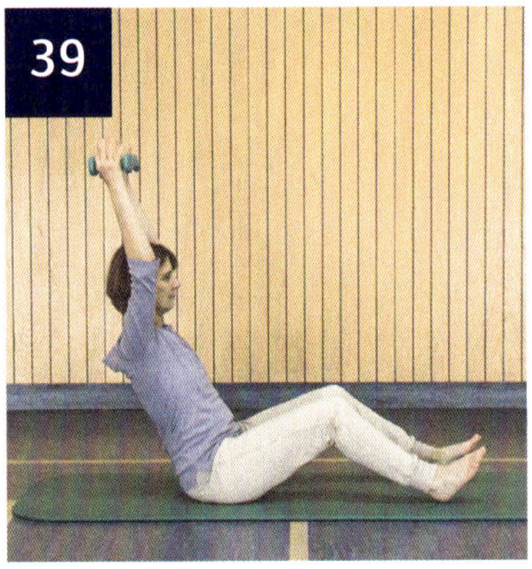

Bauchmuskeln im Sitzen: Leicht mit dem Becken zurückrollen, der Rücken ist lang. Beide Arme mit den Hanteln wechselweise einmal zur Seite bewegen, einmal gleichzeitig nach oben über den Kopf, die Ellbogen bleiben leicht gebeugt.

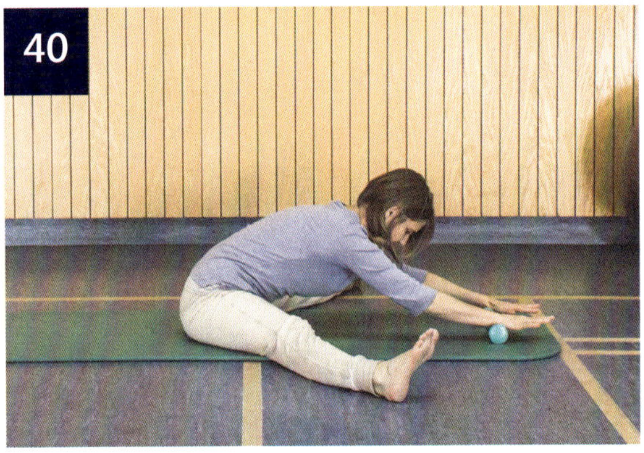

Grätschsitz: Die Hanteln liegen zwischen den Beinen, die Handballen auf den Hanteln ablegen und beim Vorbeugen die Hanteln nach vorne rollen.

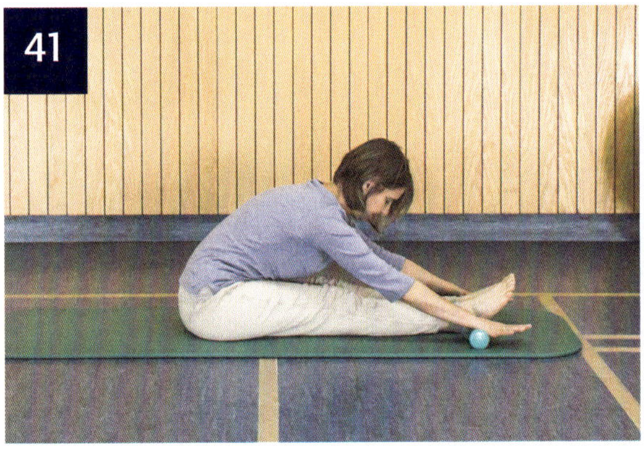

Langsitz: Die Hanteln neben die Beine legen und beim Vorbeugen nach vorne rollen.

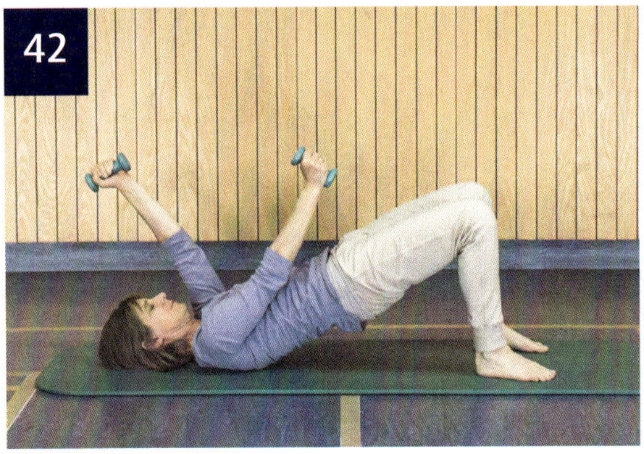

Rückenlage, **Beckenlift:** Den Hinterkopf in die Länge schieben, die Arme mit den Hanteln nach außen ablegen, die Schulterblätter liegen flächig auf. Das Becken heben, beide Arme gehen in weitem Bogen nach oben in Richtung Decke und bleiben dort auf Höhe des Brustbeins. Dort die Hanteln rhythmisch vor- und zurückbewegen, während das Becken gehoben und gesenkt wird. Die Hanteln ablegen.

43

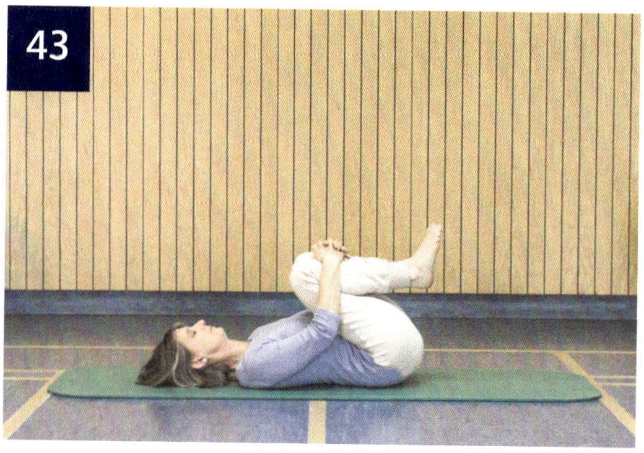

Beide Beine heranziehen, die Hände sind auf den Knien, kreisen.

44

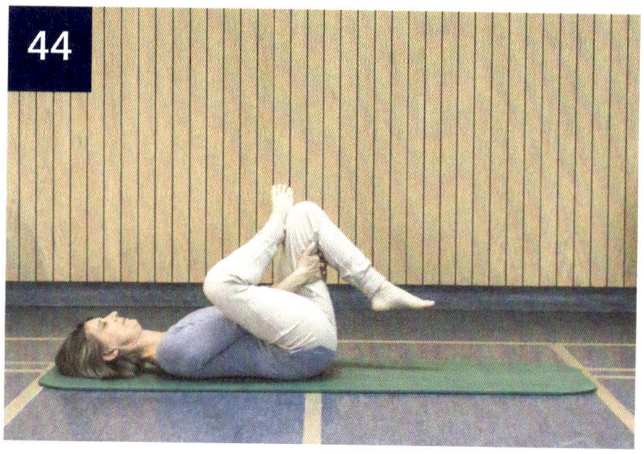

Dehnung der Gesäß- und Hüftmuskulatur, Förderung der Außenrotation im Hüftgelenk

45

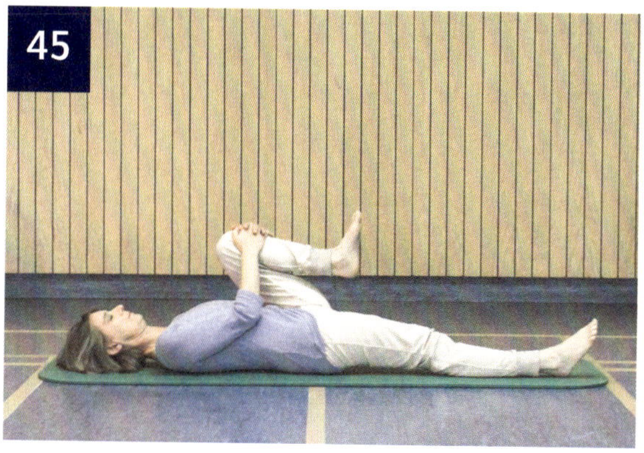

Dehnung der hinteren Oberschenkel-, Gesäß- und Hüftmuskulatur

46

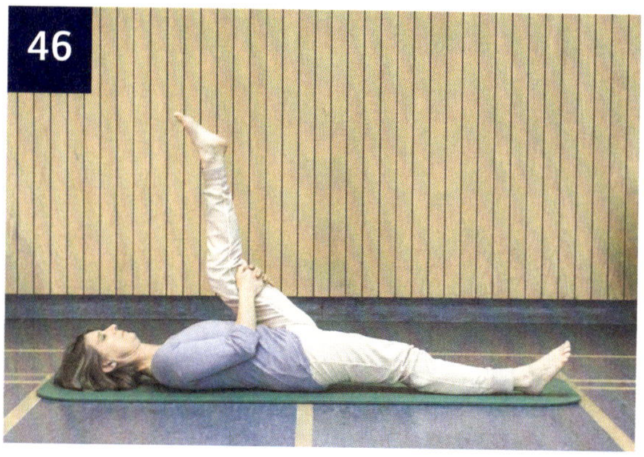

Dehnung der hinteren Oberschenkel-, Gesäß- und Hüftmuskulatur

Alles ausschütteln.

In Rückenlage bleiben.

Methodische Hinweise

Während der Kräftigungsphase sollten noch einmal alle relevanten Punkte angesprochen werden:

- Aufbau der Basisübungen über den *kurzen Fuß*.
- Wichtigkeit der Beinachsen bei Basisübungen.
- Langer Rücken, langer Nacken und tiefe, möglichst entspannte Schultern bei allen Übungen.
- Hinweis, dass die angesprochenen Punkte für alle Bewegungen und Tätigkeiten in Beruf und Alltag gelten, bei denen Kräfte auf den Körper wirken (insbesondere Heben, Schieben, Ziehen).
- Hinweis, dass Mobilisationsübungen hervorragend dafür geeignet sind, monotone Tätigkeiten zu unterbrechen oder Verspannungen zu lösen.
- Hinweis, dass der Atem immer fließen sollte, Mundatmung sollte vermieden werden.

Die Kräftigungsphase der letzten Stunde ist die anspruchvollste des Kursprogramms: Sie ist wegen der Schrittfolgen komplex und durch die Hinzunahme der Hanteln wirken zusätzliche Kräfte auf den Rumpf. Die Komplexität und Intensität der letzten Stunde sollte der Übungsleiter nicht unerwähnt lassen, denn der Unterschied zwischen der ersten Stunde (leicht) und der letzten (relativ anspruchsvoll) macht den Fortschritt der Teilnehmer deutlich. Auch hier ist es entscheidend, den Teilnehmern klarzumachen, dass das eigene Verhalten zum Erfolg geführt hat und dass es nun wichtig ist, das erreichte Niveau zu erhalten oder weiter auszubauen.

Entspannung

Nachdem die Teilnehmer eine für sie angenehme Position in der Rückenlage gefunden haben, werden sie aufgefordert, für sich entspannende und wohltuende Bewegungen in der Rückenlage zu finden. Nach einigen Minuten sollen sie sich ihrer Atmung zuwenden und versuchen, über die entspannte Atmung „sanft einatmen – sanft ausatmen und den Atem ausklingen lassen, bis der nächste Atemzug sanft einsetzt" zu Ruhe und Wohlbefinden zu kommen.

Methodische Hinweise

Hier ist wieder weniger mehr. Der Übungsleiter sollte sich mit Anweisungen zurückhalten, denn die Teilnehmer müssten mittlerweile in der Lage sein, sich selbst in einen Zustand der Ruhe und des Wohlbefindens zu versetzen. Gelingt dies, haben sie ein hervorragendes „Handwerkszeug", um dem hektischen Alltag etwas entgegenzusetzen. Vor allem der entspannte Atem lässt sich immer und überall praktizieren.

Ausklang und Aktiv-Aufgaben

Die Teilnehmer bewegen und schütteln sich so, wie sie Lust und Laune haben und kommen dann in den Stand.

Es erfolgt eine Reflexion des Kurses und ein Ausblick, wie es weitergehen könnte.

Während der Reflexion sollte die Kursleitung die Teilnehmer ermuntern, sich zu äußern, was ihnen besonders viel gebracht hat und von welchen Übungen im Alltagstraining sie am meisten profitiert haben. Dies dient nicht nur der Reflexion, sondern hat auch einen großen Einfluss auf die Motivation. Es wird nur von

Positivem berichtet, nämlich von Übungen, die gut getan haben, und dies macht zweierlei deutlich: Die Teilnehmer können etwas tun, das ihnen guttut und das haben sie hier in diesem Kurs gelernt! Der erste Aspekt ist überaus wichtig im Hinblick auf die Selbstwirksamkeit, der zweite Aspekt für die Nachhaltigkeit des Kurses. Hier kommt es auf die Moderationsfähigkeit des Übungsleiters an, dass beide Aspekte ihren Stellenwert erhalten.

Die Teilnehmer und die Kursleitung verabschieden sich voneinander.

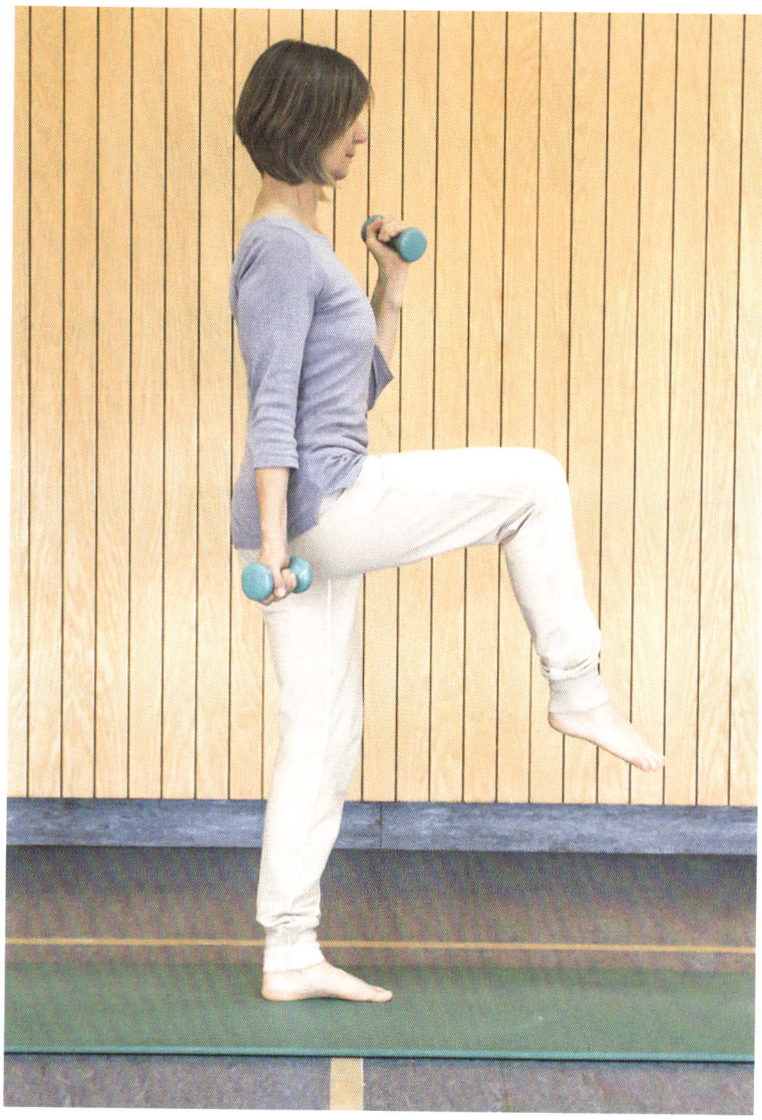

8 Anhang

8.1 Teilnehmerunterlagen

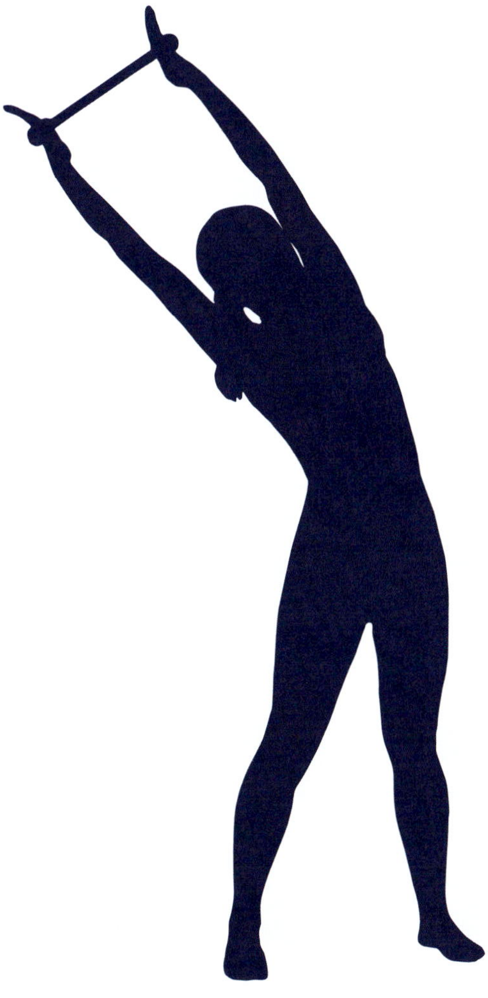

Teilnehmerunterlagen Kurseinheit 1

Der Spruch „Wer rastet, der rostet" ist wesentlich älter als wir selbst, dennoch hat er an Aktualität nichts eingebüßt. Denn er macht auf einfache Weise deutlich, was auf komplexeste Weise in unserem Körper geschieht: Der Organismus funktioniert nach einem sehr ökonomischen Prinzip. Alle Körperfunktionen, die nicht abgerufen werden, werden abgebaut. Das heißt im Umkehrschluss: Der Körper erhält nur die Funktionen, die regelmäßig eingesetzt und trainiert werden! Dies ist sehr energieeffizient, denn weshalb soll Energie für die Wartung bereitgestellt werden, wenn die Funktionen gar nicht gebraucht werden?

Der Mensch hat sich über Tausende von Jahren viel bewegt, Untersuchungen gehen davon aus, dass ein Gehpensum von mindestens 20 km am Tag üblich war. Erst in den letzten 50 Jahren hat sich unser Bewegungsverhalten drastisch verändert, während unsere genetische Ausstattung dieser Änderung längst nicht so schnell folgen kann. Der Mensch ist nach wie vor auf Bewegung programmiert, nahezu alle Prozesse des Organismus brauchen Bewegung als Reiz für Aufbau-, Erhaltungs- und Erneuerungsprozesse. Fehlt der Bewegungsreiz, hat dies dramatische Folgen für den Organismus: Für alle sogenannten *Zivilisationserkrankungen* ist neben ungünstigen Ernährungsweisen der Bewegungsmangel mit ein Hauptfaktor.

Im Folgenden werden stichpunktartig positive Auswirkungen von moderater regelmäßiger Bewegung auf den Organismus aufgeführt.

Sport und Bewegung sind gesund,

... weil man mit dem ganzen Herzen dabei ist: Sport und Bewegung wirken unmittelbar positiv auf das Herz-Kreislauf-System.

... weil die Gefäße jung bleiben: Das Arterioskleroserisiko wird gesenkt.

... weil das Herz im Takt bleibt: Vorhofflimmern und damit Schlaganfallrisiko werden deutlich gesenkt.

... weil man ruhig Blut bewahrt: Die Viskosität des Blutes wird erhöht, die Thrombosegefahr verringert.

... weil man die Nerven behält: Die Stressresistenz wird erhöht.

.... weil die geistigen Fähigkeiten erhalten bleiben: Die Gehirndurchblutung wird gesteigert, die Vernetzung der Nervenleitungen im Gehirn nimmt zu.

... weil uns die Muskeln stark machen: Die Muskulatur hält uns aufrecht, stützt und schützt unsere Gelenke.

... weil die Knochen und Gelenke stabil werden und bleiben: Gesunde Knochen und Gelenke brauchen Bewegung für ihren eigenen Stoffwechsel, um mit Nährstoffen versorgt zu werden.

„Wer rastet, der rostet"

... weil die Muskeln unseren Stoffwechsel auf Trab bringen: Die Muskeln enthalten besonders viele Mitochondrien, Zellen, die für den Energiestoffwechsel zuständig sind. Sie wirken sich auf den Grundumsatz und die Insulinresistenz aus.

... weil das Immunsystem fit wird: Krebsrisiko und Infektanfälligkeit sind verringert.

... weil wir beim Altern jung bleiben: Bewegung ist das beste Anti-Aging-Mittel!

... weil dabei auch die Atmung trainiert wird: Die Sauerstoffaufnahme ins Blut verbessert sich, Atemnot kann durch Training verringert werden.

... weil wir dabei glücklich werden: Stressbewältigung, Wohlbefinden und Schlafqualität verbessern sich.

... weil es Spaß macht!

Aktuell wird von sportwissenschaftlicher Seite für Erwachsene ohne chronische Erkrankungen Folgendes empfohlen: Es sollten über die Woche verteilt 150 Minuten moderat intensive Ausdaueraktivitäten und zusätzlich zweimal die Woche muskelkräftigende Übungen durchgeführt werden.
Bravo! Mit diesem Kurs decken Sie schon einen Teil des empfohlenen Pensums ab!

Aktiv-Aufgabe:

Beobachten Sie diese Woche ihr Bewegungsverhalten in Beruf und Freizeit. Am Ende der Woche schätzen Sie bitte Ihr aktuelles „Bewegungsprofil" ein: auf einer Skala von 0 (fast ausschließlich sitzen, kaum Gehstrecken, keine körperlich aktive Freizeitbeschäftigung) bis 10 (kaum Sitzen, viel Bewegung im Beruf, viel Bewegung in der Freizeit).

Teilnehmerunterlagen Kurseinheit 2

Die Aussage „Sitzen ist das neue Rauchen" bringt Erkenntnisse in Bezug auf Bewegungsmangel auf den Punkt. So haben sich Studien mit dem Dauersitzen beschäftigt, mit überraschenden Erkenntnissen. Es hat sich gezeigt, dass das Sitzen als solches bereits als Risikofaktor für die sogenannten *Zivilisationserkrankungen* gelten muss, und dass es selbst durch sportliche Aktivität nicht kompensiert werden kann.

Aus dieser Perspektive ist es entscheidend, die absolute Zeit, die sitzend verbracht wird, zu reduzieren. Durch häufige Änderung der Sitzhaltung, wiederholtes Aufstehen, Erledigen mancher Tätigkeiten im Stehen und „Sitzpausen" alle 30 Minuten, die aktiv gestaltet werden sollten. Auch das Gehirn und die Qualität der Arbeit wird es Ihnen danken, denn auch die geistigen Fähigkeiten profitieren von aktiven Pausen. Danach fühlt man sich erholter, frischer und wacher.

Ebenso werden Ihnen Nacken, Schultern und Rücken für aktiv gestaltete Sitzunterbrechungen dankbar sein. Die sitzende Haltung mit nach vorne hängenden Schultern, nach vorne gebeugtem Kopf und krummem Rücken kann auf Dauer nicht gutgehen: Der Kopf wiegt zwischen fünf und sieben Kilo, ruht er nicht ausbalanciert auf einer aufrechten Wirbelsäule, müssen die Muskeln konstanten Gegenzug erzeugen. Das führt zwangsläufig zu Verspannungen und Fehlhaltungen, die wiederum mit weiteren Beschwerden einhergehen.

Dauersitzen erhöht auch die Thrombosegefahr. Der Venenrückfluss ist vom Körper sehr sinnvoll aufgebaut: Alle Venen laufen nah an den Beinmuskeln Richtung Herz. Jede Aktivität mit den Beinen lässt die Muskeln kontrahieren, sie gewinnen an Dicke. Dadurch drückt der Muskel gegen die Venen und das Blut wird Richtung Herz geschoben. Die Venenklappen sorgen dafür, dass das Blut nicht wieder entsprechend der Schwerkraft nach unten fließt. Zusätzlich unterstützt der durch das Zwerchfell beim Ausatmen erzeugte Sog den Venenrückfluss. Auch hierfür ist das Dauersitzen ungünstig.

Durch die im Sitzen meist gebeugte Haltung wird die Atmung mit dem Zwerchfell stark eingeschränkt. Als Folge wird der Venenrückfluss behindert, ebenso wie die durch die Sogwirkung entstehende „Massage" der inneren Organe, welche wiederum ein wichtiger Erhaltungs- und Aufbaureiz für deren Funktion ist.

Dieses kurz skizzierte Zusammenspiel vieler körperlicher Funktionen ist nur ein Beispiel von vielen, wie unser Wunderwerk Körper aufgebaut ist, und wie sehr er Bewegung und Aufrichtung als Schlüsselreize für ein gesundes Leben braucht.

„Sitzen ist das neue Rauchen"

Auch in Bezug auf einige Krebserkrankungen sind die Daten eindeutig: Ein Lebensstil mit vielen Sitzepisoden erhöht die Wahrscheinlichkeit, an Krebs zu erkranken. Insbesondere besteht ein signifikant erhöhtes Risiko, einen Dickdarm-, Gebärmutter- und Lungenkrebs zu entwickeln, wobei der stärkste Zusammenhang mit lang andauernden Fernsehsitzungen besteht. Das Verblüffende an den neueren Untersuchungen ist, dass das Krebsrisiko sowohl bei sportlich aktiven wie inaktiven Menschen erhöht ist, wenn solche lang dauernde Sitzperioden zu verzeichnen sind.

Aktiv-Aufgaben:

- In der vorigen Woche haben Sie sich mit Ihrem aktuellen Bewegungsverhalten befasst. Nun gilt es, sukzessive aktiver zu werden. Wie könnten Sie mehr Bewegung in den Alltag bringen? Wie können Sie Phasen des Dauersitzens unterbrechen? Was lässt sich umsetzen, was macht die Umsetzung schwierig?
- Falls Sie sich beruflich oder in der Freizeit viel bewegen, aber dennoch Beschwerden haben, woran könnte das liegen?

Teilnehmerunterlagen Kurseinheit 3

Wie wichtig eine aufrechte Körperhaltung ist, drückt sich auch in der Sprache aus: Ein „aufrechter" Mensch ist jemand, der sich nicht „verbiegen" lässt. Ich bin „aufrichtig", wenn ich einen fairen und ehrlichen Umgang mit meinen Mitmenschen pflege. Der äußeren Aufrichtung entspricht häufig eine innere Aufrichtung, und diese drückt sich in der Regel mit einer zwischenmenschlichen Ausstrahlung aus.

Körperliche Aufrichtung strebt nach oben und in die Weite. Und unterscheidet sich stark von der geraden Haltung, die dem früheren „Brust raus – Bauch rein" entspricht. Das eine ist dynamisch, das andere statisch. Ein großer Unterschied!

Die Bedeutung einer aufrechten Haltung wird schon seit Jahren betont, nur das entsprechende Ideal hat sich verändert. Früher wurde die Wirbelsäule mit – wie der Name schon sagt – einer starren Säule verglichen, die immer schön gerade gehalten werden muss. Völlig außer Acht gelassen wurde dabei, dass Aufrichtung immer in Auseinandersetzung mit der Schwerkraft geschieht und dass dies ein dynamischer Prozess zwischen allen beteiligten Strukturen ist. Dazu zählen Rezeptoren in Faszien, Muskeln und Gelenken, die die Lage und die Spannungsverhältnisse des Körpers an das Gehirn melden. Dieses leitet die der Situation entsprechenden Steuerungsimpulse an die Muskeln weiter. Deren Aufgabe ist es wiederum, die erhaltenen Steuerungsbefehle möglichst wirksam umzusetzen.

Nur so ist eine effiziente Ausrichtung des Körpers im Raum sowie eine optimale Bewegungsantwort entsprechend der jeweiligen Situation möglich. Diese beteiligten Strukturen arbeiten nur dann effektiv zusammen, wenn das System als Ganzes trainiert wird: die Rezeptoren durch Übungen zur Körperwahrnehmung und die Zusammenarbeit des neuromuskulären Systems durch Koordinationsübungen. Das sind elementare Bestandteile dieses Kursprogramms.

Ein aufgerichteter Körper befindet sich stets in einem ausbalancierten Zustand. Die Füße haben gut verankert Bodenhaftung, die Sprung-, Knie- und Hüftgelenke befinden sich in einer Linie, der untere Rücken ist lang und entspannt und nicht gestaucht im Hohlkreuz, die gesamte Wirbelsäule befindet sich in einer Längsspannung, die Schulterblätter schmiegen sich entspannt an die Rippen, der Nacken ist lang und trägt den Kopf ohne Kraftaufwand.

Aufrecht durchs Leben

Ist der Körper ausbalanciert, wird für das Aufrechterhalten des Gleichgewichts nur so viel Kraft wie nötig aufgewendet. Da muskulär kein Gegenzug aufrechterhalten werden muss, entstehen keine muskulären Verspannungen. Durch die Längsspannung werden die Wirbelgelenke und Bandscheiben nicht gestaucht, sondern sie besitzen die für sie nötige Bewegungsfreiheit und der Stoffwechsel kann optimal verlaufen. Die Muskeln, die den Rumpf stabilisieren sollen, erhalten durch die Längsspannung die nötige Länge und Grundspannung. Das Ergebnis ist eine spürbar mühelose und schmerzfreie Aufrichtung, die Stabilität und Beweglichkeit gleichermaßen garantiert.

Viele Übungen des Alltagstrainings haben zum Ziel, ein Gefühl für die Aufrichtung entstehen zu lassen. Dies ermöglicht, Fehlhaltungen und Überlastungen sensibel zu erkennen und durch das neue Körpergefühl gegensteuern zu können.

Aktiv-Aufgaben:

Achten Sie weiterhin auf ein „Mehr" an Bewegung, dynamisches Sitzen sowie Sitzpausen.

- Bauen Sie immer wieder die „Pendelübung" in Ihren Alltag ein.
- Genießen Sie beim Duschen die Länge durch Aufrichtung. Der ganze Körper richtet sich wohlig in Richtung Strahl aus.
- Kontrollieren Sie immer wieder beim Sitzen Ihre Haltung: Fallen Kopf und Schultern nach vorne? Achtung: Verspannungsgefahr!! Rücken Sie sich so zurecht, dass der Kopf ausbalanciert auf dem Nacken schwebt und die Schultern nicht nach vorne fallen.

Teilnehmerunterlagen Kurseinheit 4

Der Atem begleitet und trägt uns von unserem ersten bis zum letzten Atemzug. Das Atmen ist uns so selbstverständlich, dass wir kaum darüber nachdenken oder uns bewusst damit beschäftigen. Doch es lohnt sich, denn der Atem reagiert auf alles, was uns äußerlich und innerlich bewegt. Deutlich macht es auch hier wieder die Sprache: Etwas verschlägt mir den Atem, der Atem stockt mir, es herrscht atemlose Stille. Vieles vergeht in einem atemberaubenden Tempo, es hält mich in Atem und ich kann keine Atempause einlegen. Zum Glück kann ich wieder aufatmen, ich komme zu Atem, kann freier atmen und habe Zeit zu verschnaufen. Ich habe in der letzten Zeit einen langen Atem gebraucht, kann mich jetzt aber mit einem Seufzer der Erleichterung ausruhen.

Jeder von uns hat die Erfahrung gemacht, dass sich der Atem bei anstrengenden Tätigkeiten, aber auch bei psychisch belastenden oder auch positiv aufregenden Situationen beschleunigt und sich bei Momenten der Entspannung und Ruhe beruhigt. Dies ist eine der wichtigsten Aufgaben der Atmung: auf jede Situation angemessen mit Beschleunigung oder Verlangsamung zu reagieren. Dass dies ununterbrochen, 24 Stunden am Tag, geschieht, ist uns meistens nicht bewusst.

Zu warme Kleidung, große Hitze, zu große Mahlzeiten, zu säurehaltige Nahrung und Alkohol beschleunigen ebenfalls den Atem. Denn die Atmung versorgt uns nicht nur mit Sauerstoff, sondern regelt durch das Abatmen von Kohlendioxid den Säure-Basen-Haushalt. Je nach aktueller Höhe des pH-Werts, der für einen funktionierenden Stoffwechsel möglichst konstant gehalten werden muss, wird die Atmungsfrequenz vom Gehirn gesteuert, es wird mehr oder weniger geatmet. Interessanterweise misst das Atemzentrum deshalb nicht den Sauerstoffgehalt, sondern den Kohlendioxidgehalt im Blut. Je nachdem, wie viel Säure anfällt, reagiert der Atem mit Beschleunigung oder Verlangsamung.

Damit oben genannte Mechanismen optimal funktionieren können, sollte ein natürliches Atemmuster vorhanden sein. Verschiedene Lebensumstände oder Erkrankungen können allerdings zu Veränderungen des individuellen Atemmusters führen, die schließlich zu Atemproblemen, Atemfehlformen und/oder Atemfunktionsstörungen führen können. Hier kann man über den bewussten Atem helfen, über ein physiologischeres Atemmuster die Sauerstoffausschöpfung zu verbessern und den pH-Wert im Blut konstant zu halten.

Häufig kommt es aufgrund von Fehlhaltungen, Stress und/oder Atemmusterstörungen zu Verspannungen und Verklebungen von Bindegewebe und Atemmuskulatur. Darüber hinaus geht dies oft mit Blockaden der kleinen Gelenke einher, Brustkorb und Rücken sind steif und unbeweglich, eine freie Atmung wird stark behindert. Der Verlust an elastischen Fasern macht Lunge und Brustkorb weniger elastisch, beides verliert die Fähigkeit, sich beim Einatmen auszudehnen und beim Ausatmen passiv wieder zusammenzuziehen.

Entspannter Atem

Um die verringerte Dehnungsfähigkeit zu kompensieren, wird häufig das Atemmuster verändert. Es wird versucht, vermehrt, mit mehr Kraft und mehr im Brustbereich, zu atmen. Es wird flacher und schneller geatmet, das Zwerchfell, der Hauptatemmuskel, verliert seine Aktivität, was den Gasaustausch und den Säure-Basen-Haushalt verschlechtert und zusätzlich zur Atemnot beiträgt. Deshalb fördern Übungen, die die Koordination von Atem und Bewegung bewusst werden lassen und die Brustwirbelsäule beweglicher machen, einen entspannten und bedarfsgerechten Atem.

Aktiv-Aufgaben:

- Beobachten Sie sich im Alltag: Atmen Sie in Ruhe durch Nase oder Mund? Mundatmung in Ruhe gilt als Atemfehlform! Es sollte immer und ausschließlich durch die Nase geatmet werden. Die Nase ist zum Atmen, der Mund zum Essen! Die Aufgabe der Nase, die Luft anzufeuchten, zu reinigen und zu erwärmen, entfällt bei der Mundatmung und macht anfällig für Erkrankungen des Atemsystems. Sie führt zur Brustatmung, Impulse für das Zwerchfell fehlen, da über einen geringeren Widerstand geatmet wird, der Grundtonus im ganzen Organismus nimmt ab. Zudem kann Mundatmung durch die dadurch bewirkte Trockenheit im Mundraum zu Karies führen, bei Kindern kommt es als Folge häufig zu Kieferfehlstellungen.
- Versuchen Sie im Alltag, Bewegungen mit der Atmung zu koordinieren.
- Gehen Sie immer wieder in erhöhtem Tempo und versuchen Sie dabei, weiterhin entspannt durch die Nase zu atmen.
- Lassen Sie Ihrem Atem freien Lauf! Halten Sie ihn nicht fest!

Teilnehmerunterlagen Kurseinheit 5

In der vorletzten Kursstunde lag der Themenschwerpunkt auf einer aufgerichteten Körperhaltung. Diese ist letztlich die Summe aller an der Aufrichtung beteiligten Gelenke. Tanzt ein Gelenk aus der Reihe, haben alle anderen ein Problem, sich einzureihen. Aus diesem Grund liegen die Schwerpunkte der kommenden Stunden auf jenen gelenkigen Verbindungen.

Die Füße sind die Basis für den ganzen „Überbau". Stehen die Füße aufgrund von Fehlstellungen schief, gerät alles, was darüber angeordnet ist, aus dem Lot und muss sich „gerade biegen". Unsere Füße leisten Großartiges: Sie tragen uns unser ganzes Leben über Stock und Stein. Eigentlich, denn wer von uns ist das letzte Mal über Stock und Stein gegangen? Sie tragen unser ganzes Körpergewicht, tagein, tagaus. Daran beteiligt sind fast 30 Knochen, fast genauso viele Gelenke, 60 Muskeln, mehr als 100 Bänder und über 200 Sehnen. Es gibt keine andere Körperregion, an der auf so engem Raum so viele Knochen, Muskeln, Sehnen und Bänder angeordnet sind. Dieser ausgeklügelte anatomische Bauplan ermöglicht es, dass die Zehen den Boden abtasten, die Füße uns Halt geben und Bewegung ermöglichen.

Durch die Anordnung der Knochen und durch die Aufspannung durch Muskeln, Faszien, Sehnen und Bänder baut sich das wichtige Quer- und Längsgewölbe auf. Beide fangen gemeinsam als perfekte Stoßdämpfer das Körpergewicht auf und verteilen es perfekt. Wenn die Belastungszonen des Fußes optimal genutzt werden, der Fuß in der Fortbewegung effizient abrollt und die Ferse lotrecht steht, werden die Belastungen für das benachbarte Kniegelenk minimiert. Voraussetzung für ein gesundes Kniegelenk ist unter anderem ein bewegliches Fußgelenk: Ist das Fußgelenk in seiner Beweglichkeit eingeschränkt, laufen Scherbelastungen in das für diese Bewegungsrichtungen nicht konstruierte Kniegelenk. Auf Dauer wird es überlastet und Kniebeschwerden entstehen. Die Füße tanzen in alle Richtungen, die Knie sollten sich nur beugen und strecken, die Hüfte ist extrem drehfreudig. Hier gilt das Gleiche wie für Füße und Knie: Je beweglicher die Hüfte, desto mehr erspart sie der Lendenwirbelsäule Belastungen. Je mehr Sprung-, Knie- und Hüftgelenk vertikal übereinander ausgerichtet sind, je gerader die Beinachsen sind, desto müheloser gelingt die Aufrichtung. Allerdings ist eine weitere Voraussetzung dafür die Stellung des Beckens.

Kippt das Becken nach vorne, zieht es unweigerlich die unteren Anteile der Lendenwirbelsäule mit sich nach vorne, es entsteht die ungünstige Hohlkreuzstellung mit häufigen Beschwerden in der Lendenwirbelsäule. Ist das Becken aufgerichtet, sinkt der untere Rücken entspannt nach unten, kann sich die Lendenwirbelsäule frei nach oben aufrichten und schwungvoll allen Beckenbewegungen folgen. Dies wiederum ist eine der Voraussetzungen für einen gesunden Rücken.

Füße, Hüfte und Becken: Ein wichtiges Team

Da Becken und Hüfte sich über jede Bewegung freuen, leiden sie umso mehr unter einer einschränkenden Sitzhaltung. Wenn die Hüfte dauernd gebeugt ist und das Becken starr auf der Stuhlauflage sitzt, dann ist meistens die Lendenwirbelsäule gestaucht und komprimiert. Da die Bandscheiben und Gelenke nur durch Bewegung ernährt werden, kommt der Stoffwechsel und die Versorgung mit Nährflüssigkeit nahezu zum Erliegen.

Aktiv-Aufgaben:

- Seien Sie freundlich zu Ihren Füßen! Massieren und bewegen Sie Ihre Füße, so oft Sie können.
- Lassen Sie Ihr Becken auf dem Stuhl tanzen. Und das gesamte Team in den Sitzpausen.
- Üben Sie einmal am Tag den *kurzen Fuß*: Die Zehen heben und senken, spreizen und entspannt aufliegen lassen, die Fußballen sich festsaugen lassen, die Ferse ist senkrecht, die Füße sanft auseinanderziehen, ohne den Kontakt des Großzehenballens zum Boden zu verlassen. Die Hüften öffnen sich, das Becken sinkt entspannt mit der Schwerkraft Richtung Boden, der untere Rücken wird lang, der Oberkörper folgt der Aufrichtung. Ausbalancieren und in der Position entspannen.

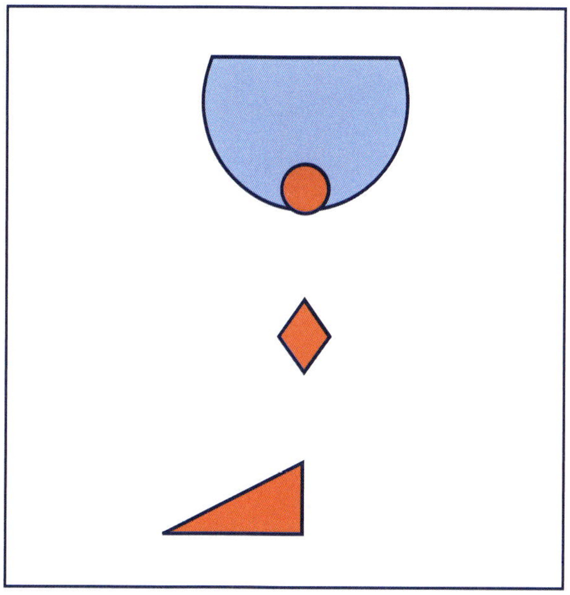

Abb. 1: *Vertikale Ausrichtung von Sprung-, Knie- und Hüftgelenk*

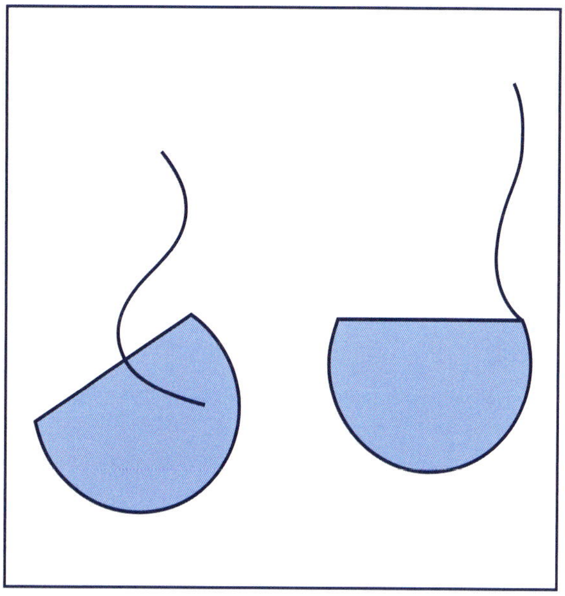

Abb. 2: *Zusammenhang der Stellung des Beckens mit Ausrichtung der Wirbelsäule*

Kopiervorlage Kurseinheit 5

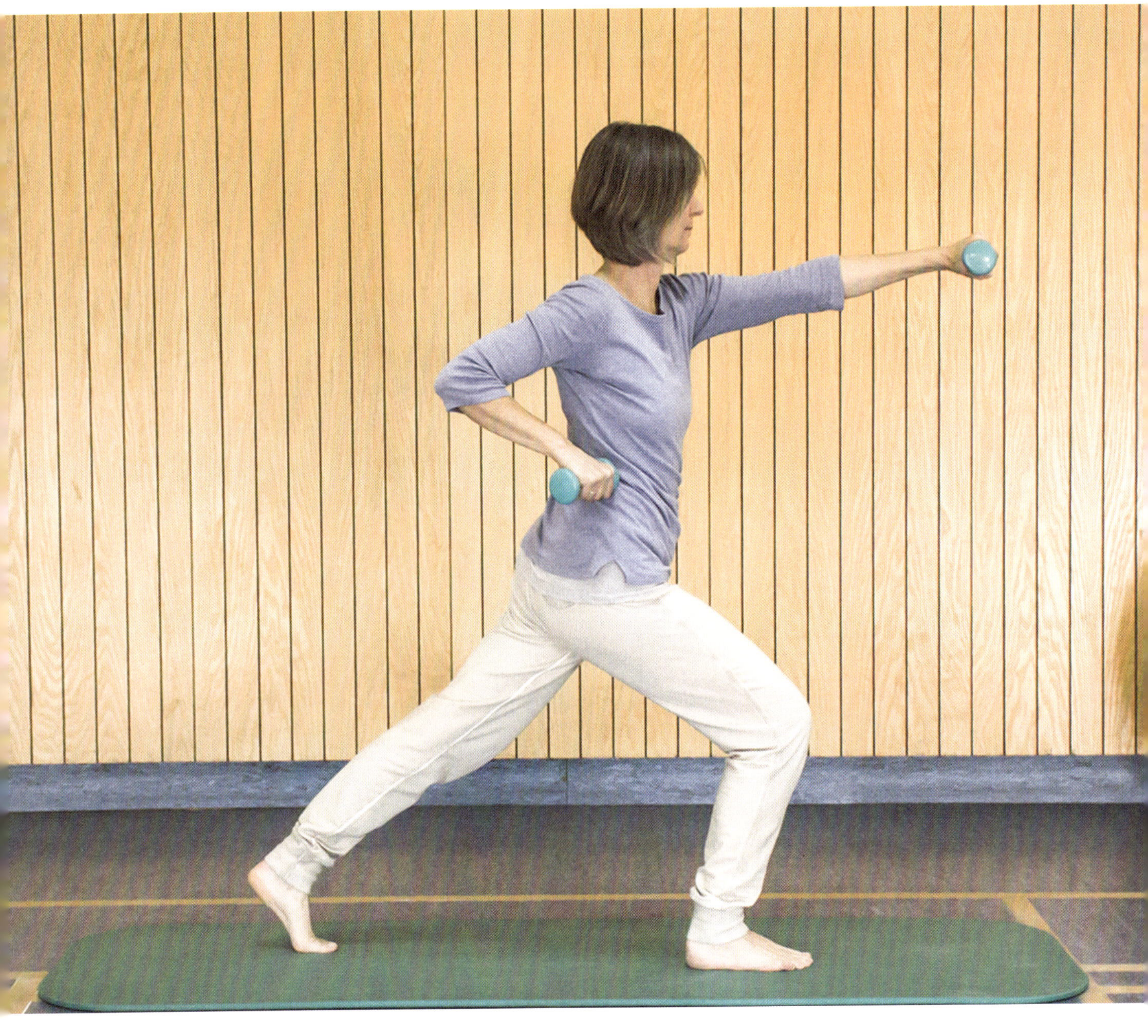

Watscheln	Bummeln	Schleichen
Traben	Trotten	Tänzeln
Trippeln	Latschen	Flanieren
Stolzieren	Schlendern	Waten
Hinken	Schreiten	Marschieren
Patrouillieren	Tapsen	Trödeln
Schlurfen	Stapfen	Trampeln

Teilnehmerunterlagen Kurseinheit 6

Die Wirbelsäule wird anatomisch in drei Abschnitte eingeteilt: die *Lendenwirbelsäule*, die *Brustwirbelsäule* und die *Halswirbelsäule*. Jeder Bereich hat bestimmte Funktionen und seine spezifische Bewegungsrichtung.

Die Lendenwirbelsäule sorgt für Stabilität. Während Becken und Hüfte sich miteinander in alle Richtungen bewegen, hält die Lendenwirbelsäule die Stellung. Je ruhiger und stabiler sie während der Bewegung gehalten werden kann, desto wohler fühlt sie sich. Und desto effizienter verlaufen Bewegungen. Dies lässt sich z. B. sehr gut bei Leistungssportlern aller Sportarten beobachten: Während Arme und Beine wahre Wunder bewerkstelligen, bleibt der Bereich der Lendenwirbelsäule ruhig. Besteht im Hüftgelenk zu wenig Beweglichkeit, muss die Lendenwirbelsäule Bewegungen und Scherkräfte auffangen, für die sie anatomisch nicht geschaffen ist.

Sieht man sich die Wirbel der Lendenwirbelsäule genauer an, so fällt auf, dass der Aufbau der Wirbelkörper so gestaltet ist, dass sie Beuge-, Streck- und Seitneigebewegungen zulassen, Drehbewegungen um die Längsachse (Rotationen) aber stark einschränken. Dies entspricht der Aufgabe der Lendenwirbelsäule: Sich zu beugen, sich aufzurichten und sich zur Seite zu neigen.

Dies ist allerdings mit einem ABER verbunden: Das Beugen, Strecken und Seitneigen ist nur für Bewegungen ohne Last vorgesehen. Werden Lasten gehoben, geschoben oder gezogen, kann die Lendenwirbelsäule dies auf Dauer nur tolerieren, wenn sie in ihrer natürlichen Form – ohne Knick oder Rundung – gehalten werden kann. Geschieht der Transport von Lasten aus einem gerundeten Rücken heraus, erhöht sich rein mechanisch das Gewicht auf Bänder, Wirbelkörper, Wirbelgelenke und Bandscheiben um ein Vielfaches.
Ähnlich verhält es sich mit dauerndem Sitzen mit gerundeter Lendenwirbelsäule: Auch hier erhöht sich der Belastungsdruck enorm. Das heißt: Um die Lendenwirbelsäule nicht zu überlasten, muss beim Heben, Ziehen und Schieben von schweren Gegenständen auf einen stabilisierten unteren Rücken geachtet werden: Das Vorbeugen geschieht aus der Hüfte heraus, das Heben erfolgt mithilfe der Beinmuskulatur, während der Rücken in der Längsspannung gehalten wird.
Hierfür sind die beiden Basisübungen Kniebeuge und Vorbeuge die perfekten Alltagsübungen. Da allerdings das Beugen, Strecken und Seitneigen ohne Last zu den natürlichen Bewegungen der Lendenwirbelsäule zählt, dürfen diese Bewegungen nicht zu kurz kommen. Bücken als solches – ohne Lasten zu bewegen – ist also nicht falsch, sondern sogar eine Wohltat für den Rücken.

Die Lendenwirbelsäule hält die Stellung, während die Brustwirbelsäule mit dem Atem tanzt

Deshalb ist das Mobilisieren ein wichtiges Element der Übungsfolge dieses Kursprogramms und sollte auch fester Bestandteil des Alltags sein. Sitz- oder Arbeitspausen sollten immer wieder mit diesen Bewegungen aufgelockert werden.

Die mangelnde Drehfreudigkeit der Lendenwirbelsäule wird von der Brustwirbelsäule übernommen. Für sie gilt das Gleiche wie für die Hüfte: Je beweglicher die Brustwirbelsäule ist, desto mehr kann sie Fehlbewegungen und Fehlbelastungen von den Nachbarn Lenden- und Halswirbelsäule fernhalten. Das kann sie aber nur optimal leisten, wenn sie sich aufrichten kann. Die an der Brustwirbelsäule mit Gelenken beweglich verbundenen Rippen sind ein filigranes Flechtwerk, das sich tatsächlich gut mit einem flexiblen und stabilen Korb vergleichen lässt. Der Brustkorb umgibt Herz und Lunge. Vor allem für die Atmung ist ein beweglicher Brustkorb unerlässlich. Zwischen den Rippen befinden sich viele verschiedene Muskeln, die die Atmung bei Belastung unterstützen. Sind dieses Muskeln verspannt, wird die Atmung behindert und die Brustwirbelsäule in ihrer Beweglichkeit eingeschränkt. Wichtige Übungen für die Brustwirbelsäule und Zwischenrippenmuskeln sind alle Rotationsübungen, die im Übungsablauf enthalten sind. Auch hier gilt: Diese sollten immer wieder im Alltag durchgeführt werden.

Aktiv-Aufgaben:

- Denken Sie bei jedem Bücken und Vorbeugen daran, dass die Bewegung aus der Hüfte (Bücken und Vorbeugen) und den Beinen (Heben) geschieht. Führen Sie jedes Heben von Gewichten wie die Kniebeuge aus, leichte Gegenstände können auch mit der Vorbeuge aufgehoben werden.
- Bauen Sie so oft wie möglich die Mobilisationsübungen für den Rücken in Ihren Alltag ein: Beugen und Strecken ohne Last für die Lendenwirbelsäule, Drehen und Tanzen wie ein Derwisch für die Brustwirbelsäule.
- Übrigens: Es ist Halbzeit! Wie sieht es mit Ihrem Bewegungsprofil aus? Können Sie schon punkten?

Teilnehmerunterlagen Kurseinheit 7

Den Zusammenhang zwischen einem glücklichen Leben und glücklichen Schultern drückt unsere Sprache recht deutlich aus: Wenn „etwas auf den Schultern" lastet, dann bedrückt uns etwas. Probleme, Trauer oder Unzufriedenheit beeinträchtigen das momentane Lebensgefühl. So weiß schon der Volksmund, dass Schultern mit Verspannung auf Lebensumstände reagieren können.

Aber auch mangelnde Bewegung, viel Sitzen mit rundem Rücken und vorgefallenen Schultern trägt zu unglücklichen Schultern bei: Wenn die Schultern immer wieder nach vorne fallen, wird diese Haltung auf Dauer zur Gewöhnung. Der Oberarm liegt dann nicht mehr optimal positioniert in der Schulterpfanne, Arthrose oder eingeklemmte Nerven können die Folge sein. An eine Aufrichtung ist nicht mehr zu denken, denn der obere Rücken folgt den Schultern nach vorne und rundet sich zwangsläufig. Als Folge dessen muss der Nacken überstreckt werden, wenn die Augen nach vorne sehen sollen.

Eine Schlüsselfunktion für entspannte Schultern haben die Schulterblätter. Diese führen leider ein Schattendasein und selten macht man sich Gedanken, wie es den Schulterblättern geht. Anatomisch wirken sie als Gegengewicht, wenn die Arme nach vorne angehoben werden. Ähnlich einem Flaschenzug sinken die Schulterblätter nach unten, wenn die Arme nach oben bewegt werden. Dies macht die Bewegung müheloser und hilft dem Rücken, stabil zu bleiben, wenn Lasten durch Schieben, Ziehen, Heben und Absetzen bewegt werden.

Häufig ist die Muskulatur, die die Schulterblätter umgibt, stark verspannt und „verbacken". Der obere Rücken fühlt sich an wie ein Brett, die freie Beweglichkeit der Schulterblätter, der Schultern und der Brustwirbelsäule ist stark eingeschränkt. Meistens setzt sich die Verspannung in den Nacken fort, und nicht selten haben Nackenprobleme ihren Ursprung bei unglücklichen Schultern.

Im Alltag zeigt sich das Zuviel an Spannung im Schulterbereich daran, dass bei Tätigkeiten, bei denen die Arme gebeugt oder angehoben werden, automatisch die Schultern hochgezogen werden, die „Flaschenzugfunktion" ist dann verloren gegangen. Diese ungünstige Bewegung wird unzählige Male am Tag wiederholt, mit der Folge, dass aus einer Überspannung eine Dauerspannung wird.

Summieren sich die ungünstigen Faktoren (emotionale Belastungen, Stress, Fehlhaltung und Fehlansteuerung), bahnen sich Beschwerden im Schulter- und Nackenbereich dauerhaft an. Hier gilt es, gegenzusteuern und die ungünstigen Faktoren, die sich beeinflussen lassen, so gut wie möglich zu vermeiden oder im Idealfall zu verhindern. Die Schultern werden es danken und mit der Zeit wieder glücklich werden.

Glückliche Schultern

Aktiv-Aufgaben:

- Führen Sie mehrmals täglich die Übung für die entspannten Schulterblätter durch: *kurzer Fuß,* ausbalancierter Stand, Brustwirbelsäule aufrecht, Schulterblätter heben, Spannung spüren, Schulterblätter langsam der Schwerkraft folgen lassen, sie gleiten gemächlich an der Rückseite der Rippen in die Entspannung. Diese Übung kann auch gut im Sitzen durchgeführt werden.
- Schrauben Sie Ihren Oberarm immer wieder nach hinten unten und lassen im Anschluss das Schulterblatt entspannt nach unten gleiten. Versuchen Sie, die Position des Arms im Schultergelenk bei entspannten Schultern „abzuspeichern". Auch diese Übung kann gut im Sitzen ausgeführt werden.
- Beobachten Sie sich im Alltag: Bei welchen Aktivitäten der Arme heben Sie die Schultern an? Beim Gemüse- oder Brotschneiden? Wenn Sie aus einem Glas oder einer Flasche trinken? Wenn Sie Gegenstände aufheben oder bewegen? Wenn Sie vor dem PC sitzen? Und bei welchen Tätigkeiten fallen sie nach vorne und der Rücken rundet sich?
- Versuchen Sie jedes Mal, wenn Sie sich beim „Schulterhochziehen" ertappen, die Schulterblätter bewusst zu entspannen und nach unten gleiten zu lassen.
- Wenn Sie merken, dass die Schultern nach vorne fallen, richten Sie sich auf und schrauben die Schultern nach hinten unten.

Teilnehmerunterlagen Kurseinheit 8

Der Schwan und der Geier – beides Vögel, doch unterschiedlicher könnten sie kaum aussehen. Der eine ist für uns Sinnbild für Schönheit und Anmut, der andere eher das Gegenteil. Inwiefern man den Tieren damit gerecht wird, ist eine Frage, die an anderer Stelle überlegt werden sollte. Für uns dienen ihre Hälse als Sinnbild für Länge und leichte Schwingung beim Schwan, für einen kurzen und gestauchten Nacken beim Geier.

Schon in Kurseinheit 7 haben wir uns mit dem gestauchten Nacken beschäftigt, dort in Zusammenhang mit der Stellung der Schulterblätter. In dieser Kurseinheit nähern wir uns dem Nacken von anderer Seite, vom Kopf her. Der „Geierhals" begegnet uns am häufigsten bei Personen, die viel am Tisch arbeiten und ihren Blick nach oben lenken: Schüler oder Studenten, die gleichzeitig schreiben und auf die Tafel schauen, Personen, die am Schreibtisch sitzen, ihren PC bedienen und gleichzeitig den Bildschirm beobachten. Je länger die Tätigkeit über den ganzen Tag ausgeübt wird, desto eher manifestiert sich eine Fehlhaltung.

Der gestauchte Nacken ist eigentlich nur eine kleine Haltungsabweichung, allerdings mit großer Wirkung. Der Hals ist Durchgang für alle Nervenleitungen und Gefäße, die das Gehirn mit dem restlichen Körper verbinden. Jede Bewegung, jede Gefühlsregung, jede Sinneswahrnehmung und die meisten Stoffwechselvorgänge werden vom Gehirn gesteuert und mit den ausführenden Organen im Körper koordiniert. Es lässt sich mit einer sechsspurigen Autobahn vergleichen, die durch eine einspurige Engstelle geleitet wird. Wird dieser Engpass zusätzlich behindert, kann es zu Problemen kommen. Die Stauchung im Nacken bringt die knöchernen Strukturen stark unter Druck, die kleinen Gelenke können sich abnutzen, die Bandscheiben werden schlechter versorgt, die Muskulatur verspannt sich.

Wie empfindlich das ganze System ist, zeigen die katastrophalen Auswirkungen, wenn Kleinkinder zu stark geschüttelt werden (bei ihnen fehlt noch die schützende und stabilisierende Muskulatur) oder beim Schleudertrauma. Die dauernde Fehlhaltung des gestauchten Nackens kann sich u. a. mit Dauerschmerz des betroffenen Bereichs einschließlich des Schultergürtels, Kopfschmerzen, Schwindelgefühlen, Kiefergelenkproblemen oder ausstrahlenden Nervenschmerzen in die Arme äußern.

Der einzige Weg, dies zu vermeiden, besteht darin, ein Gefühl für die Aufrichtung zu entwickeln, die Schultern tief und entspannt auf dem Brustkorb ruhen zu lassen und den Kopf so auszurichten, dass der Nacken lang und gelöst bleibt.

Die Halswirbelsäule ist zwar sehr beweglich, sollte aber in erster Linie stabil sein, um die empfindlichen Versorgungswege zu schützen. Für die Stabilität des Nackens ist es wichtig, dass die kleinen, tiefen Halsmuskeln gestärkt werden und die Hauptbewegungen des Kopfs in den dafür vorgesehenen Kopfgelenken stattfinden. Drehungen des Kopfs werden idealerweise von der drehfreudigen Brustwirbelsäule unterstützt. Auch dies nimmt Druck aus der empfindlichen Halswirbelsäule.

Der Schwan und der Geier

Aktiv-Aufgaben:

- Ermöglichen Sie Ihrem Nacken jedes Mal, wenn Sie im Auto sitzen, sich in die Länge zu weiten: Rutschen Sie auf dem Sitz so weit wie möglich nach hinten und stellen Sie die Lehne so aufrecht wie möglich. Nun schieben Sie den Hinterkopf an der Nackenstütze so weit nach oben, bis Ihr Nacken deutlich an Länge gewinnt. Augen und Nasenspitze sollten geradeaus nach vorne ausgerichtet sein, das Kinn befindet sich parallel zum Boden.
- Lockern Sie immer wieder Ihre Kopfgelenke: Aus der aufgerichteten und ausbalancierten Position im Stand oder im Sitzen den Hinterkopf nach oben schieben. Mit dem Kopf eine kleine Nickbewegung machen. Die Bewegung sollte nur im obersten Kopfgelenk stattfinden, an der „Delle". Die Drehachse für die Bewegung liegt zwischen den Ohren. Der Nacken bleibt lang, entspannt und bewegt sich nicht mit. Nach mehreren Wiederholungen das Gleiche mit einer Drehbewegung: Der Kopf gleitet auf dem obersten Kopfgelenk mühelos von links nach rechts, der Nacken bleibt lang, entspannt und bewegt sich nicht mit. Die Drehbewegung sukzessive größer werden lassen, bis schließlich die Brustwirbelsäule mitrotiert und die Drehbewegung unterstützt.
- Beachten Sie im Alltag aufmerksam Ihre Kopfbewegungen: Findet das Drehen, Nicken und Beugen nur im obersten Kopfgelenk statt? Bleibt der Nacken lang und gelöst, behalten die Schultern Weite und Entspannung? Begleitet die Brustwirbelsäule die Bewegung?

Teilnehmerunterlagen Kurseinheit 9

Ähnlich wie für die Aufrichtung und die Schultern besitzt der Volksmund auch Redewendungen für das Gleichgewicht. Diese drücken deutlich aus, was einem Menschen passiert, wenn er das Gleichgewicht verliert: Jemand ist aus dem Tritt geraten, man hat den Boden unter den Füßen verloren, man ist ins Straucheln gekommen, oder man hat jemanden ins Wanken gebracht. Auch Gefühlsäußerungen drehen sich um das Thema Balance: Man möchte sein inneres Gleichgewicht finden oder man hat das Gefühl, dass nichts mehr im Lot ist.

Deutlich wird bei den Redewendungen, dass sie über das bloße Beschreiben des Gleichgewichtsverlusts hinausgehen. Sie veranschaulichen, dass durch den Verlust der Balance eine wichtige Verankerung in der Welt verloren geht.

Häufig gehen inneres und äußeres Gleichgewicht Hand in Hand. Dies lässt sich leicht im Selbstversuch feststellen: Geht es einem einmal nicht so gut, fallen Gleichgewichtsübungen schwerer.

Während es nicht immer einfach ist, das innere Gleich-gewicht in unserer komplexen Zeit zu wahren, ist es dagegen relativ einfach, etwas für den Erhalt des äußeren Gleichgewichts zu tun: Ähnlich wie Kraft, Ausdauer und Beweglichkeit kann die Gleichgewichtsfähigkeit gut trainiert werden. Dies kommt der Bewegungs- und Trittsicherheit zugute und hilft, mit beiden Beinen fest im Leben zu stehen.

Da das Aufrechterhalten des Gleichgewichts die stete Auseinandersetzung mit der Schwerkraft bedeutet, sind viele Strukturen im Körper damit beschäftigt, miteinander genau dieses Ziel zu erreichen. Dies spürt man deutlich bei der Pendelübung: Durch leichte Gewichtsverlagerungen werden die ausgleichenden Bemühungen des Körpers spürbar.

Für Muskeln, Bindegewebe und Aufrichtung spielen Gleichgewichtsübungen eine große Rolle, denn sie schärfen die Sinne: Im Bindegewebe (Faszien, Sehnen und Bänder) sowie in Muskeln und Gelenken befinden sich Rezeptoren (Propriozeptoren), die jede Lage- und Spannungsveränderung des Körpers an das Gehirn melden. Durch Bewegungsmangel verkümmert die Qualität dieser Sinneswahrnehmung, durch Training kann sie stimuliert werden.

Im Gehirn werden die ankommenden Informationen mit Erkenntnissen aus anderen Kanälen abgeglichen: Das Auge tastet beständig die Umgebung ab, wodurch sich schnell unfreiwillige Lageveränderungen auch visuell erkennen lassen. Deshalb fallen uns Bewegungsübungen mit geschlossenen Augen so viel schwerer als mit geöffneten Augen und stellen insofern auch eine gute Übungsmöglichkeit für das Training der Balance dar. Das vestibuläre System im Innenohr registriert Beschleunigen und Abbremsen, Vor-, Rückwärts- und Drehbewegungen. Nach dem Verknüpfen und Verarbeiten aller eingegangenen Informationen im Gehirn werden Nervenimpulse an die Muskulatur weitergeleitet, damit eine der Situation entsprechende sinnvolle Bewegung stattfinden kann. Dafür ist nicht nur die Qualität der eingegangenen Informationen entscheidend, sondern auch die Schnelligkeit der Reizweiterleitung. Wenn die Muskeln nicht schnell genug auf eine Destabilisierung des Gleichgewichts reagieren können, kommt es – trotz bester Information über den Verlust der Balance – dennoch zu einem Sturz.

Ausbalanciert und im Gleichgewicht

Um der Komplexität des Gleichgewichtssinns gerecht zu werden, sollten Übungen für die Gleichgewichtsfähigkeit möglichst vielseitig sein: Bewegungen immer mal wieder auch blind ausführen, allerdings natürlich nur im geschützten Rahmen. Der Stand auf einer begrenzten Fläche, z. B. auf einem Bein mit Zusatzbewegungen oder mit geschlossenen Augen oder auf einem Buch stehen und dabei mit Bällen jonglierend, dient dem statischen Gleichgewicht. Auch in der Bewegung ist das Trainieren des Gleichgewichts von Bedeutung: Aus großräumigen Gewichtsverlagerungen plötzlich die Bewegung stoppen oder aus der Bewegung in den Einbeinstand kommen, sind nur zwei Beispiele von vielen Möglichkeiten. Die für das Gleichgewicht entscheidenden Rezeptoren können auch sehr gut auf instabilen Unterlagen trainiert werden.

Aktiv-Aufgaben:

- Seien Sie erfinderisch und kreativ: Beim Gleichgewichtstraining ist alles erlaubt! Sofern Sie sich nicht in Gefahr begeben. Alles, was Sie aus dem Gleichgewicht bringt, ist Training, sofern Sie es im Anschluss wieder erlangen. Versuchen Sie, möglichst viele der Übungen aus der Stunde im Alltag zu wiederholen.

Teilnehmerunterlagen Kurseinheit 10

Beim Themenschwerpunkt „Gleichgewicht" der Kurseinheit 9 wurde deutlich, dass Muskeln nicht nur die Aufgabe haben, uns durch den Raum zu bewegen, sondern dass ihre Aufgabe auch darin besteht, uns aufrecht im Raum zu halten.

Betrachtet man die Muskulatur genauer, so fällt auf, dass es offensichtlich zwei verschiedene Muskel-systeme gibt: Große, lange Muskeln, die häufig über mehrere Gelenke verlaufen und Bewegungen ermöglichen, und kleine, kurze Muskeln, die nur ein Gelenk überspannen und diesem Gelenk direkt anliegen. Sie liegen, anatomisch gesehen, unter den langen „Bewegungsmuskeln". Aus diesem Grund werden diese Muskeln auch häufig als „Tiefenmuskulatur" bezeichnet. Ihre Aufgabe ist es, die Gelenke, denen sie anliegen, zu stabilisieren und bei Bewegungen nur den für das jeweilige Gelenk optimalen Bewegungsumfang zuzulassen. Vor allem bei Situationen, die eine Belastung für das Gelenk bedeuten, ist eine muskuläre Gelenk-sicherung von größter Bedeutung.

In Bezug auf die Rückengesundheit werden viele Faktoren diskutiert, die einen Einfluss auf Rückenschmerzen haben. Unter anderem scheint hier auch die jeweils tiefste Muskelschicht der Wirbelsäule und der Bauchmuskulatur eine Rolle zu spielen. Beide sind wichtig für die Wirbelsäulenstabilität, da sie helfen, bei verschiedenen Bewegungen und an der Wirbelsäule ansetzenden Kräften die einzelnen Wirbel an Ort und Stelle zu halten. Dies gelingt umso besser, je aufgerichteter die Wirbelsäule ist. Wie bereits beim Thema des Bückens und Hebens hervorgehoben wurde, kann eine Wirbelsäule, die stabil gehalten werden kann, Belastungen wesentlich besser verarbeiten.

Wie alle anderen Muskeln auch, sollten die tiefen Muskeln trainiert werden. Diese brauchen aber andere Trainingsreize als die für Bewegung zuständigen Muskeln. Die Übungen für die Gleichgewichtsfähigkeit (Tandemstand, Einbeinstand, Stehen auf instabilen Unterlagen) der letzten Übungsstunde sprechen – neben den für das Gleichgewicht wichtigen Rezeptoren und Nervenverbindungen – auch die tiefen Muskelschichten an, da es ihre Aufgabe ist, den Körper im Lot zu halten. Auch kleinräumige, schnelle Bewegungen mit den Extremitäten bei aufgerichteter Wirbelsäule bringen die tiefen Muskeln auf Trab: Sie müssen den auf sie wirkenden Kräften etwas entgegenhalten.

In der Tiefe liegt die Kraft

Aktiv-Aufgaben:

- Geben Sie über den Tag verteilt immer wieder Impulse für Ihre Tiefenmuskulatur: Stellen Sie sich auf instabile Unterlagen und versuchen Sie, dabei so ruhig und aufrecht wie möglich zu stehen. „Hackeln" Sie, wo und wann immer Sie Lust dazu haben.
- Beobachten Sie sich in Alltag und Beruf: Können Sie bei Tätigkeiten, bei denen Kräfte auf den Rumpf wirken, auch die Tiefenmuskulatur spüren? Versuchen Sie, bei diesen Tätigkeiten einen stabilen Stand aus dem *kurzen Fuß* aufzubauen, das erleichtert die Kooperation zwischen den stabilisierenden und bewegenden Muskelsystemen.
- Wie sieht es mit den Punkten auf der Bewegungsskala aus? Endspurt!!

Teilnehmerunterlagen Kurseinheit 11

Etwas bewegt mich – meist spricht dies eine gefühlsmäßige Regung an. Verbunden ist damit ein Gefühl der Anteilnahme, innerlich wird etwas „zum Klingen" gebracht. Dieser Kurs wollte uns auch bewegen, hier aber im wahrsten Sinne des Wortes. Zunächst war der Anreiz eher von außen kommend, die Übungsleitung wollte Impulse setzen, um mehr Bewegung in Alltag und Freizeit stattfinden zu lassen. Im Idealfall hat auch das etwas „zum Klingen" gebracht, die Übungen haben gut getan, Spaß gemacht, man hat sich in der Gruppe wohlgefühlt. Bei den Übungen stand die Kräftigung des ganzen Körpers im Vordergrund. Das Lenken der Wahrnehmung auf Haltung und Bewegung sollte eine mühelosere Aufrichtung gegen die Schwerkraft bewirken und dadurch Haltungsfehler sowie Überlastungen verringern. Die Kopplung von Bewegungen und die Steigerung der Komplexität der Übungen verbesserte das Bewegungsgefühl. Vielleicht bewegen Sie sich jetzt wirklich mehr und bewusster, dann hätten Sie Ihr und unser Ziel erreicht.

Bewegung als Lebensstil – warum das gut und nötig ist, wurde bereits in der ersten Stunde erläutert. Nun folgen noch einige Tipps, die vieles, das während des Kurses angesprochen wurde, noch einmal zusammenfassen.

- Solange ein Arzt nicht von Bewegung abrät, gilt eine grundsätzliche Unbedenklichkeit von körperlicher Aktivität. Selbst bei chronischen Rückenschmerzen wird zu Bewegung geraten.
- Sport und Bewegung sollten an die jeweilige Leistungsfähigkeit angepasst sein. Sie sollten sich nach sportlichen Einheiten immer wohlfühlen. Sport ist gut und wichtig, doch wie immer im Leben kommt es auf das richtige Maß an.
- Bei der Aufnahme von sportlicher Aktivität sollte mit der Zeit eine Steigerung der Belastung stattfinden. Dies kann entweder der zeitliche Rahmen sein, der ausgedehnt wird, oder der Anstrengungsgrad. Auch hier gilt: Es soll anstrengender als normale Alltagstätigkeiten sein, aber im Anschluss sollte man sich wohlfühlen.
- Der Fokus dieses Kurses lag auf der Verbesserung von Kraft. Die Basisübungen kräftigen umfassend den ganzen Körper. Alltagsbewegungen gelingen dadurch leichter, der Stoffwechsel aller beteiligten Strukturen wird verbessert, Gelenke erfahren durch muskuläre Kräftigung einen stabilisierenden Gelenkschutz. Die mobilisierenden und dehnenden Bewegungen geben Impulse auf das Faszienнetz und wirken sich direkt auf die Beweglichkeit aus. Die Übungen wurden immer komplexer, die Ansprüche an koordinative Fähigkeiten höher. Bewegungssicherheit und Bewegungsfluss nahmen dadurch zu.
- Allerdings sollte auch die Ausdauer nicht zu kurz kommen. Stoffwechsel und Herz-Kreislauf-System profitieren von Einheiten, die mindestens 15 Minuten dauern. Die Gehgeschwindigkeit sollte über der des normalen Gehens liegen, der Puls etwas beschleunigt werden. Ideal ist es, wenn dabei mit der Nase geatmet werden kann. Wird dies mindestens zweimal die Woche mehr als 15 Minuten lang praktiziert, stellt sich bereits ein Trainingseffekt ein.

Was uns bewegt

- Wird das Leben aktiver gestaltet, soll es in erster Linie Spaß und Freude machen. Letztlich ist es gleichgültig, für welche Art von Bewegung man sich entscheidet, persönliche Präferenzen sollten bevorzugt werden.
- Doch nicht nur Aktivität, sondern auch regelmäßige, kurze Erholungspausen im Alltag sind von Bedeutung. Überlastungen treten meistens auf, wenn eine ausgewogene Balance zwischen Be- und Entlastung nicht eingehalten wurde. So ungünstig ein „Zuwenig" ist, so schlecht ist ein „Zuviel".
- Sollten einmal Rückenschmerzen auftreten, ist es wichtig zu wissen, dass sie nur in ganz seltenen Fällen bedenklich sind. Meistens treten sie auf, sind lästig und auch schmerzhaft, aber lassen wieder nach. Wird Rückenschmerz als Katastrophe empfunden oder vermeidet man jede Situation, die mit Aktivität verbunden ist, ist die Wahrscheinlichkeit, dass die Schmerzen chronisch werden, um ein Vielfaches erhöht. Die entgegengesetzte Variante, gar keine Rücksicht auf die Schmerzen zu nehmen und darauf mit vermehrter Aktivität zu reagieren, ist ebenso unproduktiv. Ein entspannterer Umgang mit Episoden von Rückenschmerz vermeidet einen schmerzhaften Prozess, der in die Chronifizierung führt.

Aktiv-Aufgaben:

Lassen Sie die letzten Wochen noch einmal Revue passieren. Hat der Kurs etwas bewirkt? Vergleichen Sie, wie es Ihnen zu Beginn des Kurses ging. Hat sich etwas verändert? Gelingt manches leichter? Haben Sie manches berücksichtigt? Wollen Sie sich weiterhin bewegen? Gibt es dazu Möglichkeiten? Wie viele Punkte würden Sie jetzt Ihrem Bewegungsprofil geben?

8.2 Literatur

Ärztliches Zentrum für Qualität in der Medizin (2017). *Nationale Versorgungsleitlinie nicht-spezifischer Kreuzschmerz*, 2. Auflage. Zugriff am 4.1.18 unter http://www.leitlinien.de/nvl/kreuzschmerz

Arefi, M. (2015). *Praxisbuch Dehnen.* München: Urban und Fischer.

Brehm, W., Pahmeier, I., Tiemann, M., Ungerer-Röhrich, U. & Bös, K. (2006). *Psychosoziale Ressourcen. Stärkung von psychosozialen Ressourcen im Gesundheitssport.* Frankfurt: Deutscher Turner-Bund.

Forstenlechner, E., Larsen, Chr. & Van Lessen, Th. (2015). *Medical Yoga professional. Spitsldynamik trifft Hatha-Yoga.* Stuttgart: Thieme.

Kempf, H.-D. (2010). *Die neue Rückenschule. Das Praxisbuch.* Heidelberg: Springer Medizin.

Larsen, Chr. (2003). *Füße in guten Händen. Spiraldynamik – programmierte Therapie für konkrete Resultate.* Stuttgart: Thieme.

Lauper, R. & Larsen, Chr. (2015). *Achtsame Körperhaltung. Die besten Übungen für ein neues Körperbewusstsein.* Petersberg: vianova.

Pfeifer, K. (2007). *Rückengesundheit. Grundlagen und Module zur Planung von Kursen.* Köln: Deutscher Ärzte Verlag.

Rühl, J., Goebel, S. & Laubach, V. (2011). *Rücken Aktiv. Bewegen statt schonen.* Aachen: Meyer & Meyer.

Sonnenberg, W. (2017). *Inklusion in Sport und Spiel – Good-Practice-Beispiele für den inklusiven Vereins- und Schulsport.* Fulda: HBRS e. V. Eigenverlag.

Starrett, K. (2016). *Sitzen ist das neue Rauchen. Das Trainingsprogramm, um Haltungsschäden vorzubeugen und unsere natürliche Mobilität zurückzugewinnen.* München: riva.

Techniker Krankenkasse (2017). *Gesundheitsreport. Weitere Auswertungen zu Arbeitsunfähigkeiten.* Zugriff am 7.8.2017 unter https://www.tk.de/tk/gesundheitsreport/934484

8.3 Bildnachweis

Coverfoto:	Achim Seeger
Coverlayout:	Anja Elsen
Fotos Innenteil:	Achim Seeger
Innenlayout:	Anja Elsen
Satz:	Ute Küttner
Lektorat:	Dr. Irmgard Jaeger

FÜR EINEN GESUNDEN UND STARKEN RÜCKEN

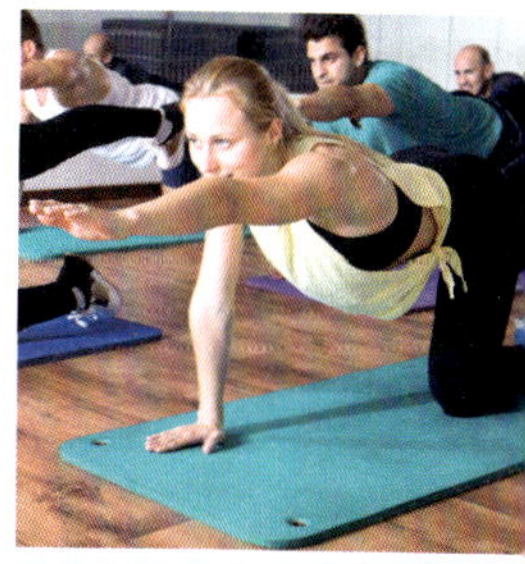

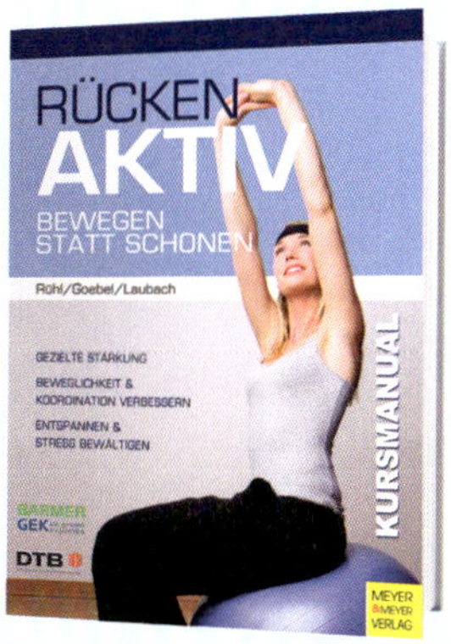

ISBN: 978-3-89899-762-1

€ [D] 19,95/€ [A] 20,60

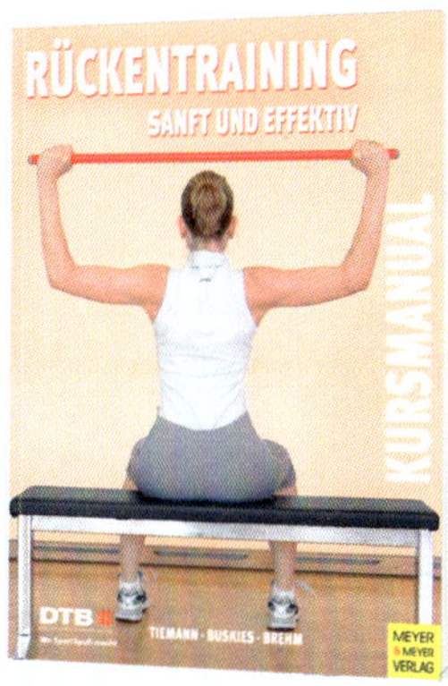

ISBN: 978-3-89899-023-3

€ [D] 17,95/€ [A] 18,50

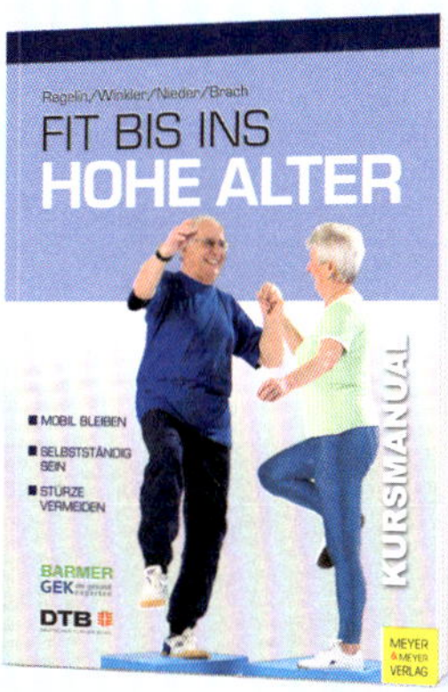

ISBN: 978-3-89899-725-6

€ [D] 22,95/€ [A] 23,60

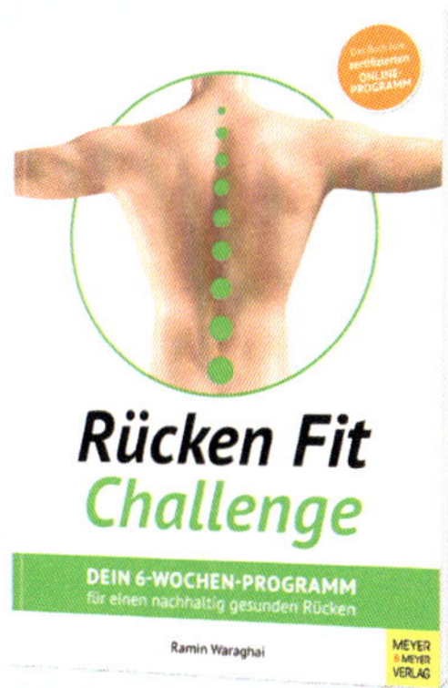

ISBN: 978-3-8403-7579-8

€ [D] 19,95/€ [A] 20,60

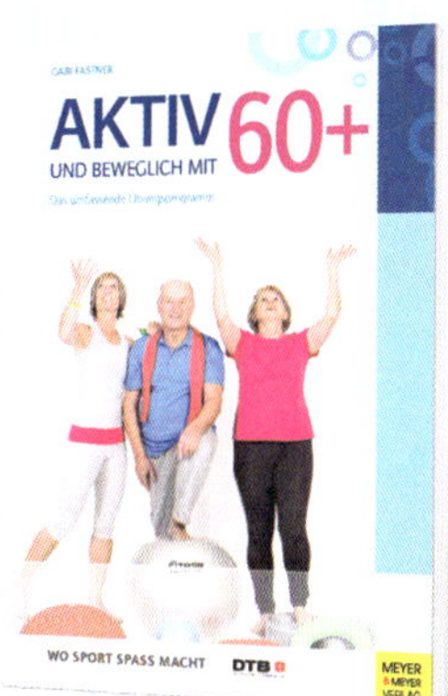

ISBN: 978-3-89899-997-7

€ [D] 19,95/€ [A] 20,60

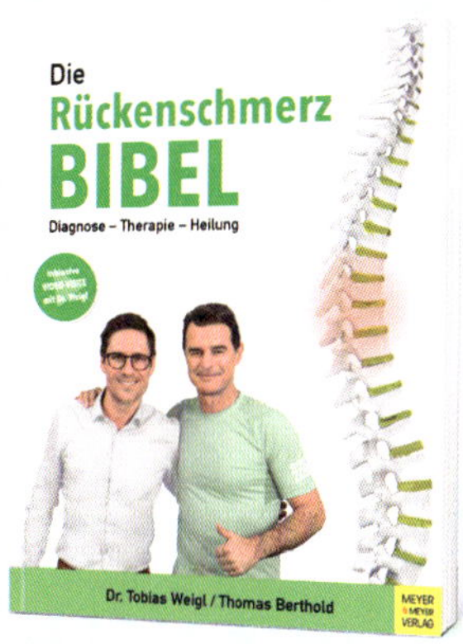

ISBN: 978-3-8403-7611-5

€ [D] 35,00/€ [A] 36,00

Preisänderungen vorbehalten und Preisangaben ohne Gewähr! © Thinkstockphotos/photodisc_Ryan McVay

MEYER & MEYER Fachverlag GmbH
Von-Coels-Str. 390, 52080 Aachen

Unsere Bücher erhalten Sie online oder bei Ihrem Buchhändler.

Telefon	02 41 - 9 58 10 - 13
Fax	02 41 - 9 58 10 - 10
E-Mail	vertrieb@m-m-sports.com
Webseite	www.dersportverlag.de

MEYER & MEYER VERLAG